脱・近藤誠理論の
がん思考力

大場 大（東京オンコロジークリニック）

青灯社

脱・近藤誠理論のがん思考力

装丁　眞島和馬

目次

II　抗がん剤効果を証明する　77

はじめに

「がん」という病気は人生を一変させてしまう深刻な病です。そして、誰しもが生涯の中で、2人に1人の割合で「がん」にかかるリスクを抱えています。それがひとたび現実のものとして訪れてしまった場合、望むならば治りたいと願うのは当然の心情です。しかし場合によっては治すことが難しい状況で「がん」が発見されることもあるでしょう。

もしそうだとしても、一日でも長く愛する家族と一緒に過ごしたい、これまで通りの生活、人生をできる限り維持したい——そのような希望や目標をできる限り支援するためにあるのが、医療です。真摯な医療とは、医学に基づいた実践学であり、その本質は人類愛に基づく利他の営為とされています。そして、今ある医療の姿は、まだ見ぬ将来の同様な患者さんのために、数えきれない多くの患者さんたちからの「命のバトン」を繋いできた歴史によって進歩を遂げてきました。だからこそ、倫理という礎のもとで普遍性を帯びたものでなければいけません。

その一方で、「がん」という病気はいまだに不確かなことが多く、いくら最善の医療が施されたとしても、必ずしも期待通りの確実な結果に至らないことも少なくありません。医療によって引き起こされる合併症や副作用といった有害なリスクも常に孕んでいることでしょう。そうした不確実な側面を知ってか、がん医療に対する頭ごなしの否定や安直ながん克服方法にみられる、いわば〝エセ医学〟情報が身の回りに氾濫しています。

その中でも、影響力の強い出版メディアの支援のもとで、長年にわたって異質な情報を発信し続ける医師がいます。それは、元慶應義塾大学病院放射線科医師の近藤《こんどう》誠《まこと》氏です。「がんは放置がいちばん」「手術は受けるな」「抗がん剤は効かない」「医者に殺される」「がん検診は百害あって一利なし」などなど、刺激的なフレーズがちりばめられたこれまでの著作の数々はベストセラーになっています。本来の医療現場とはかけ離れたところで「近藤理論」として温存され続け、熱狂的な支持者も少なくありません。

近藤氏のふるまいは、まるで宣教師の如く、重複した内容を何度も繰り返し発信し続けることで、不安や心配を抱えたがん患者さんたちに多大な影響を与えるとともに、実際の医療現場でも数々の混乱を招いています。言論の自由がいくら保障されているとはいえ、患者さんにとっては、一度限りの命や人生の過ごし方に関わる何よりも大切なテーマである以上、決して看過してはならない大きな問題だといえます。「慶應義塾大学」ブランドの医師という立場で放たれた言説を盲信してしまったがゆえに、本来救えたはずの患者さんが救えなくなってしまった事例、苦しまずにもっと長く生きることができた事例が、これまで以上に多々見聞されるようになっています。

2013年には、慶應義塾大学病院を退き、近藤誠がん研究所という看板を掲げ、セカンドオピニオンという形での診療行為までも多数の患者さんに対して実際に行い続けているようです。最近では、女優 川島なお美さんも、彼のもとを訪れたことで少なからずの悪影響を受け、惜しまれながら帰らぬ人となってしまったことはまだ記憶に新しいかと思います。

本書では、医師である近藤氏の言説にみられる様々な誤謬や破綻した思考について、主観を一切排除したうえで科学的かつ客観的見地から、できる限りわかりやすい表現で説明してみたいと思います。今回、あらためて筆をとった理由は、単なる信念対立を目指した稚拙な意味ではありません。目の前にある「がん」という厳粛な現実に対して、明るく前を向いて、一生懸命に治療を頑張っている患者さんのために、あるいは最善の医療を求めているにもかかわらず、エセ情報の波に溺れかかっている患者さんを救済するためにも、そして利他の精神のもとで最善を尽くそうと現場で必死に闘っている真摯な医療従事者の名誉のためにも、ここで近藤氏の非を明確にしなくてはいけないと思ったからです。

本書を通じて、様々なご意見やご叱咤をいただくことになるかと思いますが、世界中どこにあっても共有されている普遍的ながん医療のあり方を前提としたうえで、慎重な論理思考と現場で機能している理知を示した内容の執筆であることをご了承いただけると幸いです。

Ⅰ　「近藤理論」はルール違反を重ねた仮説

1　「近藤理論」を解剖する前に

「がんもどき」論は無敵？

近藤氏の言説について、「近藤理論」と出版メディアからもてはやされることが多いわけですが、医学（科学）的に検証されているものではありません。また客観性のある医学論文の形になっているものも皆無です。ＳＴＡＰ細胞という稀代のサイエンス詐欺問題として渦中の人となった小保方晴子氏ですらも、医学論文という形にした結果として、サイエンスという公の場で客観的ルールに基づいて糾弾の対象とされました。「ＳＴＡＰ細胞はあります！」といくら言い張ったところで、検証のない「仮説」は個人の主観を超えなかったわけです。同様に、いくら一般向けにベストセラー著作を重ねたとしても、有名出版メディアに多数の記事を掲載して名が売れようとも、「近藤理論」はすべて個人の打ち立てた仮説でしかないことに今一度留意しておく必要があります。論文化しただけ、まだ小保方氏のほうがマシだと言っても過言ではないでしょう。したがって、本書では、「理論」という検証に裏付けられた学問的用語ではなく、「仮説」という言葉で一貫したいと思います。

ここで、近藤誠氏のことをご存じではない読者もいるかと思われますので、近藤仮説の根幹をなす「がんもどき仮説」について大まかな要約をすると、以下のようになるかと思います。

・がんは、どのような進行度であっても、「本物のがん」と「がんもどき」に分けられる（二元論である）。

・「本物のがん」は、わずか1ミリにも満たない大きさの時点ですでに転移してしまっているので、治療をいくら受けても治らないから無駄である。手術や抗がん剤治療などを受けても寿命を縮める効果（縮命効果）しかない。

・「がんもどき」は放っておいても、進行したり、転移する能力はない。「本物のがん」に変わることがないため、放置するに限る。

なんだか狐につままれたような話ですが、医学的観点を抜きにして考えてみると、極めてよくできた無敵のロジックと言えるかもしれません。例えば、治療を受けたことで治った患者さんに対しては、それは「がんもどき」だったから治療なんて本当は受ける必要がなかった、と言えます。がんが原因で亡くなられた患者さんに対しては、「本物のがん」であったから死ぬ運命にあった。治療は無意味であったどころか、手術や抗がん剤のせいでむしろ命を縮めたのでは、とも言えるでしょう。したがって、患者さんがどのような転帰を辿ろうとも「ね、私の主張（がんもどき仮説）の通りでしょ」と結論付けることができるわけです。

公平さを欠いた都合のよい根拠

これらの一体どこに問題があるのでしょうか。一人ひとりのがん患者さんが、本当にそのような単純なロジックにすべて当てはまるのでしょうか。本書では、科学的根拠に照らし合わせながら、近藤仮説にある客観的な問題について、具体的に検討していきますが、ひとつ最初に申し上げておきたいことがあります。それは、近藤仮説の裏付けとなっている医学論文から引用された数字やデータは、すべて近藤氏によって恣意的に選ばれた都合のよいものしか登場しないということです。持論にとって都合の悪いものは伏せておくか、何かしら批判することで、本来の解釈を曲げてでも排他的に扱います。そして、それらの善し悪し判断はすべて近藤氏の主観に依存しているために、情報収集の手法や解釈の仕方に対する「公平さ（フェアネス）」が欠如していると言えます。どれだけ一般向けに扇情的（センセーショナル）に映ったとしても、見かけ上いくら医学を覆す力が強くみえたとしても、理知的な公の場で耐えうるような論理ではないと、最初に結論付けておきたいと思います。

がん放置療法ならば社会でも許容される？

平成27年12月21日に、名古屋大学医学部附属病院は、ある腎がん術後患者に対し、約3年にわたってＣＴ画像検査で肺がん病変が見逃されていた事実があったことを発表しました。その患者さんは、肺にあった影が見落とされ続けた結果として肺がんが進行し、それが原因で死亡したという事例です。病院の調査報告書には次のように記載されています（名古屋大学医学部附属病院ホームページより）。

T1aN0M0と考えられ、病期分類は（ステージ）ⅠＡ期に該当した。すると、当時から治療をしていれば、根治療法を行うことができたと考えられる（ⅠＡ期の5年生存率８２・０％。「２００４年肺癌外科切除例の全国集計に関する報告」肺癌登録合同委員会）。他方で，実際に当該病変の精査がなされた２０１２年6月の段階では、ＴＮＭ臨床分類ではT3N0M1aであるため、病期分類は（ステージ）Ⅳ期に該当し5年生存率は5・5％となる（「２００２年の肺癌治療例の全国集計に関する報告」肺癌登録合同委員会）。したがって、これらの所見の指摘・診断の遅れが予後に影響を与えた可能性が高いと考えられた。

この事例が常識ある大人社会で非とみなされるケースであれば、意図的な「放置」を推奨する近藤氏の見解は、どのように評価したらよいのでしょうか。近藤仮説にあえて従うとするならば、それは「本物のがん」であったから、見逃されていたとしても「死亡」という結果は同じであった。もう少し早い段階で肺がんが診断され、早くに治療を受けていたとしても、むしろ寿命を縮めていただけでしょう。見逃されて正解であった、という話として許容されてしまうのでしょうか。慶応義塾大学病院は、過去において、そのように解釈されていたケースをひとりの医師による独断で数多く抱え込んでいたということを自覚するべきです。

近藤氏によるこれまでの言論活動は長きに及び、そして多岐にわたっています。決して彼の著作すべてに目を通したわけではありませんが、がん医療の進歩や新たなエビデンスの蓄積に伴って近藤氏の言説にも変化がみられる箇所がいくつもあります。そこで、過去の著作で「言った、言わない」という不毛な議論を避ける意味でも、本書では、近藤氏にとって最終見解であろう以下に示す最近の代表著作に限って分析してみたいと思います。

『あなたの癌は、がんもどき』（２０１０年 梧桐書院）、『抗がん剤は効かない』（２０１１年 文藝春秋）、『医者に殺されない47の心得』（２０１２年 アスコム）、『がん放置療法のすすめ 患者150人の証言』（２０１２年 文春新書）、『がん治療で殺されない七つの秘訣』（２０１３年 文春新書）、『がんより怖いがん治療』（２０１４年 小学館）、『近藤誠の「女性の医学」』（２０１５年 集英社）、『がん治療の95％は間違い』（２０１５年 幻冬舎新書）、『がん患者よ、近藤誠を疑え―ベストオピニオンを得るための45のアンサー』（２０１６年 日本文芸社）。

2　状況証拠（エビデンス）レベルの話

「エビデンス」の評価ルール

　先に情報収集の手法や解釈の仕方に対する「公平さ（フェアネス）」の問題について少し触れましたが、情報が乏しかった昔の医学は、経験実証に基づいた帰納《きのう》的医学が支配していたといえます。例えば、現在にみられる手術の進歩はもちろん最初から存在しえたわけではなく、今から振り返ると野蛮に思える手術であっても、医療資源や情報がまるでなかった時代には多くの経験則に根拠を見いだすほかありませんでした。翻って、今日にみられる外科学（手術）の進歩は、医学としてまだ未熟であった時代における多くの失敗の上に成り立っているという見方は本当です。何事においても、今、当たり前のようにある進歩したかたちの背景には、多くの失敗の歴史があるのではないでしょうか。一方で、多くの情報に富んだ現代医療のもとでは、患者さんが治療を受ける際には、共通の「医の倫理」が遵守されることが大前提とされます。このいわば医学にある普遍的ルールを無視していることが近藤仮説の最大の特徴だといえるでしょう。しかし、医学のことに不慣れな一般の方々や出版メディアは、そのようなルール違反を冒している言説にこそセンセーショナリズムを希求し、仮説レベルをふりかざして医学の足を引っ張ろうとする現象を面白いととらえ、結果的に近藤仮説はいまもなお淘汰されることなく社会で温存され続けています。

さて、最近ではＥＢＭ（Evidence-Based Medicine エビデンス・ベース・メディシン）という言葉がようやく定着するようになりました。最初に提唱されたのは１９９０年代に入ってからのことです。目の前にいる患者さんへの医療行為が妥当化されるために、溢れる医学情報の中から、情報（エビデンス）収集の手続きに一定の公正さを与える必要性がでてきました。その中で、エビデンスの「質」を評価するためにも、「科学的根拠」という客観的スケールを用いたヒエラルキーが世界中の医師の間で認知されています。それは、決してエビデンスの「存在有無」についての議論ではなく、患者さんにとって最善の医療に繋がるためにエビデンスの「レベル（質）」を重要視するルールです。このルールが脅かされると、医療は個人の主観や嗜好に依存した非科学的な営為に陥ってしまうリスクに晒されてしまいます。

ランダム化比較試験とは

以下、エビデンスを取り扱う上での基本的事項について簡潔にわかりやすく説明してみます（図1）。

・【格付けランクＡＡ】いくつかの臨床試験の系統的レビュー／メタ解析
・【格付けランクＡ】ランダム化比較試験（前向き研究）

・【格付けランクB】ランダム化比較試験以外の臨床試験（前向き研究）
・【格付けランクC】観察研究（後ろ向き研究）
・【格付けランクD】症例報告、動物などを用いた実験室データ
・【格付けランクE】専門家の個人的意見、体験談、メディア報道など

Aという高いレベルに格付けされているランダム化比較試験とは、人（ヒト）である患者さんを目の前にしたときに生じ得る臨床的疑問（クリニカル・クエスチョン）を解決するために、「比較」をすることで最善の医療を検証する臨床試験のことです。例えば、患者さんにとって、甲というチャレンジ治療（試験治療）が、従来から認知されている乙というチャンピオン治療（標準治療）にとってかわる有用性があるのかを検証したいとします。その際に、誰かの恣意が混入することなく、性別や年齢、病気の背景因子など、すべて等しくなるようにランダム（無作為）に患者さんが甲治療群と乙治療群に振り分けられます。そして、チャレンジャーの甲治療、もしくは現チャンピオンの乙治療のどちらかを確率1／2で受けることになります。その後、すべての患者さんの転帰がどのようになるのかが追跡調査され、何年か経過してからフタを開けてみたときに、患者さんにとっての利益、不利益が甲と乙の両群間で公平に比較解析されることになります。

別名、第Ⅲ相試験（近藤氏は「くじ引き試験」と称しているが、患者さんにとって当たりハズレと

図1

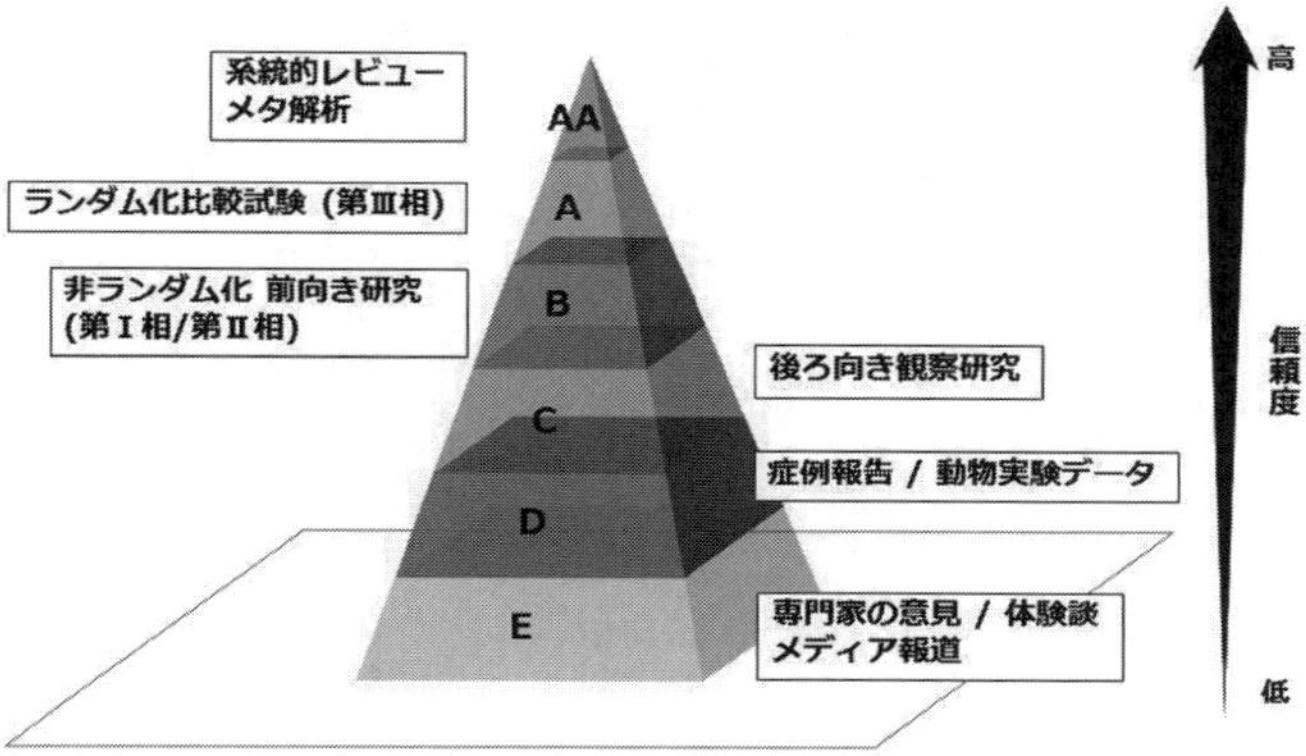

いう意味にはならないので表現が不適切）という言い方もされます。また、どのような結果になるのかは、フタを開けてみるまではわからないため、時系列として「前向き」研究という位置づけとなります。また、たったひとつのランダム化比較試験の結果のみでは、研究の質が悪かったり、真理とは異なる偶然も起こり得るために、再現性を求めて同様な比較試験が行われることもあります。その場合には、いくつかのランダム化比較試験のばらついた結果を統合してメタ解析（メタアナリシス）をすることで示されたエビデンスがＡＡレベルの最高格付けとなります。ランダム化比較試験が高いエビデンスレベルとして評価される理由は、同じ病気を患ったどのような患者さんに対しても、再現性をもって効果が「確からしい」と期待できるからです。

　次いで、Ｂレベルのエビデンスとして、第Ⅰ相試験と第Ⅱ相試験というものがあります。第Ⅲ相試験で対照（チャンピオン）と比較されるチャレンジャー候補になるまでには、指名獲得のためにいろいろなテストをクリアしないといけません。抗がん剤の新薬開発を例に説明してみると、動物実験などで得られた基礎実験データをもとにして、まだ名前も付いていない新薬候補と考えられている化合物が動物ではなく人（ヒト）である患者さんの体の中で、どのような薬物動態を示し、どれくらいの投与量が適切なのか、どのような副作用が出現しうるのか、などが綿密に調査されるのが第Ⅰ相試験です。この試験で期待できる結果が得られた場合に、次の第Ⅱ相試験の段階に進むことができます。

検証データのない巷の「先端療法」

この第Ⅱ相試験では、投与量が定まったその化合物が患者さんに投与された時に、どのような副作用が、どれくらいの頻度で、どの程度のものが出現するのか、何よりも安全性がしっかり担保される化合物なのかどうかがテストされます。そして、さらにがんに対してどれほどの有効性が期待できそうなのかも併せて検討されます。この第Ⅱ相試験で満たさなくてはいけない条件をクリアできないと、基本的には第Ⅲ相試験の土俵に上がることはできません。これまでに、いくら高額な研究費用が投じられようとも数えきれない新薬候補が世の中に出ることなく消えている事実があります。お金儲けを企む製薬企業の陰謀論のような話が揶揄されがちですが、このような厳格な倫理的手順をふまえながら、高いレベルのエビデンスに裏付けられることではじめて新薬として患者さんのもとに届けられるわけです。

余談ではありますが、巷の民間クリニックや最近では大学病院でも行われている、「先端療法」と称してキラキラしたイメージで宣伝されている免疫療法、遺伝子治療云々といった類に関しては、がん患者さんにとって本当に有益だとする第Ⅲ相試験に裏付けられた検証データのあるものは皆無です。治療効果どころか安全性すらもまともに確認されていないモノを患者さんたちに甘言を囁きながら高額な費用を請求して行われているとしたならば、それらは詐欺行為だともいえるでしょう。高額な自由診療をみた場合には、藁にもすがりたい不安な患者さん心理を巧みに利用したお金儲けビジネスである可能性が高いことを念頭に置いたほうがよいでしょう。これら「がんビジネス」に向けられた近藤氏の厳しい意見には大いに賛同できます。ただし、近藤氏も自身の仮説を検証するための努力を欠いているにもかかわらず、仮説に仮説を重ねてこれまでに相当な収益を得てきたわけですから、がんビジネスという範疇では同類とみなされます。

次に、Cレベルのエビデンスに位置する「後ろ向き」研究とは、すでに何らかの治療が介入され、患者さんの転帰がすでにわかっているデータを整理して後から抽出して分析された研究結果のことです。抽出サンプルの数が多くて、できるだけバイアスを省き、研究の組み立て（デザイン）がしっかりしているものであれば、患者さんにとっては重要なエビデンスになりうることもあります。

例えば、手術自体の有用性について議論する際には、先人達が積み重ねてきた経験則によって実証された治療成績データを根拠としているわけで、必ずしもランダム化比較試験で証明されたものばかりではありません。これについての詳細は後述しますが、近藤氏はこれまでの言論活動の中で「手術vs放置」を比較したエビデンスが存在しないではないか、したがって、手術による延命効果は示されていないと追及の手を緩めません。しかし、現実的にはそのような比較検証は不可能なわけです。ですから、これまで行われてきた手術成績データを客観視し、過去の反省の中から現在の外科学が確立され、将来に向けてさらに進歩させようとする不断の努力が現場では日々実践されています。

そうは言っても、ケースによってはこの観察研究レベルのエビデンスによる裏付けのみでは妥当性が証明されない場合もあるので注意が必要です。いわゆるがんビジネスの代表的商品である「高濃度ビタミンC療法」をケースメソッドとして、その是非を論じてみます。

エビデンスの裏付けに乏しい「高濃度ビタミンC療法」

まずは冷静に考えてみてください。多くのがん患者さんにとって本当に効果をもたらしてくれるものであれば、保険診療として承認を受け、現場でも積極的に高濃度ビタミンCの投与が推奨されているはずです。しかしながら、そのような状況になっていないのはなぜでしょうか。なぜならば、それががんに効くという科学的根拠が乏しいからです。

高濃度ビタミンC療法で商売をしている民間クリニックの宣伝文句の中に、必ずと言っていいほど「ノーベル賞を受賞したPauling博士の業績」というフレーズが強調されています。今から40年ほど前に、そのPauling氏によって高濃度ビタミンC療法の有効性が報告された二本の医学論文があるので紹介します（Cameron E. & Pauling L. Proc Natl Acad Sci USA 1976; 73: 3685-3689 / Cameron E. & Pauling L. Proc Natl Acad Sci USA 1978; 75: 4538-4542）。ノーベル賞は化学者としての業績と平和啓蒙活動の一環に対して与えられたのであり、決してがんに対する高濃度ビタミンC効果の仕事が認めらたからではないことは明確にしておかなければなりません。

さて、これら論文を実際に読んでみると、胃がん・大腸がん・肺がん・乳がんなど、様々ながん疾患によって、治癒が困難とされた患者１００人が選択され、高濃度ビタミンCが投与された結果、投与されていない同じような病状の患者データ１０００人と比較してみると、生存期間が平均で4～7倍も延長したという印象の強いものでした。では、一体なぜPauling氏の観察研究が眉唾エビデンスとして扱われてしまうのかを説明します。

まず、高濃度ビタミンCが投与された１００人の患者の生存期間は論文の中では良好な結果なのですが、どのような基準で１００人の患者が選定されたのかの規定（取り決め）が論文中に記載されていません。

例えば「治癒困難な大腸がん患者」とひと口にいっても、患者さんの病状に応じて予想される生命予後にはバラツキがあります。がんを抱えていてもとりわけ重篤な症状もなく普段と同じように元気にされている方もいれば、全身が消耗し余命が明らかに長くないことが予想される方もいるでしょう。

もしかりに、Pauling 氏が高濃度ビタミンCを投与することで良い研究結果を出したいという恣意が働いたとしたならば、意図的に状態の良い患者さんばかりを100人選んで高濃度ビタミンCを投与したらよいわけです。元気のない状態の悪い患者さんはこの研究にはきっと選ばれないでしょう。これを選択（セレクション）バイアスといいます。さらに言うと、高濃度ビタミンCの投与だけではなく他の治療も併施しながら手厚く管理することだって可能です。そのあたりの事前の取り決めについての記述が論文の中には一切示されていません。

次なる問題は、比較の対照とされているヒストリカル・データについてです。1000人にも及ぶ患者データは一体どのようにして抽出されたのでしょうか。論文の記載を辿ると、「英国のベールオブリーブン病院で診療されていた過去10年間のカルテ情報の中から抽出された1000人データ」だと記述されています。これもかりに、Pauling 氏が研究結果に差をつけたいと思えば、すでに患者さんの死亡が判明してしまっているカルテ情報ですから、変な話、早くに死亡した患者データばかりを都合よく選んだらそれでよいわけです。そのような作業が実際に行われていなかったとしても、そのように周囲から疑われても仕方がないバイアスがいくらでも入る余地があるのが観察研究というものです。したがって、エビデンスレベルとしてはどうしても信頼度が落ちてしまいます。

Pauling 氏が示した結果は「真理」なのか。英国のベールオブリーブン病院だけで起きた偶然の話ではなく、どこで治療を受けても、どのような患者に対しても高濃度ビタミンCの効果に再現性があるのかどうかを検証しようという動きが起きました。

米国の有名な専門医療施設であるメイヨークリニックがんセンターの腫瘍内科医師 Moertel 氏を中心とする研究グループが、実際に「高濃度ビタミンC vs プラセボ（偽薬）」を比較するランダム化比較試験を行ったわけです。対照を砂糖水を用いたプラセボ（偽薬）として本当に高濃度ビタミンCががんに対して効果があるのかを比較検証するために、ランダム化比較試験が二回行われました。ところが、フタを開けてみるといずれの結果も高濃度ビタミンCの有効性のみならず、ＱＯＬ（Quality Of Life 生活の質）の改善すらも見出すことができない結果に終わりました（Creagan ET, et al. N Engl J Med 1979; 301: 687-690 / Moertel CG, et al. N Engl J Med 1985; 312: 137-141）。Moertel 医師は報道取材に対して「生存利益どころか、誰ひとりとしてビタミンCによって腫瘍（がん）が縮小した患者はいない。Pauling 氏の行った研究はまったく信頼に値しない」と発言しています。メイヨーの研究グループは高濃度ビタミンC療法のがんに対する効果を完全に否定したことで、Pauling 氏と Moertel 氏の間には確執が深まり、しばしばビタミンC論争が繰り広げられていたようです。それから30年以上たった現在も、高濃度ビタミンC療法が「がんに効く」という真のエビデンスは欠如したままです。当然のことながら米国の規制当局であるＦＤＡ（食品医薬品局）も日本のＰＭＤＡ（医薬品医療機器総合機構）も、がんの治療薬としては認めていません。しかし、がんビジネス商品として「高濃度ビタミンC療法」を扱うクリニックの医師たちの多くが、メイヨー・グループが行ったランダム化比較試験で使われたビタミンCは経口投与のものであり、静脈投与しないと高濃度にはならない、と決まってクレームをつけます。動物実験では確かにそうなのかもしれません。しかし、人（ヒト）への投与とネズミの実験結果とを混同されると問題です。実際のがん患者さんに対して、静脈投与による高濃度ビタミンC療法が安全で有効であるという客観性に耐えうるエビデンスが存在していない以上、現時点において「がんに効果がある」と宣伝して、患者さんから多額の治療費を請求するべきではないということを申し上げておきます。

体験談や専門家意見は信頼性が薄い

Dレベルのエビデンスの中には、動物を使った実験や研究室で示されたデータまでも含まれます。このような実験室データは世界中に無数に存在します。中にはｉＰＳ細胞のように、将来の医学の革新的進歩を担うと期待されている素晴らしい研究成果も実験室の中から生まれています。

しかし、冷静に考えていただきたいのは、ｉＰＳ細胞ですらも人（ヒト）である実際の患者さんに対しては、まだ具体的な利益を提供できていないわけです。つまりは、実験室での出来事は、実際のがん患者さんには直接関係がないので、患者さんにとって実利のあるエビデンスとしてはどうしても評価が低くなります。医学の進歩の礎には、必ず実験室から生まれる基礎研究の成果が必須なわけですが、医療の実践においては、試験管の中での現象や、マウスやラットに対する効果を直ぐに人（ヒト）へと当てはめられたら怖いわけです。ＳＦ映画でよくみられるシーンのような、研究者が気軽に人（ヒト）に手を加えるような人体実験は絶対にやってはいけません。

人（ヒト）である患者を対象に研究を行う場合、先に述べた臨床試験という手法による倫理的手続きが必要です。ところが、自前の実験データのみでそのような手続きをすべて省略し、がん患者さんを相手に「私が開発した世界初の○○治療」と称して投与し、挙句には高額な費用までも請求している危険な医師がとりわけこの国には多いので、気をつける必要があります。

Ｅレベルのもっとも信頼度の低いエビデンスとなると玉石混交で、むしろ身の周りに溢れかえっています。読者の皆さんの中にも、不明なことがあれば何でもすぐにインターネットで検索してしまう習慣をお持ちの方がいるかもしれません。しかし、以下のような論文報告があるのでご紹介します。日本のＹａｈｏｏ！《ヤフー》やＧｏｏｇｌｅ《グーグル》という有名な情報検索サイトで、「肺がん」というキーワードを入力して検索すると、正しいがん情報が優先的にヒットされる確率がなんと50％にも満たなかったという9年前の調査結果です（Goto Y, et al. J Thorac Oncol 2009; 4: 829-833）。民間クリニックやサプリメントなどの宣伝広告レベルの話になると、すべてが誤った情報であったことも報告されています。ちなみに、米国の同様サイトで信頼できる情報のヒット確率について、Ｙａｈｏｏ！で72％、Ｇｏｏｇｌｅでは80％という結果でした。それだけ、米国では規制が行き届いている証拠です。今や、生活するうえで不可欠なインターネットが、とりわけ日本の場合、がん患者さんにとって間違った方向に誘導されてしまう危険性を帯びた世界であるということは、しっかり自覚しておいたほうがよいと思います。

そのほか、体験談レベルの話になりますと、都合のよい虚偽は正直なところいくらでも作れます。ちなみに、近藤氏の代表作である『がん放置療法のすすめ—患者150人の証言』（2012年文春新書）も、実際には十数人程度の体験談を本にしただけのものです。

この本と同様なエビデンスレベルとして頻繁に目につくのが、「がんが消える」というセンセーショナルなタイトルが付された「民間療法」の話ではないでしょうか。書店のがんコーナーには、正当な医学書が置いてあるコーナーとは別扱いで、相も変わらずがんの自然治癒を謳った「奇跡（ミラクル）が起きる」系のさまざまな本が並んでいます。はたまた巷のクリニックの中には、自称名医を名乗り、「食事療法」でがんが消えると言い切ってしまうような不可解な民間療法を展開しているがんビジネスも目立ちます。日本には、これら「エセ医学」に対する法的規制が緩いために専門性がなくても誰もが参入可能な商法となってしまいやすいのでしょう。一方で、藁にもすがりたい思いから、身近なhow-to（ハウツー）で効果を得たいと期待する患者さんの心理も理解できないものではありません。行動経済学の観点からも、人間の意思決定における心理バイアス仮説が提唱されています（Kahneman D. & Tversky A. Econometrica 1979; 47: 263-291）。がん患者さんをかりにそのモデルに当てはめてみますと、もう治らないがんを抱えてしまったという「損失」を受け入れられず悲しみにくれている最中、「がんが治る」「がんが消える」のような、「利得」を示してくれるメッセージにどうしても希望を見出してしまい、引き寄せられてしまうというバイアスです。そのような状況下で、「がんの自然治癒系」本として最近ひときわ評判になっているのが、『がんが自然に治る生き方』（ケリー・ターナー著、長田美穂訳　２０１４年プレジデント社）です。少し本題からは話は逸れますが、これらの問題について詳細に取り上げてみます。

ベストセラー本にある疑問

米アマゾンのがん・ヒーリング部門で1位となり、「ニューヨーク・タイムズ」のベストセラーにもランクインした書籍です。その日本語訳版も、版元のＰＲも相まって、国内でもベストセラーとなっているようです。以前、私のもとに相談に来られた患者さんのご家族の話を聞くと、もう手遅れの末期がんだから、ということで医師である知人からまさにこの本を紹介され、高額な健康食品を勧められたとのことでした。その前に、ＣＴ検査のみで膵臓がんの末期と診断されたようなので、その検査結果を確認してみたところ、私の目にはどこにもがん病変は映っていませんでした。要するに、がんであるのかどうかもわからない患者さんに対して末期がんと勝手に診断し、がんビジネスに誘い込むための手口であったということです。

さて、この本の帯にはこう付されています。

《全米で大反響！》医師たちが見向きもせず放置していた1000件を超える進行がんの劇的な寛解《かんかい》事例の分析と100人以上のインタビューから明らかになった奇跡のような自己治癒力を引き出す9つの実践項目とは？

その9つの教えとは、以下のごとくです。

1　抜本的に食事を変える
2　治療法は自分で決める
3　直観に従う
4　ハーブとサプリメントの力を借りる
5　抑圧された感情を解き放つ
6　より前向きに生きる
7　周囲の人の支えを受け入れる
8　自分の魂と深くつながる
9　「どうしても生きたい理由」を持つ

この本の筆者であるケリー・ターナー氏のプロフィール欄には「腫瘍内科学」領域の研究者と記されています。ここで、おやっ？と思いました。本の文面を順番に辿っていくと、彼女は医師ではありません。大学卒業後にニューヨークにあるがん専門病院の小児病棟で子供たちと一緒に遊ぶボランティア活動を数週間経験したのちにカリフォルニア大学バークレー校の修士課程に進んで専攻したのが「腫瘍社会福祉学」でした。それは、がん患者さんへのカウンセリングを主とした学問です。またハーバード大学で学士号を取得したとされていますが、医学に通じた学問を修めていたわけではありません。そこで原本のプロフィール欄を確認してみると、「integrative oncology」領域の研究者と記述されています。それは、いわゆるがん民間療法を指し示す単語であり、これを専門的な内科学分野である「腫瘍内科」と訳すのは大きな誤りです。ちなみに「medical oncology」が腫瘍内科と訳すべき単語です。

わずかここまでの時点ですでに、出版社並びに翻訳者による多大な印象操作が働いている匂いがします。「腫瘍内科」という専門用語を使用して学問的な信頼を与え、「ハーバード」「米アマゾン1位」「ニューヨーク・タイムズ・ベストセラー」などなど日本人が平伏しやすい表現のてんこ盛りとなっています。ひとたびベストセラーというレッテルが貼られると、情報の乏しい不慣れな一般の人たちにとって容易に強い影響力をもってしまうバイアス（アンカー効果）があります。例えそれらの真偽がいくら不明であってもです。

この本のコンセプトは、著者ケリー・ターナー氏の博士論文を本にしたということから始まったらしいので、その原著論文がどのようなものか直接読んでみようと思いました。そこで、米国国立医学図書館が運営する論文データベースＰｕｂＭｅｄ（パブメド）で検索してみたところ、まったくヒットしてこなかったわけですが、Ｇｏｏｇｌｅ検索をしてみると、それと思しきものが発見されました（IJTS 2014; 33: 42-56）。それが掲載されているジャーナルが、腫瘍（がん）学をテーマとして扱っている科学的なものかと思いきや、その雑誌名は『International Journal of Transpersonal Studies』というもので、信仰やスピリチュアル、ヒーリングのような「オカルト」をテーマとしているものだったのです。ＰｕｂＭｅｄでヒットしてこないのは、学術論文として引用されることがほとんどない、客観的評価が乏しいことを意味します。そのようなレベルであっても、一般向け書籍にするとベストセラーになってしまうのは厄介なジレンマだといえるでしょう。

この背景には、国民皆保険制度の恩恵によって、本来は高額な治療を安価に受けることが当たり前である日本とは異なり、医療費自己負担という大きな経済リスクを背負わなくてはいけない米国社会だからこそ、信仰やスピリチュアルのようなものに傾倒しやすい病理が存在していることをしっかり吟味する必要があります。

さて、冒頭で触れた「１０００件を超える進行がんの劇的な寛解事例の分析」に関して、これの詳細データを確認してみたくなりました。ところが、実際の本の中には分析結果がまるで見当たりません。ならばと、ターナー氏の論文に当たってみたところ、以下のセンテンスがあるのみでした。

Over 1,000 case reports of radical remission (RR) have been published in the academic literature since 1899 (O'Regan, 1995), and approximately 20 new cases are published each year (Challis & Stam, 1990).

要するに、「O'Regan 氏が、1995年に1000例以上の劇的な寛解（自然退縮）症例をまとめて報告した」と一文で簡潔に述べられているだけです。

一例一例、ターナー氏が調べて分析した結果などどこにも存在していません。実際に調べたわけではなく、他人様の調査論文の字面をそのまま引用（孫引き）しているだけの話だということになります。それにもかかわらず、ターナー氏は本の出だしでこう述べています。

調べれば調べるほど、いらだちが募っていきました。実際、医師たちはこういった症例について調べることなく、追跡さえしなかったのです。

この時点で早くも科学的に思考することから逸脱してしまっていて、胡散臭さ満点のスタートとなっています。文中には、このような自然退縮症例を医師たちは「黙殺している」と声を荒げていますが、分析データだと称して、単に「孫引き」した原典こそ、医師たちがしっかり調査してまとめたものです。では、実際にがんの「自然退縮」はどれほど起こりえるのでしょうか。日本語論文ですが、がんの自然退縮についてまとめられた最近のものをひとつ挙げてみます

(Iwanaga T. Jpn J Cancer Chemother 2013; 40: 1475-1487)。その中で、２０１１年の一年間に日本国内だけで63症例が報告されています。医師は決して黙殺などしていません。

また、それらが詳細に検討された結果、がん患者約1・2万人に1人の割合で自然退縮が発生しているとのことです。確率でいうと、１／１２０００＝０・００８％程度。さらに、自然退縮の原因・理由として論文中には23項目が挙げられていますが、必ずしもターナー氏の提唱するような9つの共通項に収束されているわけではありません。海外からの報告では、腎がん、悪性黒色腫、リンパ腫や白血病、網膜芽細胞腫、乳がんなどに自然退縮は特徴的だと報告されていますが、日本では肝がんや肺がんでも報告されているようです。私自身も、じつはこれまで腎がん一例と肝がん一例、自然退縮したケースを経験したことがあります。この二例については、ターナー氏の教えのような実践をしていたわけではなく、がんの遺伝的性質やがんを取り巻く環境に原因があるという印象でした。

さて、ターナー氏の本には具体的な「１０００人の分析」といったものは結局どこにもなく、「劇的な寛解」を経験した20人と、西洋医学ではない代替医療、民間療法を受けている50人にインタビューしたというだけの話なのです。また、恣意的に都合のいい体験談のみを世界中から探し出してきたセレクション・バイアスが多分にかかっています。そして、この本の最大のずるさは、主張がすべて「仮説」止まりであることを強調しているところでしょう。うわべで検証の必要性に触れておくことで倫理的な逃げ道をつくり、あとは好き放題。その真偽も不明なインタビューを介して、ターナー氏の主観や観念の連打を一方的に繰り広げています。

無知の無知

ターナー氏の仮説の中でも最も厄介なのは、「抜本的に食事を変える」にあります。「Let food be thy medicine and medicine be thy food. 汝の食事を薬とし、汝の薬は食事にせよ」というヒポクラテスの語録を引用し、次のような実践をターナー氏は強く薦めてきます。

・砂糖、肉、乳製品、精製食品はノー
・野菜と果物の持つ治癒力を信じて摂取を増やす
・有機食品で体内をきれいにする（断食含む）
・浄水器の水を飲む

自然派主義の人たちがいかにも泣いて喜びそうな記述のオンパレードです。しかし、がん患者さんにとってこれらが有益だとする科学的根拠はどこにも存在していません。また、日本国内にも、これに似た食事療法で「がんが消える」などと平然と唱える者たちが少なくありませんが、因果関係が成り立っていないことがほとんどです。もしかりに、ある患者さんにとって奇跡的なエピソードが偶然に起きえたとしても、その他大勢の同様な患者さんたちに、再現性をもって効果が確かめられるような信頼性の高いデータが、彼らから語られることはありません。右記のような極端に偏った食生活の実践によって、がんという病気に対する効果云々が語られる前に、まず「健康リスク」が冒されているということも考慮したほうがよいでしょう。

誤った信仰を植え付けられることで、残された人生をよりよく過ごすチャンスまでも奪われ、本来楽しむべき食生活が犠牲になってしまうということの方が心配になります。実際の具体的なエピソードについては、拙著『東大病院を辞めたから言える「がん」の話』（２０１５年ＰＨＰ新書）でも取り上げましたので、よろしかったらご覧ください。

要するに、これもダメ、あれもダメ、豆類や木の実、野菜ばかりを食べさせられ、挙句の果てには断食まで薦められる始末。大好きな焼肉やお鮨もダメ、お正月にお雑煮もダメ、土用の丑の日に鰻もダメ、クリスマスにケーキも食べられない。これでは、何よりも精神的に不健康であり、人生台無しです。ご家族や友人たちとの、食事を囲んでの楽しい時間も奪われてしまいます。

そのように極端に制限された偏った食生活は、逆に精神的ストレスとして身体にダメージを与えるだけでしょう。ターナー氏の教えに従って「自然退縮」というきわめて偶然な出来事に過度な期待を寄せるよりは、食を楽しみ、自分らしく人生を快活に過ごすほうがよい、と私なら考えます。

食事療法で「がんが治る」と断言する者たちの多くは、ソクラテスの「無知の知」ならばまだマシなのですが、無知であることを知ろうとしない、非科学的かつ厄介なイデオロギーの持ち主たちだといえるでしょう。

食事のみでがんが治る？

さらにもう一冊、20万部以上のベストセラー本『食べたものだけで余命3か月のガンが消えた』（高遠智子 著　２０１４年 幻冬舎）も取り上げてみます。簡単に要約すると、28歳の時にかかった進行卵巣がんに対し、手術、抗がん剤治療、放射線治療などを受けるも再発を繰り返し、余命3カ月と医師から告げられるも、最終的には「食べものだけで」がんを克服したという著者の体験談です。がんを抱えながら、フランス・パリの名門料理学校リッツエスコフィエ（Ecole Ritz Escoffier）に入学し、4年間通って「フレンチガストロノミー上級ディプロマ」まで取得。その後中国に渡り、北京中医薬大学薬膳学専科に入学、「国際中医薬膳師免許」も取得したと強調されています。そうした、食に関する多くの資格をもった著者は、「食べるものだけでがんが治った」という体験談をふまえてオーガニック薬膳料理教室やメディア・講演活動を広く展開している方のようです。

この本は、前のターナー氏の本のように、あれもダメ、これもダメのような偏った食生活を強いるレシピの紹介ではなく、確かに治療で疲れたがん患者さんにとって、食生活を潤すことで、ＱＯＬの向上にも繋がるかもしれない有益なアドバイスになっているのかもしれません。しかし問題なのは、著者の体験談のみで「食べものだけでがんが治る」という言いきり型のメッセージが表現されていることです。さらには、医学的に真偽が疑われるような記述が目立ちます。例えば、最初に告げられた病名として、おそらくは腹膜播種を伴った進行卵巣がんであったと思われますが、「スキルス性の卵巣ガン」と表現されています。しかし、そのような診断名はありません。また、おそらくは可及的に最大限の腫瘍減量を行う卵巣がんならではの手術が終わった後、抗がん剤を受ける前に以下のように著者は主治医に告げています。

おそらくすぐに肺に転移するでしょう。その時は全ての治療を放棄して、覚悟して死と向き合いたい。

様々な臓器に再発するリスクがあった中で、なぜ肺への転移のみを予感していたのでしょうか。それから抗がん剤治療を受けたようなのですが、

ガンの進行が停止したからと治療を経過措置（著者注：経過観察のこと?）にすると、また1か月も経つと腎臓、脊髄、乳房に転移する始末。いろいろな先端医療を組み込みながら、再発を繰り返し、免疫力も時には途絶えながら、余命の半年をあっという間に乗り越え、いつか3年近く経っていました。

手術後に、なんと腎臓、脊髄、乳房にも転移をしていたようです。それらに対する留意や、その間の病状や治療経過については何も触れられていません。いろいろな先端医療とは何のことで

しょうか。そして、

31歳になったばかりの晩秋の頃、体力も筋力もなくなり、脊髄に転移したガンの痛みから、ついに立ち上がることができなくなってしまいました。

もし本当であれば、脊髄麻痺の恐れがあり、緊急事態なわけです。早急に緩和的な放射線治療の必要性がでてきますが、そのような病状の重篤さに関する記述はされていません。その後、肺に現れた病変が調べられた結果、医師からこう告げられたそうです。

卵巣ガンと同じ、スキルス性の腺ガンが見つかりました。進行が速いタイプですので、今の体力からいけば3か月くらいが目安です。

著者が以前から予感していた肺転移が出てきました。ここでも、「スキルス性」という診断名は間違っているわけですが、時系列として先行していた腎臓、脊髄、乳房への転移が発見された時には主治医に何も言われず、本人も気にも留めずに、肺への転移の時にだけ余命3カ月という事態になる理由が不明です。

脊髄への転移による疼痛で歩行も困難なほど不都合を抱えていたにもかかわらず、車イスでパリに出向き、モンマルトルのマルシェで手に取ったトマトをかじった時に、「唾液が湧いてきて、食と体と心の結びつきに目覚めた」ようです。それから、プロフィールに書かれている料理学校リッツエスコフィエに通うことを一念発起し、いつしかガンが消えたことになっているのですが、いちばん読者が知りたいはずの、その間どのような食事レシピでガンが消えたのか、その時の具体的な病状や経過が時系列として一切、示されていません。このケースがそうだと言っているわけではありませんが、体験談レベルのエビデンスがなぜ信頼に足らないのかというと、虚偽の話はいくらでもつくれてしまうからです。

神戸大学医学部付属病院の感染症内科専門医師である岩田健太郎氏の著作『食べ物のことはからだに訊け！』（２０１５年 ちくま新書）の中で、これら「食事療法」に向けられた適切な指摘があるのでご紹介します。

「がんが絶対に治る」とか「がんにならない」という食事が存在すれば、それは医学上偉大な発見であり、地球上の人々は大きな恩恵を受けることでしょう。そういう食事法を知っている人は、それを世界中の専門家に伝え、その効能を教え、世の中の苦しんでいる患者たちに尽くすのが職務上の義務だと思います。それができないのは、「そうでない理由」があるからなのだと思います。（44－45頁）

高遠氏は最近またもやタイトルに「ガン」を売り文句とした新たな著作『余命３カ月のガンを克服した私が食べたもの』（２０１６年 祥伝社）を出版されたようです。その内容はさておき、後書きには以下のような目を疑う記述がありました。

じつは、前著で、フレンチガストロノミー上級ディプロマと国際中医薬膳師免許を取得していると記述しましたが、この2つの資格を取得しておりません。この件で、多くの方に多大なるご迷惑をおかけしました。（同177頁）

著者と出版社のモラルは一体どうなっているのでしょうか。出版当時、高遠氏は「フレンチガストロノミー上級ディプロマ」と「国際中医薬膳師免許」を取得していることを最大の宣伝文句として、多くのがん患者さんたちに信頼を与えていたはずです。そうなると、このように平気で嘘がつける者の言う「余命3か月のガン」も果たして本当だったのでしょうか。前述したように、医学的記述や病状の時系列がかなり曖昧なわけで、そのような疑惑をもたれても仕方がないということを申し上げておきます。

シンプルでセンセーショナルながん克服本のような類を読まれる際には、批判的吟味を賢く働かせながら、妄信しないように慎重に読み進めていくことを心がけてください。

3　ランダム化比較試験での根拠はありますか？

週刊誌上での対論

ＥＢＭ（エビデンス・ベース・メディシン）のパイオニアである医師Sackett氏の定義によると、「ＥＢＭとは、個々の患者さんの治療について意思決定をする際に、良心的かつ客観的で、思慮深い態度をもって、今ある最良のエビデンスを根拠として医療を提供すること」とされています(Sackett DL, et al. BMJ 1996; 312: 71-72)。それは決して、エビデンスという情報の出し入れを目的化した作業ではありません。あくまでも、医師個々に備わったスキルや学問的知識、経験則などが備わっていることが大前提であり、患者さんにとって最善の医療が提供されるために根拠となりうる最良の外部情報(エビデンス)の希求がＥＢＭの本質だといえます。

患者さんにとって最良のエビデンスという観点でいうと、必ずしもエビデンスレベルの高いランダム化比較試験の結果ばかりが追求されているわけではないことを、ここであらためて説明したいと思います。まだ医学が多くの情報を持ち得なかった古い時代には、実証主義を根拠とせざるをえなかったことは先にも触れました。

そこで育まれた代表的な医学分野として、繰り返しになりますが、外科学(手術)があります。過去の先人たちによる経験知の礎の上に今の外科手術の進歩が成り立っているわけです。

『週刊新潮』(２０１５年7月9日号)で特別読物として「罪深いがんもどき論の真実——近藤誠理論は確実に間違っている!」を寄稿したところ、直ぐにそれに反論するという形で近藤氏サイドより連絡を受け、『週刊文春』誌上で対論企画が組まれました。近藤氏とはかねてから「利益相反」のある出版社からの依頼ということで、公平な議論が成り立つのか心配の声もありましたが、固辞する理由もないことから承諾しました。２０１５年7月28日に、文藝春秋で行われた近藤氏との対論は三時間近くにも及びました。患者さんの利益のために医師同士が議論を交わす以上は、公正な根拠を見出しながら理知的な話し合いを望むわけです。しかし結果的には、お互いの間に論理という橋を架けることができない形のままで終わりました。

その対論の場で、次の「質問」が投げられました。

「早期胃がんの患者さんに、手術を受けることで寿命が延びることを示したエビデンスはありますか？」

それに対して私は「放置との比較をしたランダム化比較試験のことを意味していますか？」と聞き返すと、そうだと言うので、「そのようなエビデンスはありません」と答えると、近藤氏は「それでは手術をすべきではない」と結論付けました。「手術 vs 放置」を比較したデータがないのに、なぜ手術をするのか？ということです。それに対し、倫理的な側面からそのような比較は成り立たないことを申し上げました。なぜならば、患者さんの立場ではなく、医師の興味のみでそのような比較ができるわけがないからです。もし読者が早期胃がんと告げられたとしましょう。主治医から「治療方針は手術と放置と二通りがあります。サイコロを振ってどちらになるか確率2分の1で決めましょう」と言われてそれに従えるでしょうか。サイコロで放置する方に割り付けられてしまったら、治せるものも治らなくなる可能性があるから嫌だなあ、そんな研究に巻き込まれるのはごめんだ、と思える方たちは健全な思考の持ち主です。

早期胃がんの手術成績が明かす

これまでに、手術によって数えきれない患者さんの命が救われ、その利益は経験則として十分に証明されています。いくらランダム化比較試験のような格付けの高いエビデンスが存在しなくても、ＥＢＭ普及以前より早期胃がん患者に施した手術による治療成績が観察研究レベルとして明確に示されています。

その代表例として対談の場でも紹介しましたが、当時の国立がん研究センター中央病院で行われた、早期胃がん患者１４００例以上の手術成績です（笹子三津留 ほか「胃と腸」第28巻 第３号 １９９３年 １３９－１４６頁）。他病死を除いた早期胃がん全体の生存率について、５年生存率98％、10年生存率96％という結果が報告されています。すなわち、早期胃がんの状況で手術を受けると、90％以上は治癒するという経験データです。

最近、マスメディアでも大きく取り上げられた全国がんセンター協議会（全がん協）から、全国のがん診療拠点病院で行われた早期胃がんに相当するステージⅠの治療成績がまとめて報告されました。それによると、１９９９－２００２年に手術治療を受けた３７０６例の早期胃がん患者の10年相対生存率は95％という良好な結果でした。実際の臨床現場でもこれらのデータはしっかりと再現されています。もちろん、近藤氏の言説にしばしば登場するような、手術を受けると「バタバタと合併症で亡くなる」ような現象も現実とは大きく異なります。手術を受けても「放置と比較して延命効果がない」と結論づけるのであれば、「放置」でどれほどの治癒率が見込めるのでしょうか。放置を推奨するのであれば、手術で得られている前記の客観的データに匹敵するような数字を示すべきです。

一方で、近藤氏は放置することの妥当性を裏付けるエビデンスとして、以下のわずか二十数行程度の文で書かれた論文を調達してきます。簡単に説明すると、オーストリアで、無治療で観察された早期胃がん患者7名を追跡したところ、約1～3年間は変化がなかったというものです。うち、3人は肺炎や心不全で死亡し、1人は2年2ヵ月で消息不明となり、残った3人は早期胃がんと診断されてから1年～1年6ヵ月は生存していたというだけの内容です（Bodner E, et al. Lancet 1988; 2: 631）。最後に「早期胃がんの場合、高齢者のようなハイリスクの患者にはすぐに手術を迫らなくてもよいだろう」という著者のコメントが記されている症例報告レベル（エビデンスレベルD）のものです。

この論文が、実際の患者さんにとって最良のエビデンスになりうるとは到底思えません。もちろん、7人中生き残った3人の長期生存成績も示されていません。元気のない高齢者やリスクの高い疾患を抱えて全身状態の悪い患者さんの場合、手術を選択しないで経過をみるだけのほうがよいに決まっています。例えば、私が経験した患者さんで、一日の半分以上は寝たきりの89歳の高齢者に早期胃がんがたまたま発見されたことがありました。この場合は、あえて治療を行わないで経過観察としました。このように無治療という慎重な判断は、超高齢者や重篤な状況を招きやすいリスクをもっているといった事情が加味されたケースの場合でしばしば考慮されます。しかし、それに当てはまらない多くの患者さんに対して一般論として述べる時は、対象を区別して考えるべきです。治りたいと願う早期胃がん患者さんすべてに対して、質の低いエビデンスを持ち出すことで、放置を一般化するふるまいはきわめて乱暴だといえます。

手術の妥当性を証明するためにはランダム化比較試験によるエビデンスを要求するのに、「放置」の推奨根拠となるエビデンスは、わずか7例（実際は3例）の症例報告と自身のわずかな体験談というのでは、先に示したＥＢＭの本質を理解されていないのではないでしょうか。しかし、近藤氏は怯みません。対論後、小学館『ビッグコミック』の連載漫画「医者を見たら死神と思え」（原作＝よこみぞ邦彦、画＝はしもとみつお、監修＝近藤誠）の第23話（２０１５年10月25日号）で、『週刊新潮』を『週刊新長』と名称を変え、漫画の主人公が以下のように反論しています。「僕がその論文を持ち出したのは、信頼に足る研究機関の報告だからだ。古いから当てにならないと言ったら、全ての医療分野の治療根拠がなくなるし……7例あれば立派な反証になる。むしろ反証は1つでもいいくらいだ」と。この漫画の主人公は、監修をしている近藤氏をモチーフとして描かれています。

フィクションであることを利用して近藤仮説を忠実に表現している漫画ですが、なぜか実在の「近藤誠」医師が突然出てくる場面もあります。そして、次のようなコメントを発します。「今年7月、ある週刊誌でかねてから私を批判してきた医者との対談企画が実現しました。その医者はまだ若いせいか、いささか勉強不足でした」と。

放置すると進行がんに移行するデータ

さて、話を元に戻します。早期胃がん患者を長期間放置させると、どのような転帰になるのかを示した大阪府立成人病センターからの観察研究報告もあるので紹介しておきます(Tsukuma H, et al. Gut 2000; 47: 618-621)。要約すると、早期胃がん患者56人が何らかの理由で放置を選んだケースにおいて、36人(64%)が進行胃がんへと移り、早期胃がんのまま維持できた期間が中央値(注:数字データを小さい順に並べた時に、中央に位置する値)で3年8ヵ月、13人(37%)は5年以内に進行したという日本からの報告です。

どのような早期胃がん患者が研究対象として抽出されたのかという選択バイアスが生じるのを筆者は認めたうえで、それでも時間経過によって早期胃がんを放置すると進行がんへと移り変わっていくリスクを報告しています。また、近藤氏が引用するオーストリアの論文には、患者の生存期間についてのデータは一切示されていませんが、この論文の中には、最初は放置を選択したものの、あとで遅れて手術を受け入れた患者群と、手術拒否を貫いた患者群の生存曲線比較が示されています(図2)。結果は、遅れたとしても手術の介入のある患者群の方が、生存期間中央値で129か月vs75か月と明らかに上回っており、この観察研究では放置し続けることの「生命リスク」がデータとして明確に示されています。しかし、近藤氏はこの論文結果についてフェアに吟味しようとはしません。

以下の話は私が実際に経験したエピソードです。患者さんはまだまだ働き盛りの52歳の男性で

図2

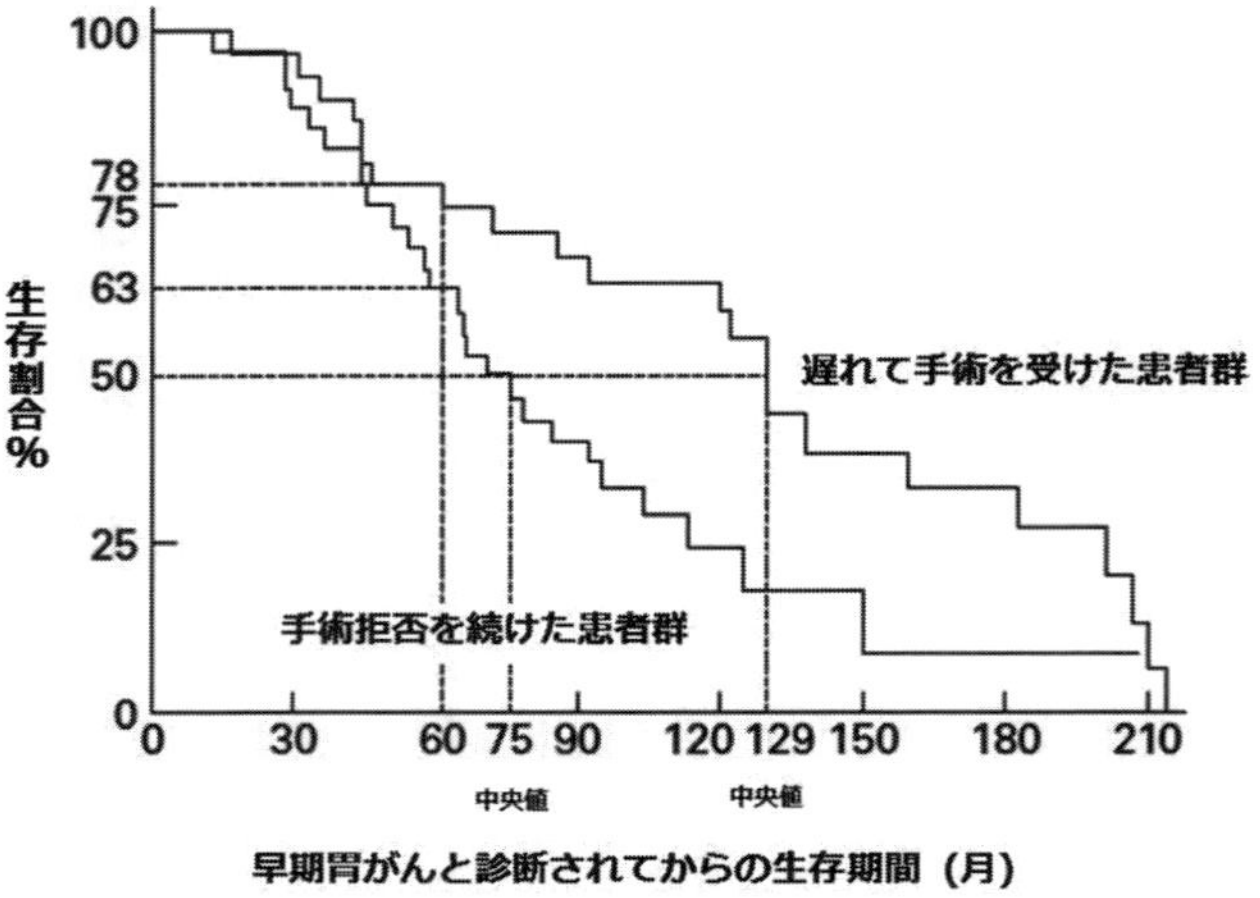

した。手術が必要な早期胃がんと診断されも、絶対に手術を受けたくないという意思が強く、放置することを自ら選択しました。ただし、病気がどのように経過していくのか不安だと言うので完全な放置ではなく、年に一回の内視鏡検査による経過観察はされていました。6年目までは確かに早期胃がんのまま形態や大きさの変化はみられなかったのですが、7年目には潰瘍浸潤《しんじゅん》型の進行胃がんへと移行していることが観察されました。

　患者は、その時点でようやく手術を受けることを決意したのですが、手術で開腹してみるとがんは胃壁を突き破って外に露出していました。他にも胃周囲には累々と腫大したリンパ節転移も数多くみられた他、腹膜播種も認めたために、治癒を目指した切除は不可能と判断し、そのまま閉腹するだけ（試験開腹）

にとどめました。患者さんにはありのままの事実を伝え、その後の治療として抗がん剤治療を提示したのですが、断固として拒否をされ退院後はしばらく病院に来なくなりました。

その方は、それから3ヵ月ほどして黄疸症状と大量腹水による腹部膨満症状で救急搬送されてきました。緩和ケアをいろいろ施したものの、残念ながら搬送からわずか3週間ほどでお亡くなりになったのですが、病床でご本人は、「早期胃がんで見つかったうちに手術をしておけばよかった」と涙ながらに訴えていました。悔やんでも悔やみきれない様子は今でも私の脳裏にしっかりと刻まれています。この患者さんは、わずか6年間だけ治療を回避できたというだけで本当に幸せだったのでしょうか。近藤仮説に従えば「あなたのがんは『本物のがん』だったんですよ。なにもしない放置を選択したおかげで、7年間も生きることができた。下手に手術を受けていたら、命を縮めていただけですよ」ということになるのでしょうか。私は早期胃がんの状態のうちに適切なタイミングで手術を受けていれば、その患者さんは命を落とすことなく今でも元気に暮らしていたはずだと思っています。

近藤氏の最新著作には次のような念を押した記述がみられます。

胃がんを手術したら寿命が延びるというエビデンス（証拠となるデータ）は存在していません。近年では、早期胃がんが発見されるようになり、切除手術をされたり、内視鏡で治療されたりするようになりましたが、やはり寿命を延ばすというデータはないままです。統計上、術死者の数は巧妙に隠蔽されてきましたが、がん手術の危険性は外科医らが誰よりもよく知っています。にもかかわらず、19世紀のビルロートの時代から「がんは切る」という思想が変わらないのは、まさしくがん医療が宗教の一種になっているからなのです。(『がん患者よ、近藤誠を疑え』２０１６年 日本文芸社 22－23頁)

実際には早期がんは「本物のがん」よりも「がんもどき」のほうが圧倒的に多いのです。そして、この事実を突きつけられたがん医者らは、僕に対して「もどきが本物に変化しないという証拠を示せ」と開き直ってみせたのです。それにしても、これは医師とは思えない不当な要求です。なぜならば、そもそも検診や手術や抗がん剤治療を行っているのはがん医者らであり、それらを医療行為として行なう以上、彼らはそれらの医療行為の有効性を患者や社会に示す義務があるからです。つまり、挙証責任はがん医者の側にあるわけです。一方、それらの医療行為が有害無益であることを立証しようとする場合、僕の側は「たった1つ」の証拠を示せばそれで十分なのです。(同２４４－２４５頁)

医療行為の有用性を患者や社会に示すにあたって、先述したＥＢＭの本質を考慮すると、倫理的な制約などがある場合には、必ずしもランダム化比較試験によるエビデンスはなくてもよいわけです。ここで、ランダム化比較試験でないとエビデンスとして認められないという原理主義を皮肉った論文があるので紹介します(Smith GC & Pell JP. BMJ 2003; 327:1459-1461)。

「上空から飛び降りる際に、パラシュート装着に有用性はあるのか？」という問いを検証するにはどうしたらよいでしょうか。まさか、「パラシュート装着vs未装着」のランダム化比較試験を行うわけにはいきません。なぜならば、パラシュート装着による効果については、すでに経験則として認知されているからです。経験則にはバイアスがあるから、パラシュート装着効果はエビデンスとして認められない。したがって、ランダム化比較試験を行うべきだ、と言う者がいるでしょうか。「パラシュート装着 vs 未装着」の構造と「手術 vs 放置」のそれは非常に似ているような気がします。

4　近藤仮説の手続き的不正義

都合の良いエビデンスだけを採用する

一般的には、患者さんに何らかの治療が強く推奨されるためには、ランダム化比較試験というエビデンスレベルの高い根拠による裏付けが必要となります。しかし、個々の患者さんの病状によっては適切なエビデンスが相当しない場合もあるかもしれません。この場合には、ＥＢＭの本質に立ち返り、Ｂ、Ｃレベルのエビデンスが参考にされながら医師個々の専門性や経験則を頼りに議論されることもあります。しかし、根拠がＤ、Ｅレベルのエビデンスばかりの情報収集には注意が必要で、例外的なケースではない限り、公に耐えうる手続きとはいえません。このような手続きルールは世界中の医師たちによって共有されているからこそ、医療は医学という学問をベースとして普遍性をもつことができるわけです。世界中の同様な患者さんにとって何が最善であるのかについて議論される際も、人種や言語を越えて、世界中の医師同士の間で論理の架け橋を可能にするのはそのためです。

一方で、近藤仮説には、先の早期胃がんの話にみられるように、エビデンス収集や解釈の仕方に公平な一貫性がみられません。近藤氏は、何かを結論付けるときにはエビデンスレベルの高いランダム化比較試験のデータが存在しないと信頼できないと説きます。しかし、結果が分かれるような比較試験がいくつか存在する場合には、良い結果も悪い結果も含めて全体を分析するのではなく、持論にとって都合のよいエビデンスだけを採用します。都合の悪い結果の場合は、何らかの欠陥を指摘して信頼できない、陰謀だ、などと、容易にダメなエビデンスとして主観で裁いてしまいます（詳細は後述）。また、ランダム化比較試験の結果を重要視するようにみせながら、持論を補強できるのであればD、Eレベルのエビデンスでもお構いなく、どこからともなく調達してくることもしばしばです。先のオーストリア論文を持ち出してきたのもそれに相当します。要するに、エビデンスレベルがどのようなものであっても、個人の主観のみでその善し悪しが判断されてしまう、いわば「手続き的正義」というものが破綻しています。一般向けにはいくらセンセーショナルに映ったとしても、そのようにして都合よくつくられた仮説は、公で耐えうる論理ではないので、医師同士の理知的な議論も不可能にしてしまいます。以降で、それら具体的な思考破綻ケースを示していきたいと思います。

二人の腫瘍内科医による重要な指摘

その前に、前述した「手続き的正義」の破綻について、腫瘍内科専門医師である日本医科大学武蔵小杉病院の勝俣範之氏と、虎の門病院の高野利実氏によるそれぞれの著作に、その病理を端的に示す表現があるので、以下引用してみます。

（勝俣氏）エビデンスという観点から「おや？」と思うところがたびたび出てきます。というのは、「抗がん剤は効かない」「がんは放置」という自説に誘導するために、臨床試験のデータを独自に解釈しているところがあるからです。どんなに著名な雑誌に載った論文でも厳しい目で見るという姿勢は素晴らしい。批判的に吟味することは論文を読む上でとても大事です。しかし、批判的に吟味することと、勝手な解釈ですべてを否定することはまったく違います。（『医療否定本の嘘』２０１５年 扶桑社 １４０－１４１頁）

（高野氏）自分に都合のよいエビデンスだけを根拠にして、そうでないエビデンスを否定するというのは、やっぱり、ルール違反です。近藤さんの主張に対して、多くの医師が、ＥＢＭのルールにそって反論しましたが、ルールを無視してズバッと切り捨てる近藤さんに太刀打ちできていないのが現状です。柔道家が、礼節を重んじて、厳格なルールのもとで試合に臨もうとしているのに対して、悪役レスラーが、凶器や反則技を繰り出して攻撃しているような構図です。医者の世界では、ＥＢＭのルールが共有されていて、そのような悪役レスラーが活躍することはありません。学会や学術雑誌においては、反則技は認められず、レスラーは反則負けとなりますので、柔道家同士が、厳格なルール（ＥＢＭ）に従って、礼節のある試合（科学的な議論）を行うことができます。でも、ＥＢＭルールが共有されていない世の中では、派手な反則技（センセーショナリズム）を繰り広げて柔道家を倒す悪役レスラーのほうが、喝采を浴びます。このような世界では、生産的な議論は成り立ちません。（『がんとともに、自分らしく生きる』２０１６年 きずな出版　２１５－２１６頁）

近藤仮説にみられるエビデンス収集の手続きは、こっちに行ったり、あっちに行ったりと恣意性をもって扱われ、これは良いけど、あれはダメ、すべて近藤氏の主観に依存しています。ルール違反を繰り返すことで予定調和式に彩られた仮説は単なるエゴ（利己）だといえるでしょう。がん医療の本質は、患者さんの利益と幸福の希求を目的とした利他の営為であることを決して忘れてはなりません。

5　いつまで乳房温存療法のパイオニア？

昔のがん手術は犯罪的？

センセーショナルなタイトルが付された著作『医者に殺されない47の心得』（2012年 アスコム）は累計140万部以上のベストセラーとなっています。その中で、近藤氏が慶應義塾大学病院に在籍していた当時、「僕の外来に来て温存療法を選んだ患者さんは3千人、日本の乳がん患者の1％に達した年もありました。」（12頁）と記述されています。これまでの数々の著作物のプロフィール欄には必ずといってよいほど、〝乳房温存療法のパイオニア〟という紹介が掲載されているのですが、海外の医師は誰も彼のことを認知していません。なぜならば、近藤氏が1979～80年にかけての米国への留学時代に、当時米国で行われていた乳房温存療法の是非を検証するランダム化比較試験の情報をいち早く伝聞して日本に持ち帰っただけであり、彼のオリジナルでもなんでもないからです。

一方で、同書の中には、乳がんが大きくなって、

> 皮膚を破ってもグチャッと広がらず、しこりが部分的でその上の皮膚だけ破れて顔を出しているものは、長年診ていても、転移が出てこない。皮膚に入るのは「浸潤」ですが、浸潤しても転移しない「がんもどき」があるんです。（49頁）

という記載もされています。すなわち、皮膚を突き破るような乳がんであっても「がんもどき」の可能性があるから、手術も抗がん剤治療も受けるべきではないと。賢明な読者の中に、一体どれほどの方が「乳がんが大きくなって部分的に皮膚を破り、顔を出す」まで放置できるでしょうか。がんが皮膚を破ると、出血や感染による悪臭を抱えながら日々を過ごすということになりかねません。いくら転移が出てこなくても、そのような身体的、精神的ストレスを積極的に受け入れられるものでしょうか。近藤氏は現在、「がん放置療法」を推奨しているにもかかわらず、いつまで自身のことを〝乳房温存療法のパイオニア〟として名乗り続けるのでしょうか。

以降、その乳房温存療法が開発されるまでの変遷を理解する意味でも、代表的なエビデンスを紹介しながら説明していきます。

近藤氏は、乳房温存手術が普及される以前に行われていたハルステッド手術のことを、「臓器を切り刻む犯罪的な手術」と表現します。しかし、本当にそうなのでしょうか。ハルステッド手術とは、がん病巣が占拠する乳房を全部切除するのみならず、大胸筋と小胸筋の合併切除まで行い、さらに腋窩《えきか》から鎖骨の下のリンパ節まで一括して切除（郭清《かくせい》）する古典的な拡大手術のことです。がんが全身に広がるのは臓器所属のリンパ経路を介してだろうから、がんの周囲を解剖学的に広く切除することで、目に見えないがん細胞までも取り遺さずに切除することを目指した理念が、手術コンセプトの根底にありました（ハルステッド理論）。

ハルステッド手術が開発されたのは、今から１２０年以上も遡った１８９０年頃です。今のようにマンモグラフィや超音波検査、ＣＴやＭＲＩ検査などを用いた診断学の手段が何一つなかった時代です。当然、薬物療法なども存在していません。そのため乳がんは、症状を伴ったかなり進行した状態として発見されることがほとんどだったはずです。医学が情報を持たずにまだ素朴であった当時は、ハルステッド手術は患者さんを治すための最善努力だったと言えます。ハルステッド先生は、自分が行った手術の治療成績も科学的見地の上に立ってしっかり医学論文としても残されています（Halsted WS. Ann Surg 1907; 46: 1-19）。

ところが、近藤氏はこの時代の手術のことを取り上げて、野蛮だ、放置していたらもっと長生きできた、などと回顧的にクレームをつけます。それは、１８８０年代に世界で初めて胃がん手術に成功したビルロート先生に対しても同様です。

ハルステッド手術の衰退理由

このハルステッド手術が本当に正しい手術なのかという臨床的な疑問が沸き上がってきたのは、それなりの情報を持つようになった新しい時代に入ってからになります。有名なＮＳＡＢＰ（The National Surgical Adjuvant Breast and Bowel Project）という米国の臨床研究グループが、１９７０～７４年にわたって、このハルステッド手術の是非を問うための臨床試験（ＮＳＡＢＰ Ｂ－０４）を行いました。手術で治癒が目指せる乳がん患者１６６５例を対象として「ハルステッド手術」vs「全乳房切除＋腋窩への放射線療法」vs「全乳房切除（診断時に腋窩リンパ節転移が陰性例でものちに陽性であることが判明した場合に腋窩リンパ節郭清を追加)」といった、三つの治療方法を比較した第Ⅲ相試験です。1977年に、その第一報が報告されました。

結果は「ハルステッド手術」と「全乳房切除±腋窩放射線療法」の間に生存成績の差がないというものでした(Fisher B, et al. Cancer 1977; 39: 2827-2839)。つまりハルステッド理論に準じた手術は、乳がん患者の場合には生存利益に繋がらないことが科学的に示されたのです。その報告を受けて、日本でも時の推移とともにハルステッド手術は減り始めたとはいえ、まだまだ日常診療として行われ続けていたのは事実です。近藤氏はその点を糾弾し続けるわけですが、必ずしも当時の外科医たちを責めるわけにはいきません。乳がんが5年、10年を越えても再発する性質を持つことを経験的に知っていた外科医たちからすると、1977年時点の報告は、わずか3年間ほどの追跡結果であり、まだ断定はできないという慎重な考え方もあったのだと思います。

その後、25年間という長期にわたって追跡された精度の高いアップデート結果が発表されたのは、2002年のことでした(Fisher B, et al. N Engl J Med 2002 ;347: 567-575)。その結果、全生存期間にも差がなかったことがわかり、この確固たる結果をもって、侵襲(ストレス)の大きなハルステッド手術は完全に否定されたことになります。この報告年の2002年頃にはさすがに日本でもハルステッド手術は衰退していました。

ところが、近藤氏は2012年刊行の大ベストセラー著書『医者に殺されない47の心得』の中で、「日本では変革が遅れ、10年ほど前まで(ハルステッド手術が)行われていました」(57頁)という記述がされています。さらには、論調が一気に飛躍して「がんは切除できても（つまり手術は成功しても）、術後の障害で死亡するリスクが非常に高い」と結論付けています。当時、本当にそういう外科医がいたとすれば、個別で問題視されるべきかもしれませんが、決して日本の外科医全体のモラル否定に繋がるものではないでしょう。「日本の医者は」「日本の外科医は」といった一般論で語られるべき内容ではないはずです。このように特殊な事例や、少数の例外を取り上げた後で、母集団すべての否定へと一気に飛躍し、過度な一般論へと話を広げるのは近藤氏がよく用いる手法です。

がんもどき仮説はフィッシャー理論の真似

話は変わりますが、このＮＳＡＢＰ Ｂ－０４試験の結果により、ある仮説も同時に検証されることになりました。それは、論文筆者でもあるフィッシャー先生が提唱した、「乳がん＝全身病」とするフィッシャー理論です。これは、先のハルステッド理論にみられた、がん細胞は順々にリンパ流を伝わって全身に広がっていくので、がんを根治するためには解剖学的な手術制御が必要だ、とする考え方とは異なります。乳がんの場合は手術や放射線療法などでいくら局所を制御する治療を頑張っても、遠隔転移（他の臓器への転移）を起こして死亡する事実を減らすことができない患者が一定の割合で存在するという理論です。場合によっては、早期乳がんの状態でしっかり治療を受けたとしても、後で転移が発見されることもあり、手術前にいくら治癒が目指せる乳がんと診断されていても、すでに目に見えない微小ながん細胞（微小転移）が全身に潜んでいたことを意味します。それゆえに乳がんは「全身病」とでもいうべき性質を持った病気である、というのがフィッシャー理論の本質です。

このフィッシャー理論と、近藤氏が唱える「転移するかしないかはすでに最初から運命が決まっている」という「がんもどき仮説」とは非常によく似ています。しかし、フィッシャー理論が当てはまるのは、乳がんにのみ適用される各論の話です。「治療を受けても、転移が見つかる患者が一定割合存在する」という話が、近藤氏によって修飾されることで、すべてのがんに対して「治療で治せるがんまでも放置するべき」という話にすり替えられています。後で具体的なケースを示しますが、治療で救える患者までも放置したら、人為的に救えなくなるだけです。このNSABP B－04試験でフィッシャー理論に相当した患者は、腋窩リンパ節転移陰性症例であっても全体の30％前後であることがわかりました。つまり、約3分の1にも及ぶ患者は、手術や放射線療法という局所治療をしっかり行ったにもかかわらず、すでに遠隔転移していたということです。それならば、遠隔転移を起こした患者には手術は無駄だったのではないか、というのは早計です。

この古い臨床試験データは、全身に働きかける薬物療法の介入が一切ない、純粋に手術だけで勝負した結果です。現在では、適切な薬物療法を個別に行うことで、すでに全身病になっているかもしれない運命を変えることができる時代になっています。具体的には、がんの性質（サブタイプ）を読み取って再発リスクを予測し、ホルモン療法や抗がん剤治療を併用することで、再発率や死亡率を下げることが期待できます。無論、何の行動も伴わない放置を選んだならば運命を変えるどころか、治癒できるチャンスまでも大きく奪われることでしょう。

乳房の全摘出は必要か？

さて、ランダム化比較試験によってハルステッド手術は不要だということがわかり、次なる臨床的疑問として浮かびあがってきたのが、がんのある乳房を全部切除する必要があるのかということです。女性の象徴ともいえる乳房を全部切除するのではなく、手術する範囲をできるだけ狭くして乳房を温存しながらがんを治すことはできないのか。この問いに答えを出すべく、大きさが４ｃｍ以下の乳がん患者２１６３例を対象に、「乳房全切除」vs「乳房温存手術＋放射線療法（温存乳房への照射）」vs「乳房温存手術」を比較した第Ⅲ相試験が行われました（ＮＳＡＢＰ Ｂ－０６試験）。この臨床試験は１９７６年から１９８４年まで行われ、この時期を同じくして米国留学をしていた近藤氏がこの情報をテレビニュースで伝聞したというのが本当のところです。

この研究結果の第一報は１９８５年（Fisher B, et al. N Engl J Med 1985; 312: 665-673）に報告され、５年間という経過観察のデータでしたが、乳房を全部切除しても温存しても生存成績が変わらないという結果が示されました。この結果が論文として公にされるすでに2年前に、実姉に乳房温存療法を実践したことに関しては、結果的には近藤氏には「先見の明」があったのでしょう。日本乳癌学会アンケート調査によると、論文発表当時はわずか0・4%の割合にしか乳房温存手術が行われていなかった事実があります。しかし、ハルステッド手術の時と同様に、時間がたって遅れて再発してくる乳がんの特性を考えると、1985年当時はまだ本当に患者の長期生存利益に繋がるかどうかはわからないという解釈があったのかもしれません。あるいは、乳房温存療法に必須となる放射線療法の整備が当時、どこにでも設置されていたわけではなかったことも考慮すべきでしょう。

そして、NSABP－06試験で推奨された乳房温存療法とは、いくら温存とは言っても乳がんを取り遺しなくしっかり切除し、さらに腋窩リンパ節の郭清も必須とされていました。手術後に局所再発しないために放射線療法を併用するわけですから、ただ乳房を残せばよいとするのではなく、がんを取り残さないでしっかり手術することが大前提だというのを忘れてはいけません。いまの乳房温存療法は、開発当初の20年前とは考え方も様変わりし、薬物療法による全身マネージメントが大きなウェイトを占めるようになっています。そのような進歩をさらにフォローし続けながら「乳房温存」を推奨し続けているのであれば、近藤氏の姿勢にも正義の一貫性を感じ、真のパイオニアとして評価に値します。ところが、今では乳房温存療法を奨めるどころか、「乳がん温存」を主張し、乳がんが大きくなって部分的に皮膚を突き破るくらいでは簡単に死なないと言ってしまうくらいです。

1804年に世界で初めて全身麻酔下で乳がん手術を行ったのは、江戸時代の外科医であった華岡青州です。ハルステッド手術のような胸が凹んでみえる拡大手術は、現在では確かに許容されるものではありませんが、エビデンスや情報が備わっていなかった古い医学のもとでは、目の前にいる患者さんを治すために当時の医学の力を最大限に駆使しながらの必死な実証主義が機能していたのではないでしょうか。それを回顧的に後付けで悪と裁いてしまうのはいかがなものでしょう。そして、２００年の時を越えても、「乳がん放置」を推奨する医師が存在することに華岡先生もさぞかし嘆かれていることでしょう。

近藤氏の乳がん放置療法

一外来で、これほど多種多様な癌を治療せずに放置しているというのは、おそらく世界で唯一無二と思われます。だとすれば、この診療経験を私だけのものにしておくのは勿体ない、世間の人びとに伝えなければ、と考えたのが本書執筆の動機です。（９－10頁）

そのように前書きされている著作『がん放置療法のすすめ 患者１５０人の証言』（２０１１年文春新書）は、近藤氏のセカンドオピニオンを受ける際に、推薦図書と指定されているベストセラー本です。しかし、これは近藤氏の体験談シリーズにしか過ぎません（エビデンスレベルＥ）。このままでは信頼度の高いエビデンスとして認知されることは難しいでしょう。したがって、世間の人々に自身の仮説を普及させたいのであれば、まずは検証データを示さなければなりません。そして、英語の医学論文の形にして公の場で発表し、世界中の医師からの客観的な評価を仰ぐべきです。この本のタイトルには患者150人の証言とされていますが、実際に紹介されているのは、前立腺がん3例、子宮頸がん2例、乳がん2例、肺がん2例、胃がん4例、腎がん1例、膀胱がん1例、計15人のみです。150人と強調されている本の中で一切触れられていない他の130人以上の患者さんについてはどうだったのでしょうか。都合が悪いから取り上げなかったということはないのでしょうか。内容については、すべて近藤氏の立場で綴られたインタビュー形式の患者紹介と持論を展開しているのみです。そして、患者さんの長期的な転帰についてはほとんど触れられていないので、放置による真の利益については何も評価されていません。さらに気になったのは、近藤氏の外来に途中から来なくなった患者さんが少なくないことです。

放置希望者の中には、私の見解を確かめるだけの目的で受診し、その後一度も再来しない方も少なくないからです。また、一〜二度再来したけれども短期間で受診をやめる方々もおられる。それらを含めると、私が一度は診た放置希望者の総数は三百人を優に超えます。それら再受診しない人たちのその後については、私も知りたいところです。（同10頁）

これでは放置させたすべての患者がどうなったのか、実際には把握できていないのと同じことです。もしかすると、再受診しなかったのは放置によって不利益を被り、彼の元から黙って去っていったことを意味している可能性が多分にあるのではないでしょうか。つまりは、この本は近藤仮説にとって都合のよいエピソードだけを抽出してきたものなのです。それは、『がん治療の95％は間違い』（2015年 幻冬舎新書）にもいえることです。他人の論文に対しては、何かと評価が厳しいのですが、持論の展開に関しては、手続きに一貫性がみられないことに疑問を覚えます（詳細は後述）。

個人的には、この本で紹介されている死亡患者の中には、早期のタイミングで適切な治療をしておけば、治癒していた可能性の高い患者さんがかなり多く含まれている印象を持ちました。その一例として、乳がんの証言の項に記述されている、あるケースについて取り上げてみます。

当初、径0・5センチ大でみつかったステージⅠの早期乳がんを、4・5×4センチ大になるまで、そして腋窩リンパ節にも臨床的に数個の転移が確認されるまで、実に6年間も放置されています。のちに鎖骨上リンパ節にも転移が見つかっています。最初はステージⅠであったのにステージⅢAの局所進行乳がんになるまで放置され、そうなるともはや再発リスクは高く、現在では抗がん剤治療を手術前に導入して目に見えないがん細胞を叩いてから手術にもっていくのが共通のストラテジーといえるでしょう。それにもかかわらず、近藤氏の言説にある抗がん剤の「縮命効果」を信じてしまい、進行してしまってから慌てて手術のみを受けたようです。この時点で、この患者さんは一体何を目的として手術を受けたのでしょうか。当然治りたいと思ったからのはずです。放置したことで手術後の再発リスクが非常に高くなってしまったにもかかわらず、全身に働きかける薬物療法を受けないまま、その9年後に、骨・肺・肝臓への転移が見つかるも本が執筆されている時点まではお元気にされている、と締めくくられています。

いくら近藤氏を信じて放置することを自ら選んだとはいえ、再発するべくして再発したことで、人為的に命に期限がついてしまったケースにしかみえません。しかし近藤氏は、発見当初の0・5センチ大のシコリのときにすでに骨・肺・肝臓に転移していた「本物のがん」であったと預言者のごとく後付けで語っています。

この患者さんはその後まもなくしてお亡くなりになり、のちに本や映画で自らの闘病生活を公にされたそうです。そんな彼女を生前取材した新聞記者からお話を聞いたことがあるのですが、終末期は骨転移の痛みで相当苦しんだようです。あまりの痛みに耐えきれず、エビデンスによって裏付けられている骨転移の疼痛を緩和する骨吸収抑制薬ビスフォスフォネートの投与を近藤氏に相談したところ、それですらも「効果はないから受けるべきではない」と指示をされ、最期まで苦しみ続けたそうです。

最初に乳がんが発見されてから、お亡くなりになるまでの一連の意思決定については、確かにこの患者さんご自身の価値観に基づいて行われたのでしょう。近藤氏のことを心底信頼していたのもよくわかります。しかし、現にいま乳がんにかかり、治りたいと願う同様の患者さんたちにとって、このような体験談が披露されることで、一体何を学べるのでしょうか。客観的には、近藤仮説を妄信したのが原因で治癒のチャンスを逸しただけのケースにしかすぎません。

ちなみに、先にも少し触れましたが、「乳房温存療法」の第一号は近藤氏の実の姉だそうです。

乳房温存療法は基本的にステージⅠ／Ⅱの早期乳がん患者に適応となる標準治療です。「姉は31年たった今、転移も生じておらず元気である」と報告しているのですが、手術と放射線療法をしっかりと受けさせたわけです（『がんより怖いがん治療』2014年 小学館112-114頁）。身内に施した治療も現在の視点では必要なかったといえるのでしょうか。放置したならば実の姉を救えなかったかもしれないとは考えないのでしょうか。他人である患者さんには放置させ、身内にはしっかり治療というのでは世間も黙っていないでしょう。

6　人体実験では？

インフォームド・コンセントの問題

前の乳がん放置患者エピソードは、近藤氏が慶應義塾大学病院在籍時代に担当したケースのようですが、適正な「インフォームド・コンセント」不履行という大きな問題が浮き彫りになってきます。当時、最善治療として確立していた標準治療があったにもかかわらず、治療することでの利益・不利益と、放置することでの利益・不利益が公平に患者さんに説明されたうえで、患者さんが放置を選択されたのであれば、その意思決定は尊重されるべきでしょう。ところが、医師の立場であるにもかかわらず、手術や抗がん剤を主観的に否定することで、治療することによる不利益ばかりを強調して放置に誘導していたのであれば、本来のインフォームド・コンセントに背く行為であり、倫理的に問題ではないでしょうか。

「大学病院の外来なのに、がんの治療をしない」という、ある意味、奇跡的なことをここまで続けてこられたのは、慶應義塾の「自由」「独立自尊」の精神のおかげと、感謝しています。

（『医者に殺されない47の心得』13頁）

当時の医師としての診療行為は、すべて慶應義塾大学病院放射線科所属のもとにあり、主たる責任の所在は慶應義塾大学にあったはずです。当時の個人としての自由なふるまい（がん放置療法）を許容していた慶應義塾大学の倫理的配慮やガバナンスにも大きな責任問題がみてとれます。

さて、その「インフォームド・コンセント」について、ご存知ではない読者もいるかもしれませんので、基本的事項を説明してみます。日本語で分かりやすく訳すと、主治医から「公平な説明（インフォーム）を受け、自らが納得して同意（コンセント）すること」です。治療の意思決定のうえで、患者さんの利益（ベネフィット）を最大化させ、不利益（リスク）を最小化にするというのがインフォームド・コンセントの本来の役割とされています。このインフォームド・コンセントという倫理手法が生み出された背景には、医学の負の歴史的経緯があります。

インフォームド・コンセントの医学史的背景

第二次世界大戦中にナチスドイツが強制収容所の囚人を対象に行った非人道的行為（人体実験）がニュルンベルク裁判で明らかにされました。毒ガス実験、低体温状態の人間を蘇生させる実験、マラリア感染実験などです。これを受けて１９４７年に生身の「人（ヒト）」を扱う研究に対する普遍的な倫理基準を明文化した「ニュルンベルク綱領」が作られました。他にも、多くの非倫理的な医学研究が繰り返されてきた負の歴史を受け、１９６４年には世界医師会で「ヘルシンキ宣言」が採択され、その後改訂や追記が繰り返されながら、現在も医療倫理の基礎として位置づけられています。この流れに逆らうかのような衝撃的な事実が、１９７２年、ニューヨーク・タイムズ紙から伝えられました。１９４６年から、梅毒治療にはペニシリンを使用することが標準治療とされていたにもかかわらず、アラバマ州メイコン郡タスキギーにおいては、梅毒感染したアフリカ系米国人に対してペニシリンを使用しないで経過をみるという人体実験が１９７０年代までの40年間にわたって見過ごされていたというのです。米国の政府機関によって、しかも40年間にも及ぶ間、医師や研究者からの告発もなくタスキギー梅毒研究が行われていました。それに対する世界中からの非難を受けて、１９７８年に米国で提出された「ベルモント・レポート」では、臨床研究の三原則として「人権の尊重」「善行」「公平と正義」が提唱されました。翌年には、医療倫理の四原則として、「自律尊重」「無危害」「善行」「公平と正義」がまとめられました。その後に、国際医科学評議会とＷＨＯが協力し国際的倫理指針を示したガイドラインが発表されたことで、患者の人権擁護の立場から「インフォームド・コンセント」に対する配慮が一気に強調されるようになり、現在に至っています。

それと対峙し、インフォームド・コンセントが普及するまで幅をきかせていた別の倫理手法として、「ムンテラ」というものがありました。ドイツ語で口を意味する「ムント」と治療を意味する「テラピー」を繋げたムント・テラピーの短縮形「ムンテラ」は、「がん」であっても偽の病名が告げられたり、事実とは異なっても都合のよい表現で適当に言いくるめられてしまうことも可能なやり方だといえます。ひと昔前までのこの国の医療現場でも、わが子とみなされた患者は、父親役である医師の出す結論に従うのが絶対であるとする家父長主義（パターナリズム）が前提にありました。パターナリズムの時代においては、親役である医師の立場の視点のみで「一方的に」意思決定が行われてきた時代があったのです。

以上より、近藤氏による「がん放置療法のすすめ」をインフォームド・コンセントという倫理的規範に照らし合わせて考えてみると、タスキギー梅毒研究での構造と類似しているようにみえます。世界中から糾弾された本事件では、ペニシリンという標準治療が確立されていたにもかかわらず意図的に放置されていました。近藤氏も確立されている標準治療の利益を一切認めないで、不利益だけを煽り、放置を推奨するわけです。それはもはや、インフォームド・コンセントではなくて、「悪質なムンテラ」でしかありません。

医者たちは普段から、どうしたら患者を手術や抗がん剤治療に引っ張りこめるかと、話し方の鍛練に余念がありません。そうとは知らない患者・家族は、虚偽の説明や脅しにいとも簡単にひっかかります。がん治療の選択場面では、医者の脅迫的言辞はもちろん、「一緒にがんと闘いましょう」などの心打たれる言葉にも警戒が必要です。(『がん治療の95%は間違い』34頁)

先に取り上げた乳がん放置のケースと同様に、救える命を人為的に救えなくさせてしまった、まるで「人体実験」ともとれるふるまいについては、後で胃がん放置のケースを取り上げながら、その問題点をあらためて整理してみたいと思います。

Ⅱ　抗がん剤効果を証明する

1　リスクを誇大に煽る不公平さ

数値を示さないリスク誇張

近藤氏の論調に必ずみられるクセとして、医師は野蛮な存在であり、医師が施す医療行為によって何やら恐ろしい不利益が、高い確率で引き起こされることをしきりに煽るというものがあります。例えば『がん治療の95％は間違い』（２０１６年　幻冬舎新書）では、以下のような恐怖記述がいくつも登場してきます。

「手術を受けた直後にバタバタと亡くなり、その後も続々と死んでいく」

「胃の全摘術になり、術死（＝手術で死ぬこと）も少なくなく、家に帰れても後遺症で亡くなることも少なくない」

「メスを入れたところにがん細胞が集まって、爆発的に増殖し、手術によって転移が広がるケースが多い」

「元気だったのに抗がん剤治療を始めた途端に急死する患者も少なくない」

「初回の抗がん剤治療で亡くなるケースもあり、打てば打つほど寿命が縮まるほど毒性が強い」

などなど。他にも近藤誠がん研究所セカンドオピニオン外来を受診する患者に一読することが推奨されている指定図書『がん治療で殺されない七つの秘訣』（２０１３年 文春新書）でも、次のような記述が前書きされています。


治療を受けても死亡する人が多いし、痛みで苦しむ人も少なくない。それどころか、治療の後遺症に苦しみ、命を縮める患者が大勢います。あろうことか、早期発見したのに治療死する人も数限りない。（４頁）

これらリスクを強調する場合に限っては、客観的な数字やデータが途端に登場しなくなります。実際の医療現場において、ゼロリスクというのは絶対に存在しないわけですが、蓋然性の低いリスクであっても、誇大に恐怖を煽る印象操作は一貫しています。

ゼロリスクへの強迫観念

その『がん治療で殺されない七つの秘訣』（文春新書）には、現在（執筆時）進行がんで闘病中の、歌舞伎役者 市川海老蔵氏の妻 小林麻央さんも受けている抗がん剤パクリタキセルの添付文書に記載されている薬剤情報を抜粋しながら、抗がん剤の危険性を煽る記述があるので、以下に示します。

　パクリタキセル（タキソール）の重大な毒性

・ショック、アナフィラキシー様症状：呼吸困難、胸痛、低血圧、頻脈、発汗等が生じる
・白血球減少等の骨髄抑制　・末梢神経障害、麻痺　・間質性肺炎、肺線維症　・急性呼吸窮迫症候群（急速に進行する呼吸困難、低酸素症）・心筋梗塞、うっ血性心不全、心伝導障害、肺塞栓、血栓性静脈炎、脳卒中、肺水腫　・難聴、耳鳴　・消化管壊死、消化管穿孔、消化管出血、消化管損傷　・重篤な腸炎　・腸管閉塞、腸管麻痺　・肝機能障害、黄疸　・膵炎
・急性腎不全　・中毒性表皮壊死融解症（全身の皮膚が壊死して、ズルッと剥げてしまう）
・播種性血管内凝固症候群（ＤＩＣ）（全身の血が固まってしまい、多臓器不全になる）

　このリストを眺めただけで、がんを治療しないでおくほうが、抗がん剤の毒性で死ぬよりラクに死ねる、という意味がおそらく理解できるでしょう。（80－81頁）

　では、おそらく読者の中にも痛み止めとして、あるいは解熱目的で使用されたことがあるかもしれない鎮痛・抗炎症・解熱剤ロキソプロフェン（商品名ロキソニン）の添付文書をみてみると、そこにも重大な副作用が数多く列挙されています。

・ショック、アナフィラキシー様症状　・無顆粒球症、溶血性貧血、白血球減少、血小板減少
・中毒性表皮壊死融解症（Toxic Epidermal Necrolysis：TEN）、皮膚粘膜眼症候群（Stevens-Johnson症候群）・急性腎不全、ネフローゼ症候群、間質性腎炎　・うっ血性心不全　・間質性肺炎
・消化管出血　・消化管穿孔　・小腸・大腸の狭窄・閉塞　・肝機能障害、黄疸　・喘息発作
・無菌性髄膜炎　・横紋筋融解症　・再生不良性貧血

私も時々、使用している薬ですが、ロキソニンの服用を薦められたときに、これらリスクを過度に恐れることで、ロキソニンの副作用で死ぬのは嫌だからと、発熱を我慢したり、痛みを我慢したりする思考は果たして健全だといえるでしょうか。世の中にはゼロリスクが担保されている事象などあるはずがありません。当然、抗がん剤は、右記のロキソニンのような薬剤とは性質が明らかに異なり、何らかの副作用がそれなりの頻度で出現するでしょう。中には、予測できない重篤な副作用が起きてしまう危険性も一定の割合で存在するのは事実です。それでも患者さんの目指す希望や目標、例えばがんの進行を抑えることで生存期間の改善を希求する場合には、副作用でＱＯＬが損なわれないように、副作用が重篤にならないように、抗がん剤がもたらす主作用（ベネフィット）に期待します。

そうしたリスクとベネフィットのバランスを天秤にかけながら、抗がん剤治療が推奨されるわけです。もちろん、抗がん剤治療ありきではなく、リスクが上回りそうな患者さんには抗がん剤

図３

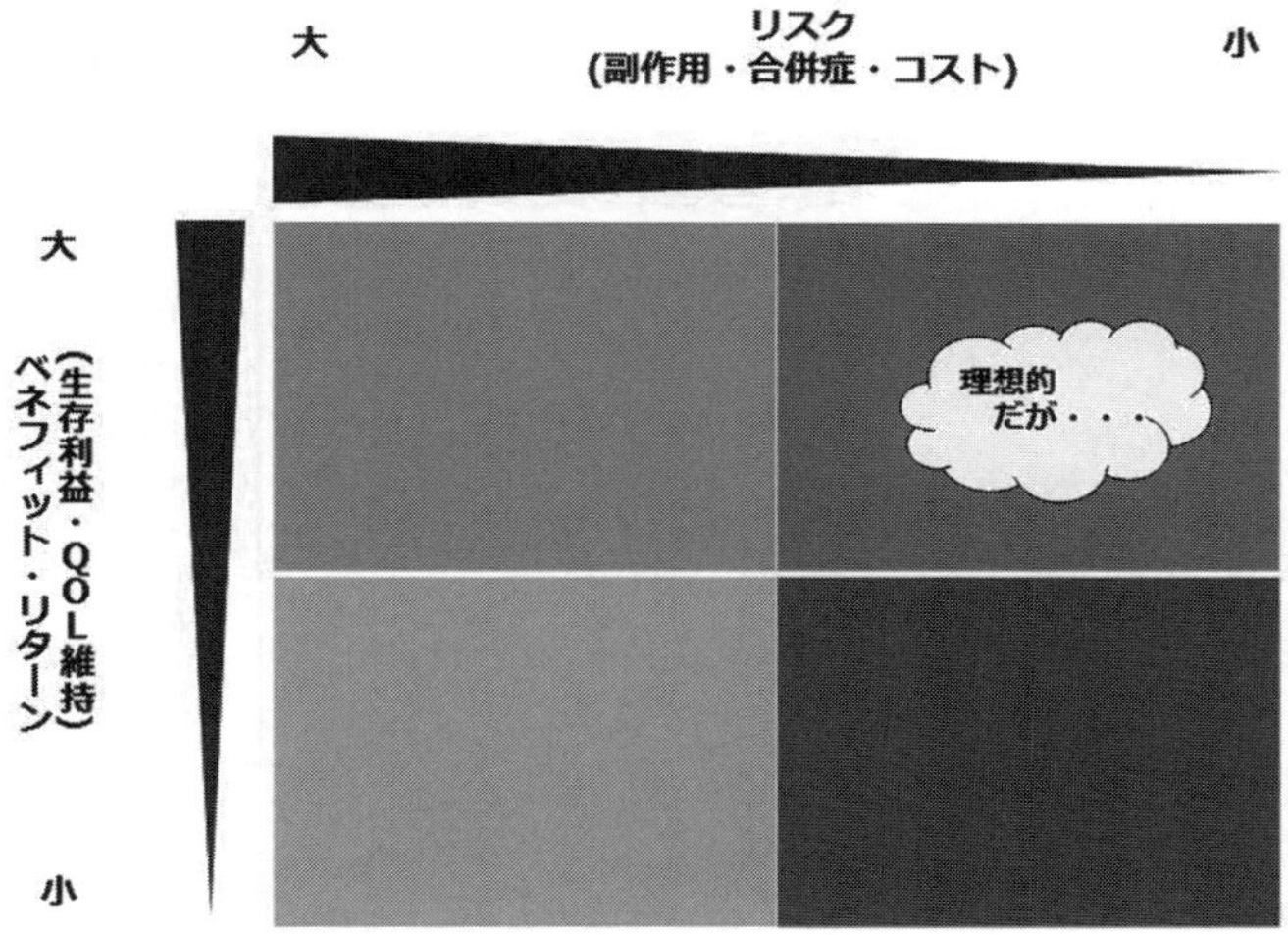

は薦められません。プロフェッショナルな医師は、常に「無治療」という選択肢を持ち合わせています（詳細は後述）。然るに、抗がん剤の副作用は危険だぞ、怖いぞ、と誇大に恐怖を煽り、主作用までも否定してしまうのでは、思考停止以外のなにものでもありません。

抗がん剤に限らず、何らかの治療が介入される場合、利益（ベネフィット、リターン）と不利益（リスク）は必ず伴います。これら２つの出来事は二律背反の関係にあるといえるでしょう（図３）。そして、このように二律背反する事象は仕事や人生の中にはいくらでもあるのではないでしょうか。何事においても、大きな成果を求めるのであれば、失敗は完全には避けられず、失敗を是が非でも避けようとすれば、大きな成果は望めないわけです。重要な意思決定が求められるテーマであればあるほど、トレードオフの関係にある矛盾の中でバランスをとりながら思考を働かせる必要があります。誰しもが、「低リスク高リターン」を理想とするのは人情としては理解できます。しかし、そのような都合のよい出来事は人生においても、がん医療の場面においてもほとんど存在しえないのではないでしょうか。

もし、近藤氏の推奨する「がん放置療法」というものによって、低リスクが一時的に約束されたとしても、リターンが大きいという話は一切してくれません。また、患者さんにとっての生活や人生を考慮したときに、本当に低リスクが担保され続けるのか、長期的にどのようなリターンが得られるのか、という話も一切聞こえてきません。近藤氏の言説のみならず、リスクだけをことさら大きく強調して「○○反対」と主張し、リスクがゼロでないと気がすまないゼロリスク・シンドロームという思考停止が、近藤仮説と強くシンクロ（共鳴）する病理として潜在することも認識しておく必要があるのかもしれません。

近藤仮説とのシンクロ――イレッサ訴訟の例

その風潮に代表される事例として、イレッサ訴訟というものがあるので以下に説明します。イレッサとは一般名ゲフィチニブと言い、がん増殖シグナルを司るＥＧＦＲ（Epidermal Growth Factor Receptor 上皮成長因子受容体）チロシンキナーゼというところを選択的に阻害する分子標的薬です。現在でも標準治療の一角をなす重要な抗がん剤です。２００２年７月に世界に先駆けて非小細胞肺がん（注：肺がん全体の85％を占める組織タイプ）に適応として規制当局より承認を受けました。

その後、この薬剤が原因と考えられる重篤な間質性肺炎や急性肺障害が次々と報告され、患者団体が国と製薬企業を相手取った提訴問題にまで発展した事例です。この抗がん剤を服用してその後、不幸にして亡くなられた患者遺族らが、「イレッサの有効性を厳正に確かめもせずに、不十分な審査で承認した」として厚労省を、「副作用である間質性肺炎についての適切な安全性対策を講じなかった」として製薬企業のそれぞれの違法性を訴えて損害賠償を求めて裁判を起こしました。

販売元のアストラゼネカ社による２００４年にリリースされた当時の市販後調査によると、２００３年の６月～12月の安全性評価対象３３２２例に対し、間質性肺炎と急性肺障害の発現頻度は５・８％、死亡例の割合が２・３％という数字が報告されていました。そして、現在でもこのような頻度で副作用が生じる抗がん剤は他にもいくつも存在します。だからこそ、抗がん剤の有効性（ベネフィット）を最大限に発揮させるためには、いくらかの頻度で起こり得る副作用に対して、ひと度起きても重篤にならないようなリスク管理のもとで慎重に投与されなければいけません。

イレッサが登場した当初、マスメディアはあたかも「夢の新薬」のようにセンセーショナルに持ち上げました。そのため、一般の期待も過度に高まり、「低リスク高リターン」の抗がん剤と決めつけてしまったのかもしれません。そうした雰囲気の中で不幸にして、いくつもの死亡例が発生してしまったために、その反動で一転して「悪魔の毒薬」というイメージに置き換えられてしまいました。実際にはゼロリスクで効果は確実という薬剤であるはずがなく、それでもイレッサによる恩恵を得ていた患者さんは数えきれないくらい、いらっしゃったはずです。

抗がん剤マネージメントをめぐる問題

一部の反例だけを取り上げて、すべてが悪いという飛躍した二元論的判断は近藤仮説の中にたくさん登場してくるわけですが、これとまったく同じ病理の出来事が、最近のヒト・パピローマ・ウィルス（HPV）子宮頸がんワクチン問題にもみてとれます（詳細は後述）。メディアもメディアで、副作用の弊害というバッド・ニュースだけを大々的に切り取ることで社会の不安を煽り、主作用の恩恵によって実際に救われている患者さんの数えきれないグッド・ニュースを全く取り上げようとしないのは、偏った情報操作といえるでしょう。

イレッサ関連問題について、その後の報道によると、トンデモない使用実態までも明らかにされました。当時「夢の新薬」というセンセーショナルな報道に刺激されて、お金儲けをたくさらんだ一般開業医や歯科医といった、まるでがん治療に精通していない医療従事者たちまでもが積極的にイレッサ処方に携わっていたというのです。しかし、この場合、悪いのは抗がん剤ではなくて、不適切な使用や未熟なマネージメントに問題があったわけです。

２００４年から足掛け8年にわたった訴訟は２０１３年4月に最高裁で上告が棄却され終結。薬害としての法的責任が否定され原告側の全面敗訴という結果に終わりました。物事の本質から逸脱し、世間で間違った方向に大きく騒がれ虚しさだけが残った事例といえます。

ところで、著作『抗がん剤は効かない』（２０１１年 文藝春秋）の中には、以下のような記述があるので抜粋してみます。


このようにイレッサの延命効果は、今日に至るまで認められていない。そこで、イレッサ訴訟判決を読む際の、着目点を整理しておきましょう。それは、

・日本が世界に先駆けて認可した
・しかし、くじ引き試験が行われておらず、延命効果が認められないうちに認可された
・一部の患者に腫瘤《しゅりゅう》縮小が認められたのが認可の理由だが、なぜ腫瘤縮小で認可したのか
・副作用（毒性）の程度・頻度の把握が不十分だった
・不十分なままに添付文書を書いた
・臨床試験で延命効果が認められないという結果は、日本での認可後に発表された
・効果がなくて毒性だけある薬を、誰が「夢の新薬」と囃《はや》し立てたのか

等々です。そして現在問題とされるべきは、イレッサの認可が取り消されないままで、今も毎年新たに八千人前後に処方されていることです。一度認可した薬は、たとえ患者が大量死しても取り消さないぞ、取り消しは許さないぞ、というのが、官僚をはじめ抗がん剤ワールドの決意のようです。（187－188頁）

抗がん剤を「毒薬」に仕立てる論理の飛躍

イレッサ訴訟の原告側には熱狂的な近藤誠支持者が多数いたそうです。では、本当にイレッサには延命効果が認められない、効果がなくて毒性だけある薬なのでしょうか。その詳細については後述します。その前に、原告側は近藤氏と同様な主張を重ねて訴えたようですが、大阪高裁の二審判決では以下のように言い渡されています（平成23年（ネ）第1674号 損害賠償請求控訴事件より抜粋）。

1審原告らは、腫瘍縮小効果が延命につながらないとする論文も多数あったことや、腫瘍縮小効果と延命との間に相関関係が認められるだけでは不十分であることを重ねて主張するが、前記認定のとおり、そのような文献が存在したことは認められるが、それが一般的な知見として通用していたことを裏付ける証拠はない。医薬品の有効性は、当時通用していた医学的、薬学的知見に基づいて判断されるべきものであって、現在から回顧的に当時のあるべき合理的知見を認定し、それに基づき判断すべきものではないのであって、1審原告らの主張する医学的、薬学的知見は、少なくともイレッサ承認当時に一般的に採用されていたものであったと認めるに足りない。

さらに、最高裁の判決文（平成24年（受）第２９３号）では、

本件では、イレッサの承認がなされた当時は、抗癌剤については、第Ⅱ相試験の結果をもってその承認の可否を決することが出来るとされていたところ、イレッサは、その基準に従って実施された第Ⅱ相試験の結果を踏まえて承認がなされ、第Ⅲ相試験は承認により一般に供用を開始した後に実施するものとされ、その結果は、再審査申請時（承認の6年後）に報告するをもって足りるとされていたのである。従って、本件イレッサの承認時に欠陥が存したと認められるか否かは、本件承認時の第Ⅱ相試験の結果得られた知見及び第Ⅱ相試験によって得られたことが想定されるその後の知見や、本件承認時迄に得られたであろうことがその後明らかになった知見によって判断されるべきものであり、第Ⅲ相試験の結果の如何は、第Ⅱ相試験の結果によって承認された本件イレッサの「欠陥」の判断には影響しないものというべきである。そして、本件記録上、第Ⅱ相試験終了時点において、イレッサの承認を差控えるべき欠陥が存したことを窺わせる事情は何ら認められないのである。

要するに、イレッサ訴訟の原告が訴える主張と同様なロジックを展開する近藤言説は、いくら

大衆向けの認知活動に成功しているとはいっても、医学的な認知には乏しく、法のもとでは「一般的な知見として通用していたことを裏付ける証拠はない。」とみなされるということです。近藤氏は、イレッサについて以下のようにも言及しています。

抗がん剤は、まさに毒薬です。じつは日本でも、少なからぬ数の抗がん剤が、法規で「毒薬」に分類されている。（以下、中略）毒薬以外の抗がん剤は、ほとんどが「劇薬」に分類されています（中略）。毒薬と劇薬を分ける基準は、人の致死量です。（以下、中略）現在のところ、分子標的薬で毒薬に分類されているものはない。ただし、ほとんどが劇薬に分類されている。固形がんに用いられるものとしては、イレッサ、スーテント、ネクサバール、アフィニトール、タルセバ、タイケルブ、アバスチン、アービタックス等が劇薬です。前述したように、毒薬と劇薬の区別は相対的なので、劇薬も使用量をどんどん増やしていけば、一〇〇%が死亡することになる。少ない使用量でも死者が出るのは、いわば当然であるわけです。（『抗がん剤は効かない』文藝春秋 151－160頁）

イレッサも「劇薬」であるから、量を増やせば必ず死ぬという強いメッセージを一貫して強調し続けるわけですが、平成25年4月12日の最高裁判決文の中には、イレッサについて以下のように記述されています（平成24年（受）第293号）。

医薬品は、人体にとって本来異物であるという性質上、何らかの有害な副作用が生ずることを避け難い特性があるとされているところであり、副作用の存在をもって直ちに製造物として欠陥があるということはできない。

薬効の非常に強い医薬品の場合、如何に慎重かつ適切に使用しても、一定の割合で不可避的に重篤な副作用が生じ得る可能性があることは、一般に認識されているところである。そうであっても、副作用の発生確率と当該医薬品の効果との対比からして、その承認が必要とされることがある。（中略）かかる危険性を有する医薬品であっても、その薬効が必要とされる場合があり、その際に、かかる重大な副作用の発生可能性が顕在化したことをもって、当該医薬品の『欠陥』と認めることは相当ではない。上記のように副作用が一定の確率で不可避的に発生し得る場合には、『通常有すべき安全性』の有無の問題ではなく、「許された危険」の問題として捉えるべきものであり、適正に投与したにも拘ず生じた副作用の被害に対しては、薬害被害者救済の問題として考えるべきものではなかろうか。

リスク・ベネフィット・バランスの重要性

最高裁の判断も、副作用のみを取り上げて、抗がん剤を頭ごなしに欠陥として扱うのではなく、患者さんの利益を目指した時に、抗がん剤が必要となる場面は必ずあるわけで、その際にはリスク・ベネフィット・バランスの重要性を説いています。

急性白血病や悪性リンパ腫など「血液がん」の多くは、抗がん剤が第一に選ばれるべき治療法で、標準治療といえます。（中略）固形がんの中でも、睾丸のがんと子宮絨毛がんだけは、抗がん剤に延命効果どころか治す力まである（理由は不明）。（『抗がん剤は効かない』12－13頁）

近藤氏は、肺がんや乳がん、大腸がんのような腫瘤《しゅりゅう》（塊）をつくる固形がんに対しては、抗がん剤に延命させる力はないと言い切る一方で、血液がんや、一部の固形がんに対しては、抗がん剤が効く例外ケースを認めています。少し観点を変えると、これら疾患の治療で使用される抗がん剤の中には、通常の固形がんで使用される抗がん剤よりも重篤な副作用が起こり得る薬剤が選択されます。悪性リンパ腫に対する三種類の抗がん剤シクロホスファミド、ドキソルビシン、ビンクリスチンに副腎皮質ホルモンであるプレドニゾロンを組み合わせたＣＨＯＰ（チョップ）療法や睾丸のがん（精巣腫瘍）に対する三種類の抗がん剤ブレオマイシン、エトポシド、シスプラチンを組み合わせたＢＥＰ（ベップ）療法もそれに相当するでしょう。固形がんに対する抗がん剤の副作用を「毒性」と強調されるのであれば、そのロジックを、なぜ悪性リンパ腫や精巣腫瘍にも当てはめようとしないのでしょうか。

「夢の新薬？」オプジーボの登場

先のイレッサに次いで、最近ではまた「夢の免疫療法」として報道の過熱ぶりがみられているのがオプジーボ（一般名 ニボルマブ）という免疫チェックポイント阻害薬です。これについて取り上げてみます。日本では現在、皮膚がんの一種である悪性黒色腫（メラノーマ）と非小細胞肺がんで承認を受け、そして最近では腎細胞がんでも適応追加となったばかりですが、今後も適応疾患がさらに拡大されることは確実です。

これまで、免疫療法という枠組みで真に有用性が検証されて、患者さんのもとに届けられた承認薬は存在しませんでした。ところが、ようやく世界に先駆けて日本で最初に承認され、それもメイド・イン・ジャパンというふれ込みの抗体医薬品であるため、マスコミ報道が黙っているはずがありません。実際に、多くのがん患者さんが即座にこの薬の存在を知ることになったわけですが、少し客観的に整理をする必要があります。

オプジーボは、これまで懐疑的な目で見られてきた免疫療法の分野で脚光を浴びていますが、正式には抗がん剤の一種である分子標的薬です。薬として標的としているのは、身体に備わっている「腫瘍免疫」を負に制御（チェックポイント）しているブレーキ分子ＰＤ－１という部位です。オプジーボがそのＰＤ－１の機能を解除することによって、これまでの抗がん剤ではみられなかったような特異的な効果を示すことが証明されました。

ここで、少し「免疫」について整理してみましょう。免疫とは、自分（自己）と自分ではないもの（非自己）を見分けるところから始まります。細菌やウイルスなどの病原体は、外から侵入してくるので完全な非自己ですが、がん細胞は、外部からではなく、もともとは自己から生み出された非自己だということです。通説では、体内にがん細胞が日々生み出されたとしても、一日に数千個のがん細胞が、免疫の力によって体から排除されているといわれています。しかし、がん細胞もうまく生き残るために、その免疫から逃れたり、免疫から目をくらませたりすることで、免疫がうまく働かなくなるように環境を都合よく変えようとします。そのような負の制御環境を「免疫チェックポイント」と呼びます。しばしば用いられる免疫力には、「自然免疫」と「獲得免疫」という二段構えがあります。「自然免疫」は先天的に備わり、最初に発揮される防衛ラインです。体内で非自己が発見されると真っ先に攻撃をしかける免疫細胞がＮＫ（ナチュラルキラー）細胞やマクロファージといわれるものです。

一方で、第二段階の防衛ラインとして、同じ非自己が現れた際に、攻撃すべき非自己の情報を「樹状細胞」が伝達し、免疫細胞であるヘルパーＴ細胞の司令のもとで、キラーＴ細胞やＢ細胞が、その情報と一致した非自己を攻撃するのが「獲得免疫」です。ＮＫ細胞、Ｔ細胞やＢ細胞はすべてリンパ球と総称され、他にも、数えきれない分子やサイトカインといわれる物質の協働連携によって免疫メカニズムは成り立っています。

インターネット上で、「がん免疫療法」というキーワードで検索すると、所狭しとバナー広告やクリニックホームページが登場してくるかと思います。これらの免疫療法の理屈は、免疫の攻撃を高める、車で例えるならばアクセルを踏み込む方法がとられています。具体的には、患者さんのリンパ球を体の外にいったん取り出して培養し、それらを増やしたり、刺激を加えてがんに対する攻撃力を高めた後、体に戻す「細胞免疫療法（養子免疫療法）」や、前述した樹状細胞を使って、体の中でいち早くがん細胞を見つけ出して素早く攻撃できるようにする「樹状細胞ワクチン療法」などがそれに相当します。

しかしこれらの治療に関して、これまで実際のがん患者さんに効果があったとする検証データは存在していません。何やら立派なサイエンスに裏付けられた聞こえのよい理屈が宣伝文句とされていますが、ほとんどが実験室レベルの話でしかなく、先述したエビデンスレベルでいうところのD、Eレベル程度の話となります。予想するに、いくらアクセルを踏み込んでも、がん細胞によって同時にブレーキも強く踏まれてしまうために、車は前に進まないのではないかと思われます。

一方で、ブレーキを外す免疫チェックポイント阻害薬は、逆転の発想によってがん患者さんに効果があることが証明され、免疫療法として扱ってよいのは、今のところ免疫チェックポイント阻害薬のみだということです。いま、世界中がこの分野に注目し、多くの臨床試験によって治療開発が進められている段階です。具体的な薬剤としては、先のオプジーボのほかに、抗ＣＴＬＡ－４抗体薬イピリムマブ（商品名＝ヤーボイ）のほか、最近承認されたばかりの新たな抗ＰＤ－１抗体薬ペムブロリズマブ（商品名＝キイトルーダ）などが挙げられます。

しかし、これら薬剤のネックは非常に高額であるということです。例えばオプジーボだと、一瓶１００ｍｇの値段は、約73万円ほど。かりに体重60ｋｇの肺がん患者さんに使用する場合、体重1kgあたり3mgを二週間に一度点滴することになっているので、必要な一回投与量は180mgです。それを月に二回投与すると360mg、合計で月に約300万円近くの薬剤費用がかかることになります。

その治療費のほとんどを国民皆保険制度がカバーしてくれるとはいえ、わが国の社会保障費財源を揺るがしかねない薬であることは間違いありません。承認＝保険償還という、日本ならではのシステムのツケがこの新薬登場を契機として問題になっています。海外では治療費用（コスト）も副作用リスクのひとつとして考えらえているために費用対効果（バリュー）という新たな問題提起も盛んにされています。

二元論に踊らされないリスク管理を

とはいえ、オプジーボが患者さんにとっては高いレベルのエビデンスに裏付けられた重要な治療オプションであることは間違いありませんが、使用した患者さん全員に効果が確実な薬ではないということにも留意しておくべきです。これまでの臨床試験の結果では、奏功する割合は20－30％程度であり、オプジーボの効果が事前に予測できないことも医療経済的には問題になっています。そして、メディアは相も変わらず、まるで奇蹟でも起こすかのような効果ばかりを強調していますが、元々備わっている免疫バランスを崩してT細胞の攻撃機能を惹起させるので、健常な「自己」にもダメージを与えることで抗がん剤とはまるで違った副作用が生じる「諸刃の剣」

のような薬であることも知っておくべきです。以下、オプジーボ添付文書より重大な副作用を抜粋してみます。

・間質性肺疾患　・重症筋無力症、筋炎　・大腸炎、重度の下痢　・1型糖尿病（劇症1型糖尿病を含む）・肝機能障害、肝炎　・甲状腺機能障害（甲状腺機能低下症、甲状腺機能亢進症、甲状腺炎など）・神経障害（末梢性ニューロパチー、多発ニューロパチー、自己免疫性ニューロパチー、ギラン・バレー症候群、脱髄など）・腎障害（腎不全、尿細管間質性腎炎など）・副腎障害（副腎機能不全など）・脳炎　・重度の皮膚障害（中毒性表皮壊死融解症、皮膚粘膜眼症候群、多形紅斑など）・静脈血栓塞栓症（深部静脈血栓症など）・インフュージョン・リアクションなど

これまでに、死亡例も出るほどの重篤な副作用も報告されています。したがって、誰にでも気軽に扱える新薬ではありません。現状では、「抗がん剤治療に十分な知識・経験をもつ専門医師のもとで、緊急時に十分対応のできる医療施設で使用するよう」に警告されています。

東京大学医学部附属病院（東大病院）在籍時代には、オプジーボを安全に使用するための体制づくりにも携わりましたが、前記の副作用リストをみておわかりのように、様々な臓器をまたいだ特異な副作用が出現するリスクを有した薬です。その副作用対策のためには、呼吸器内科、内分泌・代謝内科、皮膚科、消化器内科、神経内科など、多職種の専門医たちによるチームをつ

くって安全管理に努めなければいけません。しかし、近藤氏のロジックを当てはめると、こんなに怖い副作用があるからオプジーボを使用するべきではない、ということになるのでしょうか。最新刊の著作では、オプジーボについて案の定次のような記述がみられます。

（「夢の新薬」が引き起こす）免疫暴走が人体に対していかに恐ろしい状況をもたらすかは、免疫暴走によって発症する膠原病、重症糖尿病、間質性肺炎などの疾患を見れば一目瞭然です。「免疫抗体薬はがん細胞を選択的に攻撃する」などと宣伝されていますが、実際には、抗がん剤と同じく「ピンポイント爆撃」どころか「絨毯爆撃」なのです。（『がん患者よ、近藤誠を疑え』２１８頁）

ここで新たな火種となりかねない大きな問題が生じています。この「夢の免疫療法」登場をビジネスチャンスととらえて、薬価の高いオプジーボを乱用する民間クリニックが最近では増えているようです。その中でも、インターネットやメディアを巧みに利用して一般向けに宣伝を強めることで患者さんを惑わしているクリニックが現れました。もともと美容整形ジャンルを扱っている大手クリニックグループが、がん免疫療法専門クリニックを立ち上げ、「当院独自のアクセル＋ブレーキ療法」と勝手に題して、およそがん治療の素人に等しい医師が、自前の免疫療法と組み合わせることで、適正な用法・用量を逸脱したトンデモ診療を行っているようです。

このようなお金儲けが動機のクリニックが、新薬オプジーボを道具として倫理が欠如した医療を展開していることが野放しにされてしまうと、いずれまた先のイレッサ問題に似た出来事が再来するのではと危惧されます。このような利己的な医師たちが世に蔓延しているからこそ、近藤言説が支持されてしまう下地があるということも肝に銘じておかないといけません。オプジーボが「悪魔の免疫療法」というイメージに成り下がらないことを願うばかりです。

2　リード・タイム・バイアスの問題

転移性大腸がんと薬物療法

転移性大腸がんに対する抗がん剤治療の進歩は目覚ましく、有効性の高い標準治療が数多く存在し、多くの大腸がん患者さんに利益をもたらしています。何よりも、患者さん自身が抗がん剤の効果を実感している多くの事実が現場にあります。次頁の図（図4）で示すように、私が研修医であった当時の標準治療には一種類のみの治療法しかありませんでしたが、現在（2015年時）の標準治療の引き出しの数と比較すると、その進歩ぶりに歴然とした差があることがおわかりいただけるでしょう（『東大病院を辞めたから言える「がん」の話』2015年PHP新書149頁より引用）。

ところが、『抗がん剤は効かない』（文藝春秋）の中では次のように記述されています。

転移性大腸がんでは、無治療と比べた臨床試験は存在しないのですが、（以下中略）近年、専

図4

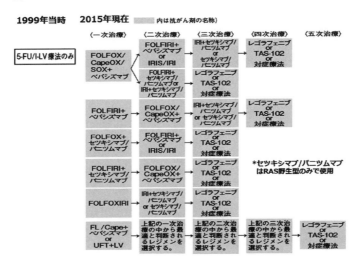

門家たちは「抗がん剤の進歩によって寿命が延びた」と主張しています。転移性大腸がんは、（生存期間）中央値が九〇年代に十二カ月前後だったのが、その後の新薬導入に伴い、二十カ月前後に延びているというのです。しかしこの主張は、重要な事実を無視しています。検査法が格段に進歩し、発見される転移病巣が、だんだん小さくなってきたという事実です。大腸がんでは、肝転移が一番肝心で、その帰趨が寿命を決めます。（中略）とすると、今日発見された肝転移は、治療しないで放置しても、昔発見された大きさに育つまでの期間分、長生きしたように見え、中央値は延長することになる。これを「リード・タイム・バイアス」（先

行期間による偏り）といいます。転移性大腸がんで抗がん剤に延命効果があったとの主張は、すべてこのバイアスで説明できます。（21－23頁）

もう少しわかりやすく近藤氏の主張を要約してみると、こういうことでしょう。「ＣＴやＭＲＩなどの画像診断機器の進歩により、昔よりも小さな転移が見つかるようになった。現在は昔と違って、もっと早い段階で転移巣が発見されるために、がん診断時から死亡までの時間全体が延び、見かけ上昔よりも余命が延びたように見えるだけ」。なるほど、そういうこともあるかもしれません。要するに時代によって検査で発見されるがんの条件が異なるために、抗がん剤の効果で長生きできるようになったのはウソだというのが彼の主張です。このリード・タイム・バイアスを盾にして、転移性大腸がん治療の多くのエビデンスにはカラクリがあると決めつける表現が他の著作でも頻繁に登場してきます。その前に、「転移性大腸がんでは、無治療と比べた臨床試験は存在しない」という記述は正しくないので、以下に糺しておきます。

無治療の推奨はすでに否定されている

現在と20年前の治療成績を間接比較する場合、近藤氏の言うような「リード・タイム・バイアス」の影響は無視できないのかもしれません。しかし、検査診断レベルが同じ時代背景で行われた比較試験の結果には、そのようなバイアスの影響はほとんどないはずです。これまでに、

図５

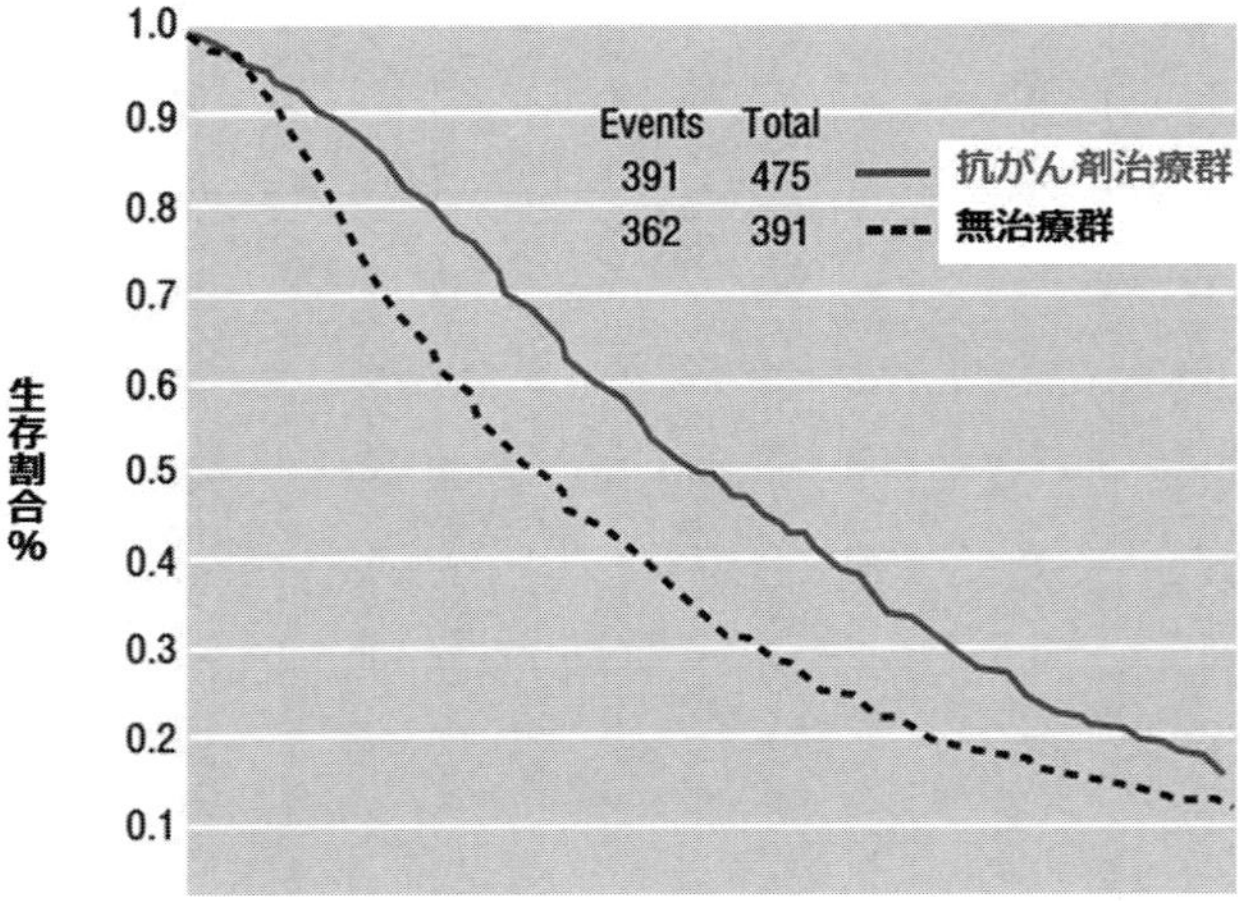

転移性大腸がん患者を対象にした「抗がん剤治療vs無治療」を比較したランダム化比較試験は、１９９８年までの間に少なくとも７本以上存在しています（Nordic Gastrointestinal Tumor Adjuvant Therapy Group. J Clin Oncol 1992; 10: 904-911 / Scheithauer W, et al. BMJ 1993; 306: 752-755 / Cunningham D, et al. Lancet 1998; 352: 1413-1418など）。それらのエビデンスを全部ひっくるめて統計学的に解析し要約したものをメタアナリシスと呼び、先に説明した通り、エビデンスレベルが最も高いと評価されています。その結果を紹介すると、抗がん剤治療によって無治療より死亡率を35％下げ、さらには患者のＱＯＬの改善までも得られることが証明されています（図5 Simmonds PC. BMJ 2000; 321: 531-535）。つまり、２０００年以前の

段階で、転移性大腸がん患者に対する無治療の推奨はすでに否定されているわけです。

近藤氏の記述にあるこの「リード・タイム・バイアス」を自ら実践することで、近藤仮説を強化している事例があるので詳しく取り上げます。

3　異質なデータ同士の間接比較

異なるデータを使ったグラフの偽装
次頁のグラフ（図6）は、近藤氏の変わらない主張として、抗がん剤には「延命効果はない」のみならず「縮命効果」しかないことを証明しようとしている資料です（『がん治療で殺されない七つの秘訣』84頁より引用）。雑誌「プレジデント」（2013年6月17日）、「文藝春秋」（平成27年11月臨時増刊29頁）やテレビ放映（BSフジ サンデー・スペシャル、2014年6月29日）といった他のメディア媒体でも頻繁に登場してくるので、そこにある問題について以下詳細に説明します。

Ａ　約100年前の無治療のみの乳がん患者の生存成績
Ｂ　転移した乳がん患者に対する多剤併用抗がん剤による1次治療成績（近藤氏作成）
Ｃ　転移した乳がん患者に対する抗がん剤ドセタキセル単剤による2次治療成績

最初に、二つの大きなルール違反を指摘します。

①研究デザインがまったく異なる異質なエビデンス同士を直接比較してはいけない。

②時代背景、患者背景、生存期間の起始点（スタート時点）がそれぞれまったく異なる治療成績を直接比較してはいけない。

図6

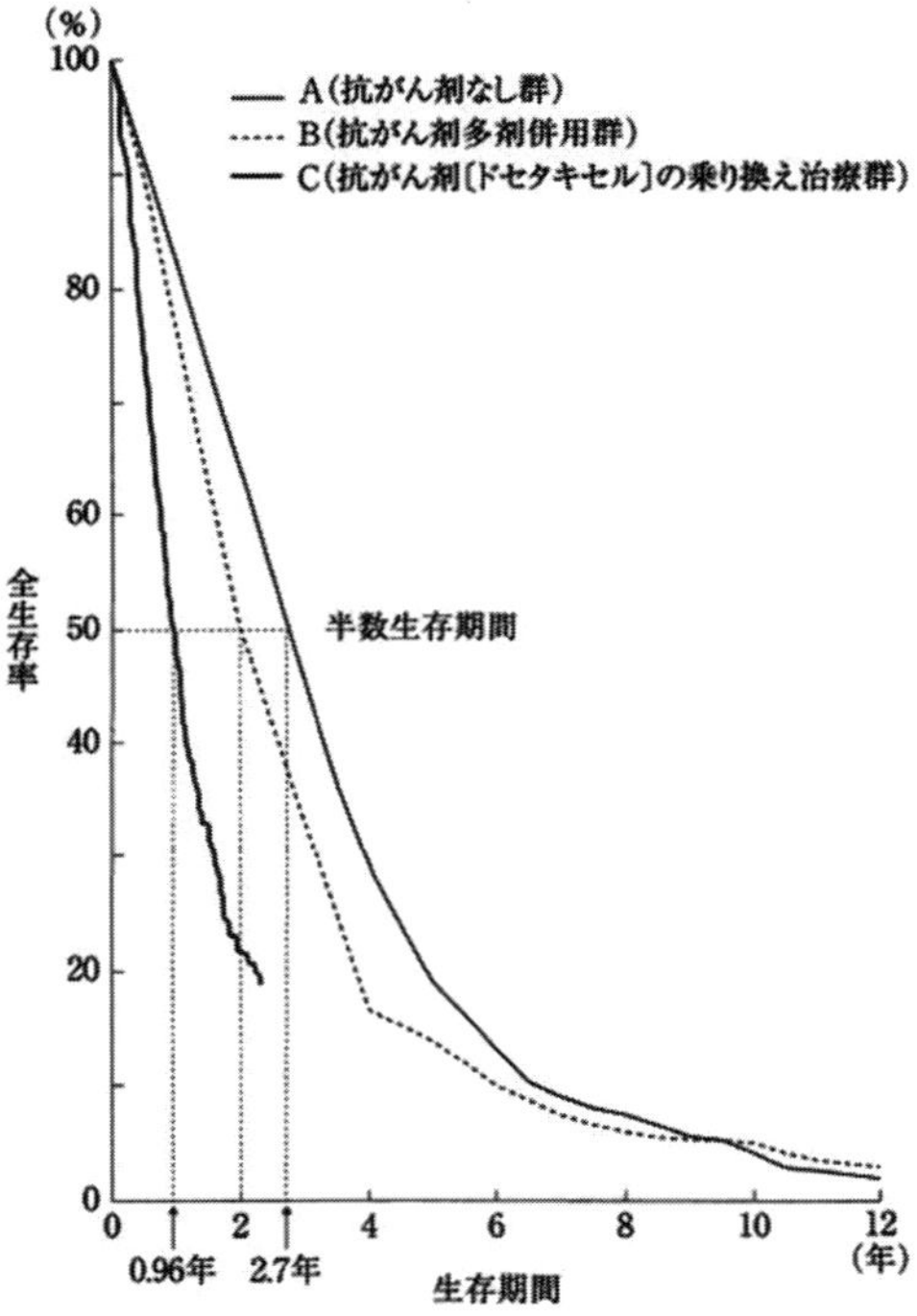

それぞれのグラフは、同じ乳がん患者のものとはいえ、生存曲線Ａの対象は、無治療で観察された約１００年前のもの、生存曲線Ｂの対象は１次治療として抗がん剤治療を受けた約50年前のもの、生存曲線Ｃの対象は２次治療として抗がん剤治療を受けた約15年前のも

ので、対象も背景もまったく異なるデータを同時に比較している時点で、すでに手続き的正義が損なわれています。この時点で「抗がん剤は効かない」を検証するに堪えうる状況証拠にはなりえないのですが、近藤氏の主張に付き合ってみましょう。

その前に、抗がん剤の1次治療、2次治療について説明します。転移があるために治癒が困難ながんと診断されてから、いちばん最初に受ける抗がん剤治療のことを1次治療と呼びます。その1次治療を受けている最中にがんの増悪を認め、1次治療の効果が失われたと判断された後、次に選ばれる抗がん剤治療のことを2次治療といいます。近藤氏はこれを「乗り換え治療」と称しています。抗がん剤メニュー（レジメン）を変えて異なる抗がん剤治療を施したほうがよいのか、それとも抗がん剤治療を行わないで手厚い緩和ケア（これをBest Supportive Care; ＢＳＣと呼ぶ）がよいのか、そのようなクリニカル・クエスチョンは昔から議論され、多くのエビデンスの蓄積のもとに今ある1次治療、2次治療というものが確立されているわけですが、近藤氏はそれらの足を引っ張ろうとします。

公平さを欠く恣意的な抽出

生存曲線Ａの出典は、医学誌『British Medical Journal』（Bloom HJ, et al. Br Med J 1962; 2: 213-221）に掲載されている観察研究データです。対象は、現在の定義で言うステージⅣの患者集団だけではなく、現在であれば治療によって治癒のチャンスのある症例が3割近く含まれています。それ

図７

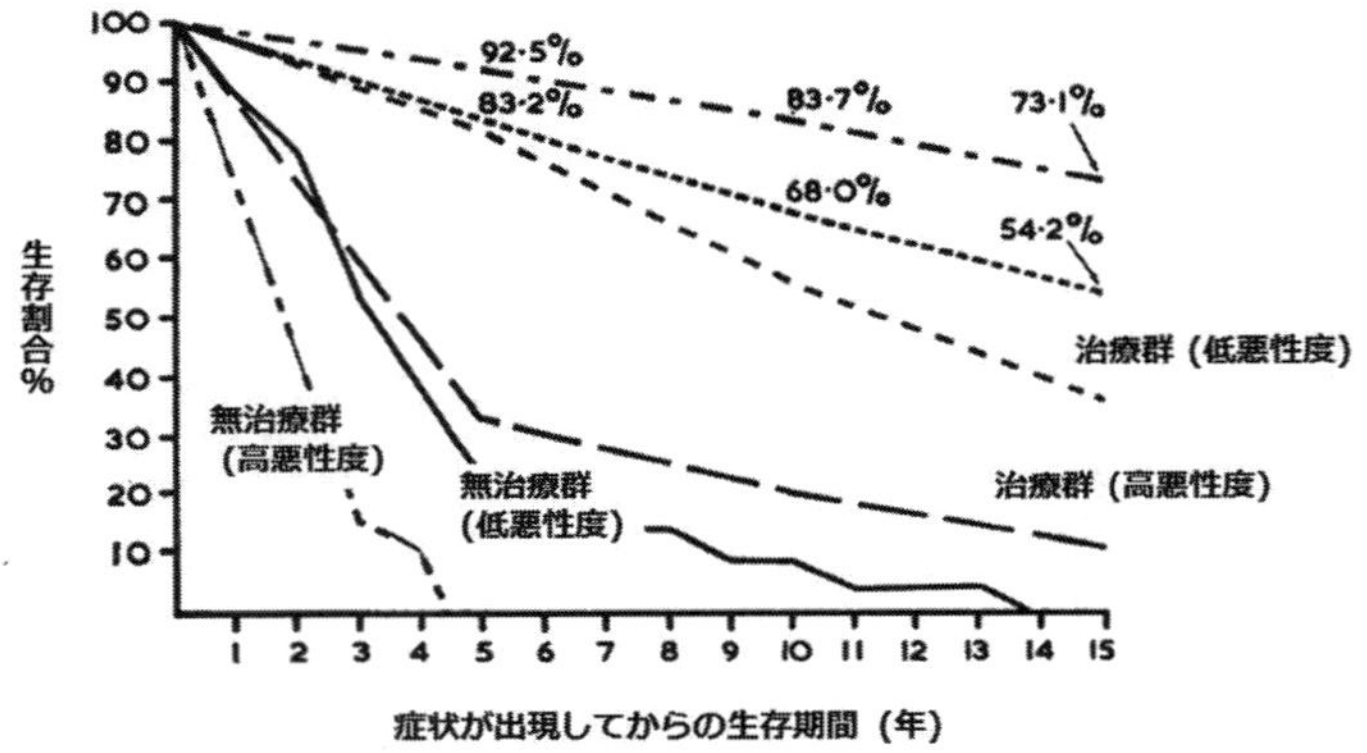

ら集団に対して無治療で経過観察された乳がん患者250例の解析結果です。論文の原典にあたってみると、著者の主張は無治療を推奨する内容のものではありませんでした。「無治療だと半数が3年（中央値2・7年）ほどしか生きられない。逆に治療を受けると生存期間も延び、さらには患者のQOLまで改善する」というものです。今から55年前の医学論文ですら、すでに無治療（放置）の推奨が否定されているわけです。しかも驚くべきことに、この論文には他にも重要なデータが掲載されていました。それは、まさに「治療vs無治療」を同じ研究手法で比較した生存曲線（図7）です。

　がんの悪性度（性質）を揃えてそれぞれで比較されていますが、生存曲線は「治療群」が「無治療群」を大きく上回っていることが明らかです。ところが近藤氏はなぜか論文著者の主張を無視し、この中の「無治療群」のデータのみを切り取って生存曲線A

としています。この時点で、すでに根拠として客観性を失っているわけですが、もう少し話を進めていきます。

生存曲線Bは米国にある有名なMDアンダーソン・がんセンターで1970年代にいくつもの抗がん剤を組み合わせた治療（多剤併用療法）を1次治療として行った治療成績の観察研究データです。一方、生存曲線Cはランダム化比較試験（第Ⅲ相試験）のデータです(O'Shaughnessy J, et al. J Clin Oncol 2002; 20: 2812-2823)。2次治療として、「ドセタキセル単剤vsドセタキセル＋カペシタビン」の比較試験の結果から、なぜか治療比較で負けた方のドセタキセル単剤の生存曲線が選択されています。幾多もある乳がん2次治療の比較試験の中からこのエビデンスをあえて選択し、さらには治療成績の悪いほうを切り取っていること自体にすでに多大な恣意が働いています。

さて、あらためて近藤氏作成のグラフ資料を確認してみます。生存曲線Cの全生存期間の中央値（患者の50％が死亡した時点）が0・96年なのに対して、生存曲線Aのそれは2・7年と大きく上回っています。その中間にあるのが、生存曲線Bです。抗がん剤を受けたBとCの生存曲線より、無治療のAの生存曲線がいちばん上に位置している状況を見せられると、「やはり放置したほうがいいのかな」と思ってしまうかもしれません。生存曲線Bについて、あるデータに基づいて近藤氏自らが作成したとされていますが、実はMDアンダーソン・がんセンターの転移性乳がん治療の歴史的変遷に沿って、生存期間を年代別に比較した論文(Ross MB, et al. Cancer 1985;

55: 341-346）にしっかりと掲載されています。この論文で著者が主張しているのは、「１９５０－60年代の抗がん剤を単剤で使用する治療と比較して、70年代の抗がん剤を多剤併用するコンビネーション治療の方が明らかに生存成績が改善した」という内容です。そして、現在でも抗がん剤1次治療について、アンスラサイクリンを含む多剤併用療法は転移・再発乳がんに対する標準治療として広く認知されています。

結局、このグラフは、近藤氏の中でストーリーがすでに出来上がっていて、それに合うようにあちこちの論文から独立したデータを都合よく切り取ってきて、一枚の紙に貼り付けて作られたものです。そして、まったく年代も背景も治療コンセプトも異なる乳がん患者データを、同じスタートラインに無理やり立たせて比較しているグラフ資料の中には、強烈な「リード・タイム・バイアス」が満載であることを賢い読者ならばすでにお気づきでしょう。

生存曲線Aの生存期間の起始点は原著論文通りの説明だと、カルテ記録で症状が出現したと記載されている日付がスタートになっています。１００年も前だと乳がんと診断されるのは死亡してからの解剖でわかるケースが多かったからでしょう。したがって、このスタート時点において本当に転移していたかどうかも定かではないということです。生存曲線Bと生存曲線Cの生存期間の起始点は転移が明らかな状態で抗がん剤治療の開始付近ですので、生存曲線Aにとって有利なリード・タイムが隠されています。さらに、生存曲線Cのドセタキセル単剤による2次治療の生存期間のスタート時点は、転移性乳がんと最初に診断されてから1次治療を受けていた時間が丸ごと省かれているため、生存曲線Ｂにはその分のリード・タイムがあります。近藤氏の作成したこのグラフ資料こそが、医師としての科学的姿勢を欠いた「リード・タイム・バイアス」を自ら実践したものであるにもかかわらず、その大きな自己矛盾をまったく認識されていないようです。

４　固形がんへの抗がん剤治療は本当に無効か？

リード・タイム・バイアスを排除したエビデンス

では、本当に固形がんには「抗がん剤は効かない」のでしょうか。抗がん剤治療を受けると、無治療と比較して本当に命を縮めるのでしょうか。リード・タイム・バイアスの影響が入らないように背景を揃えて直接比較したエビデンスが存在するのでそれらを紹介していきます。

転移性大腸がんについては、無治療よりも抗がん剤治療を受けたほうが、生存利益のみならず患者のＱＯＬまでも改善することを示したメタアナリシスをすでに紹介しました。では、転移性胃がんの場合はどうでしょうか。１９９０年代前半に行われた「抗がん剤１次治療 vs 無治療」を比較した３本のランダム化比較試験を統合解析したメタアナリシスによると、抗がん剤治療群は無治療群と比較して死亡率を61％下げ、明らかな生存利益が示されています (Wagner AD, et al. J Clin Oncol 2006; 24: 2903-2909)。

また、近藤氏が乗り換え治療と呼ぶ2次治療の有用性についても、「抗がん剤2次治療vs無治療」を比較した3本のランダム化比較試験のメタアナリシスによると、抗がん剤治療群の方が無治療群よりも死亡率を36%下げることで生存利益が示されています(Kim HS, et al. Ann Oncol 2013; 24: 2850-2854)。

ここで、2次治療以降の抗がん剤治療有無の影響で結果が覆ってしまった重要な臨床試験を紹介します。日本での転移性胃がん治療の場合、最初に選択される1次治療の効果がなくなると、患者さんの状態が許すのであれば2次治療が推奨され、さらに効かなくなるとこれも状態が許せば三番目の抗がん剤(3次治療)が推奨されます。

前治療のない転移性胃がん患者を対象とした1次治療で、転移性大腸がんではすでに標準治療となっている抗VEGF抗体薬ベバシズマブ(商品名アバスチン)の上乗せ効果を検証するために、「標準治療+アバスチンvs標準治療」を比較する国際共同ランダム化比較試験が行われました(主に日本、韓国、東欧州、南米諸国が参加)。この時、日本の胃がん患者登録数がもっとも多く、日本の患者集団の全生存期間が両群共に他の参加諸国より良すぎたために、試験全体の全生存期間の群間差を薄めてしまい、アバスチンの有用性を検証することができませんでした。日本がこの試験に参加しなければ、アバスチンの有用性が検証されていた、と揶揄されたほどです。主な理由としては、医療保険制度の違いで、欧米では抗がん剤1次治療の後の2次治療、3次治療が保険適用とはなっていない国が多かったのに対して、日本では保険診療でしっかりカバーされているために、緻密に後治療が行われていたからでした。これの結果を受けて、大腸がん治療では標準治療であるアバスチンが、転移性胃がんマーケットから撤退せざるをえなくなった興味深いエビデンスだといえます（Ohtsu A, et al. J Clin Oncol 2011; 29: 3968-3976）。近藤氏が好む「製薬企業との癒着による人為的操作」という陰謀論に従うのであれば、今頃、胃がんでもアバスチンが日常診療として盛んに使用されているはずです。しかしながら、ランダム化比較試験という公平な結果としてそうはなりませんでした。

リード・タイム・バイアス原因の否定

さて、冒頭に帰って、「抗がん剤の進歩で生存期間の飛躍的な延長があるとすれば、それはリード・タイム・バイアスというカラクリがあり、見かけ上そうなるだけである」という近藤氏の結論づけについて検討してみます。

> 毒性が確実にある抗がん剤ですが、初期に認可されたものと比べ、近時認可されたものほど、毒性が強くなっていることに注意が必要です。（『抗がん剤は効かない』文藝春秋 １５４頁）

この主張について、いったん肯定してみることにしましょう。

近藤氏は、一貫して抗がん剤の「毒性」が原因で、治療死する患者は少なくない、新規の抗がん剤になるとよりその傾向が強いと訴えます。これらの主張をすべて加味して考えてみるとどう

図8

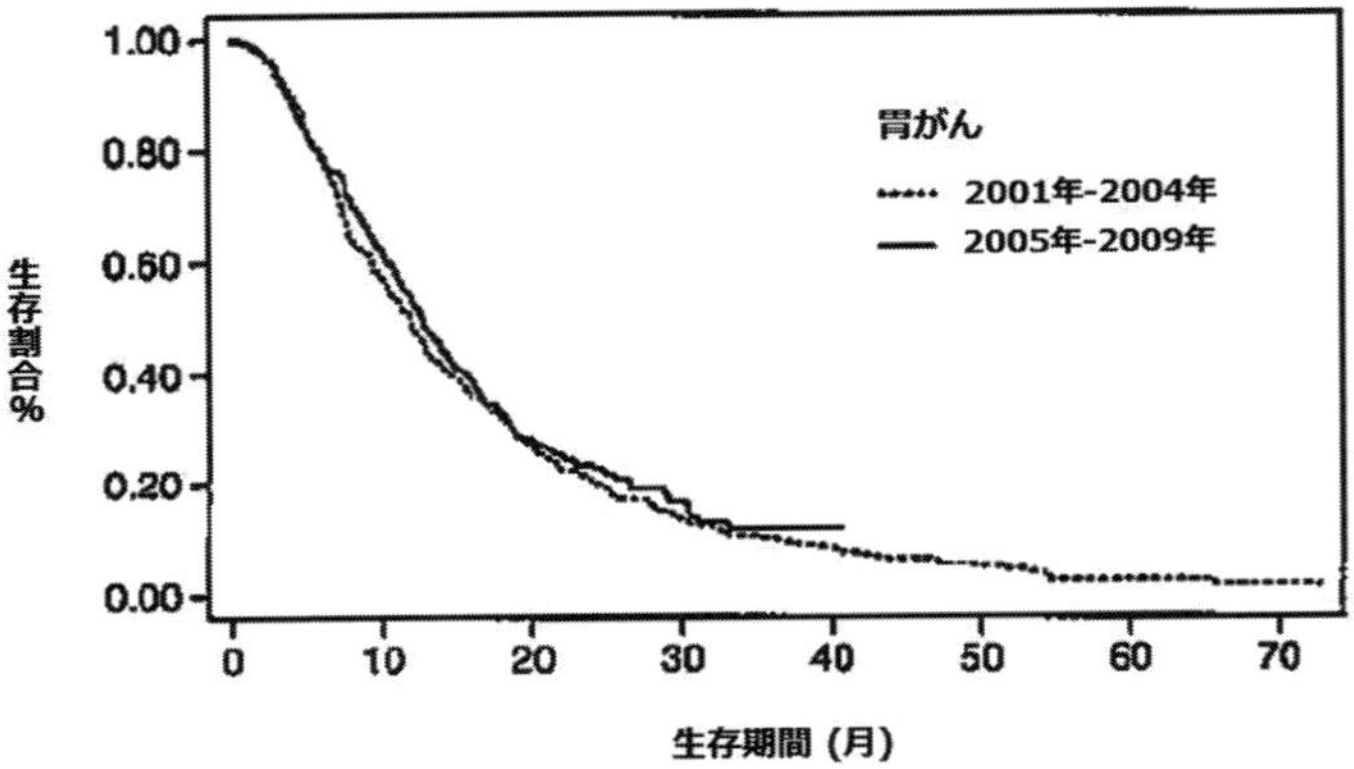

なるでしょうか。検査技術の進歩によって、大腸がんの患者さんが早い段階で小さな転移が発見されたとします。そのタイミングで、先の図4で示したような新規の抗がん剤治療が開始されるわけです。近藤氏のロジックに従えば、その「毒性」によってバタバタと治療死する患者の頻度が増え、そのような現象が、昔よりも顕著にみられるということになります。すなわち、検査技術の進歩によって転移がいくら早い時期で発見されたとしても、より強力な「毒性」を有する新規抗がん剤の「縮命効果」によって、リード・タイム・バイアスが解消され生存期間が延びることは起こりえないはずです。そして、近藤氏の主張を一気に覆すエビデンスがあるので説明していきます。図8・図9は愛知県立がんセンターより報告された、転移性胃がん患者と転移性大腸がん患者に対して、年代別に行われた抗がん剤治療の生存成績

図9

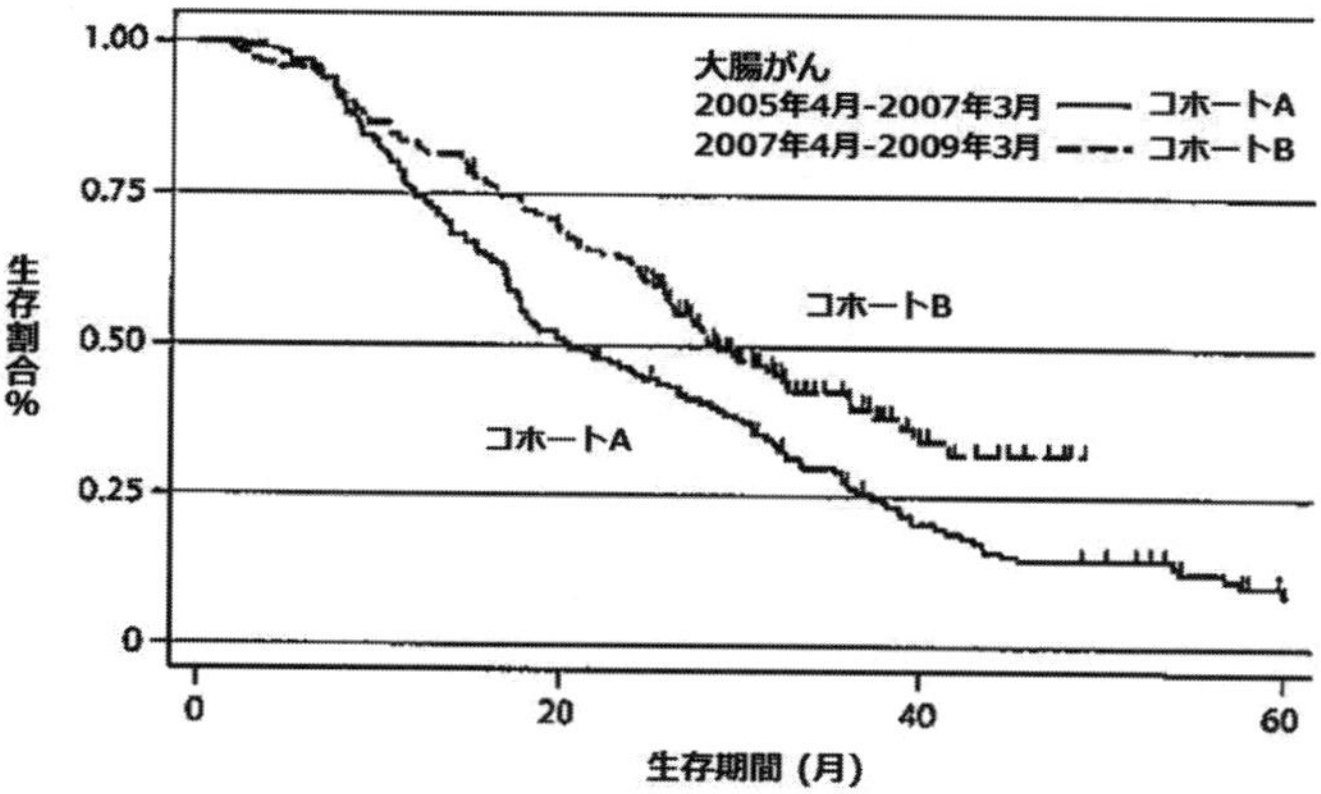

データです。

まず胃がんの場合（図8）、２００１年より２００４年まで治療を受けた患者群（３２５名）と、２００５年より２００９年まで治療を受けた患者群（３７９名）の生存曲線グラフを比較してみると、ほぼ重なっているのがわかります。理由としては、２００１－２００９年を通じて、胃がんで使用される抗がん剤のオプションに大きな変化がなかったからです(Shitara K, et al. Gastric Cancer 2011; 14: 155-160)。一方、大腸がんの場合はどうでしょうか（図９）。２００５年４月より２００７年３月まで治療を受けた患者群（１５７名　コホートＡ）と、２００７年４月より２００９年３月まで治療を受けた患者群（１７４名　コホートＢ）の生存曲線の間には胃がんの場合と異なって明らかな差が開いています。この差は、果たして近藤氏が主張する「リード・タイム・バイアス」が原因でしょうか。研究期間中、検査技術のレベルにそれほど大きな変化が起きたとは聞いていません。実際の理由は、２００５年を境にして、新規抗がん剤オキサリプラチンや分子標的薬ベバシズマブ、セツキシマブ、パニツムマブが承認され、新たなオプションが数多く使用できるようになったからです(Shitara K, et al. Oncology 2011; 81: 167-174)。

無治療で得られる生存期間が中央値で8ヵ月ほど（Simmonds PC. BMJ 2000; 321: 531-535）であることを基準にして考えると、現在の新規抗がん剤治療の効果によって、生存期間中央値で優に30ヵ月を越える生存利益が得られるようになっています。そして何よりも大切な証拠は、近藤氏は治療経験がないのでご存知ないかと思いますが、患者さんがそれを実感し、現場でしっかり再現されているということです。これら事実を鑑みますと、決して「リード・タイム・バイアス」という机上の理屈ではなく、最近の大腸がん抗がん剤の進歩によって、生存期間の「延命効果」がしっかり証明されているといえるのではないでしょうか。以上より、近藤仮説で必ず登場する「リード・タイム・バイアス」の問題はこれですべて解消されたことになります。

「生存曲線の形が奇妙」だから……

固形がんで抗がん剤を標準治療とするのは間違いです。抗がん剤には患者を延命させる力はないのです。なぜそう言い切れるのか。抗がん剤の臨床試験結果が教えてくれます。臨床試験は、延命効果を確認する最終手段ですが、試験結果では、抗がん剤に延命効果は認められない。(『抗がん剤は効かない』文藝春秋　13頁)

近藤氏は、「抗がん剤が効かない」とする最大の根拠は、ランダム化比較試験の結果にあると説くわけですが、ほとんどが次の二つの理由に収斂され、それ以外のことについて議論を深めようとはしません。

・生存曲線の形が奇妙
・利益相反

後者については、確かにそのような問題は完全には払しょくされないのかもしれません。しかしだからといって、すべての結果を捏造だ、陰謀だ、ということでは生産的な議論をすべて壊してしまいます。したがって、この問題については後で取り上げることにして、前者についてしっかり考察してみます。抗がん剤の臨床試験結果が「生存曲線の形が奇妙だ」と近藤氏によって判定された途端、生存曲線データに人為的操作が加わっているものとして裁かれてしまいます。そしてこう結論付けます。その臨床試験は「インチキ」だと。

前提として、治らない患者たちの生存曲線は、図1－1のように漸減し、左下方に向かって凸形になることが重要です(この形を指数関数曲線という)。このルールに例外はなく(Cancer

図1-1 進行期肺がんの抗がん剤治療開始後の生存期間

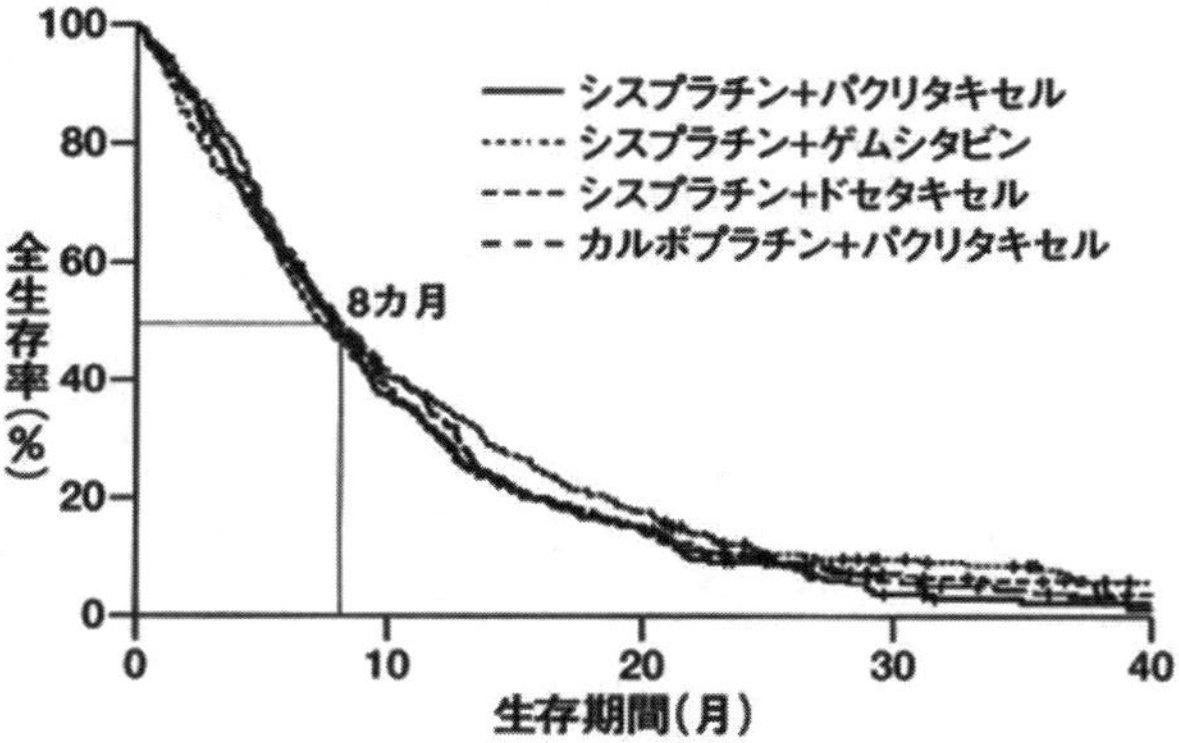

1986; 57: 925)、もし指数関数曲線と違った形を示すなら、何らかの人為的操作が加わったと考えられます。（『抗がん剤は効かない』15頁）

近藤氏の提唱する「治らない患者たちの生存曲線は、左下方に向かって凸形になることが前提で、このルールに例外はない」という命題は、近藤仮説のいわば要となっています。これについての批判的吟味は後述することにします。

ここで言う図とは、転移性非小細胞肺がん患者を対象として、日本で行われたランダム化比較試験の結果です（上図）。結果は、プラチナ製剤（シスプラチンもしくはカルボプラチン）と第3世代の新規抗がん剤（パクリタキセル、ゲムシタビン、ドセタキセル）のどれを組み合わせても、生存利益は同じなので、それぞれの副作用を考慮しながら患者さんにとって適切な治療法を選択するべきと

図１０

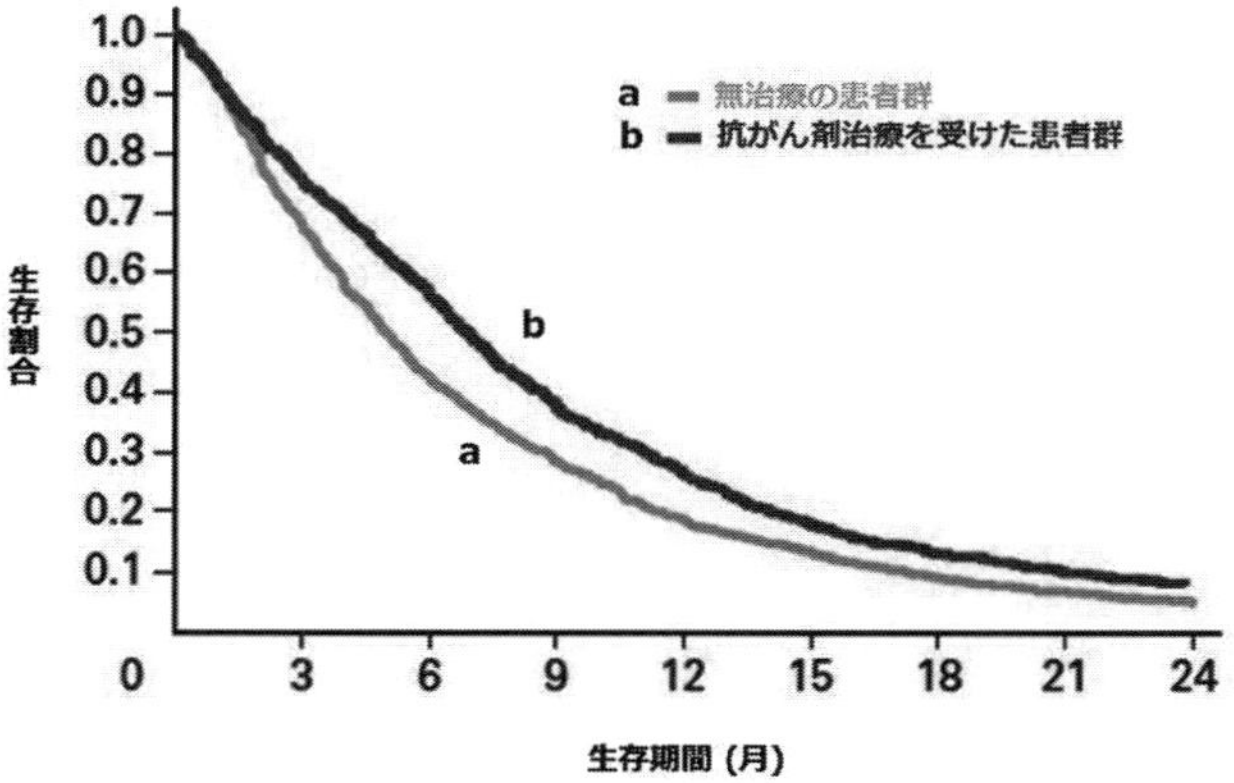

いう主旨のエビデンスです (Ohe Y, et al. Ann Oncol 2007; 18: 317-323)。

　転移性肺がん治療について、近藤氏はどうせ治らないのであれば、無治療でも同じではないかと疑義を呈します。それでは、無治療と比較して本当に抗がん剤治療には延命効果はないのでしょうか。英国のＮＳＣＬＣ (Non-Small-Cell Lung Cancer) メタアナリシスグループによって、これまでに行われた「抗がん剤１次治療 vs 無治療」の16本のランダム化比較試験、総患者数２７１４人のデータを統合解析したメタアナリシス論文 (NSCLC Meta-Analyses Collaborative Group. J Clin Oncol 2008; 26: 4617-4625) が報告されているので紹介すると、古い世代の抗がん剤であっても、何らかの抗がん剤治療をすることで無治療より33％の死亡率を下げ、明らかに生存期間を改善するというデータが示されています（図10）。

さらに、19本のランダム化比較試験、総患者数5895人のデータを解析したもうひとつのメタアナリシスでは、第3世代の抗がん剤単剤は無治療よりも明らかな生存利益を示し、第2世代よりも第3世代の抗がん剤の方が有効で、かつプラチナ製剤+第3世代の組み合わせ治療がもっとも有用であるという結果が示されています（Baggstrom MQ, et al. J Thorac Oncol 2007; 2: 845-853）。これら順序立てて、転移性肺がん患者に対する抗がん剤治療の有用性が証明されてきた背景のもとで、では適切な1次治療としてプラチナ製剤+第3世代の組み合わせは何が良いのかを検証するために、先の日本の臨床試験が行われたという経緯があります。然るに、過去これまでに、世界中の数えきれない多くの患者さんのご協力のもとで行われてきたランダム化比較試験で、すでに無治療の推奨は否定されてしまっているにもかかわらず、近藤氏は都合の悪いエビデンスを無視するか、あるいはインチキ扱いしてしまっていること自体が先に取り上げた勝俣氏や高野氏の言う「ルール違反」に当てはまるわけです。

転移性肺がんに対する抗がん剤の効用

近藤氏は乳がんのデータを使用し、乗り換え治療である抗がん剤2次治療には延命効果はないと、偽装グラフ（図6）を用いて主張しています。では、肺がんではどうでしょうか。現在の標準的1次治療であるプラチナ製剤を含む併用療法が効かなくなった後に、「抗がん剤ドセタキセル単剤vs無治療」を比較したランダム化比較試験が行われ、結果は図11で示すように、生存期間

図１１

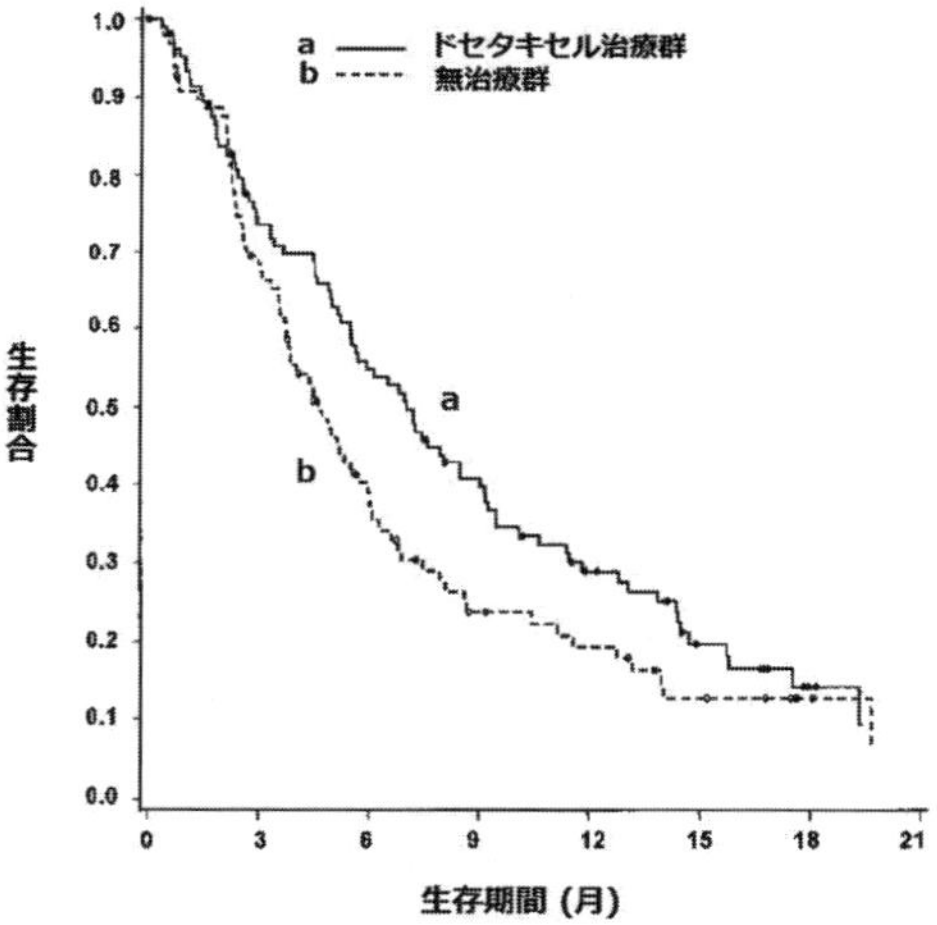

中央値７・５ヵ月vs４・６ヵ月と有意に生存期間を改善したのみならず、ＱＯＬの改善も認めました（Shepherd FA, et al. J Clin Oncol 2000; 18: 2095-2103）。したがって、肺がんの２次治療においても、すでに無治療の推奨は否定されているわけです。そこで、２次治療以降で無治療に優ることが示されたドセタキセルと、先に取り上げたイレッサ（一般名ゲフィチニブ）とのランダム化比較試験が行われました。欧米とアジアの24カ国で行われた国際共同試験において、結果は全生存期間においてドセタキセル単剤に対する非劣性、すなわちイレッサの有用性が簡単に言うとドセタキセルには劣らないことが証明されました（Kim ES, et al. Lancet 2008; 372: 1809-1818）。次いで、繰り上げて１次治療でイレッサを使用するとどうなのか、という臨床的問いが出てき

図１２

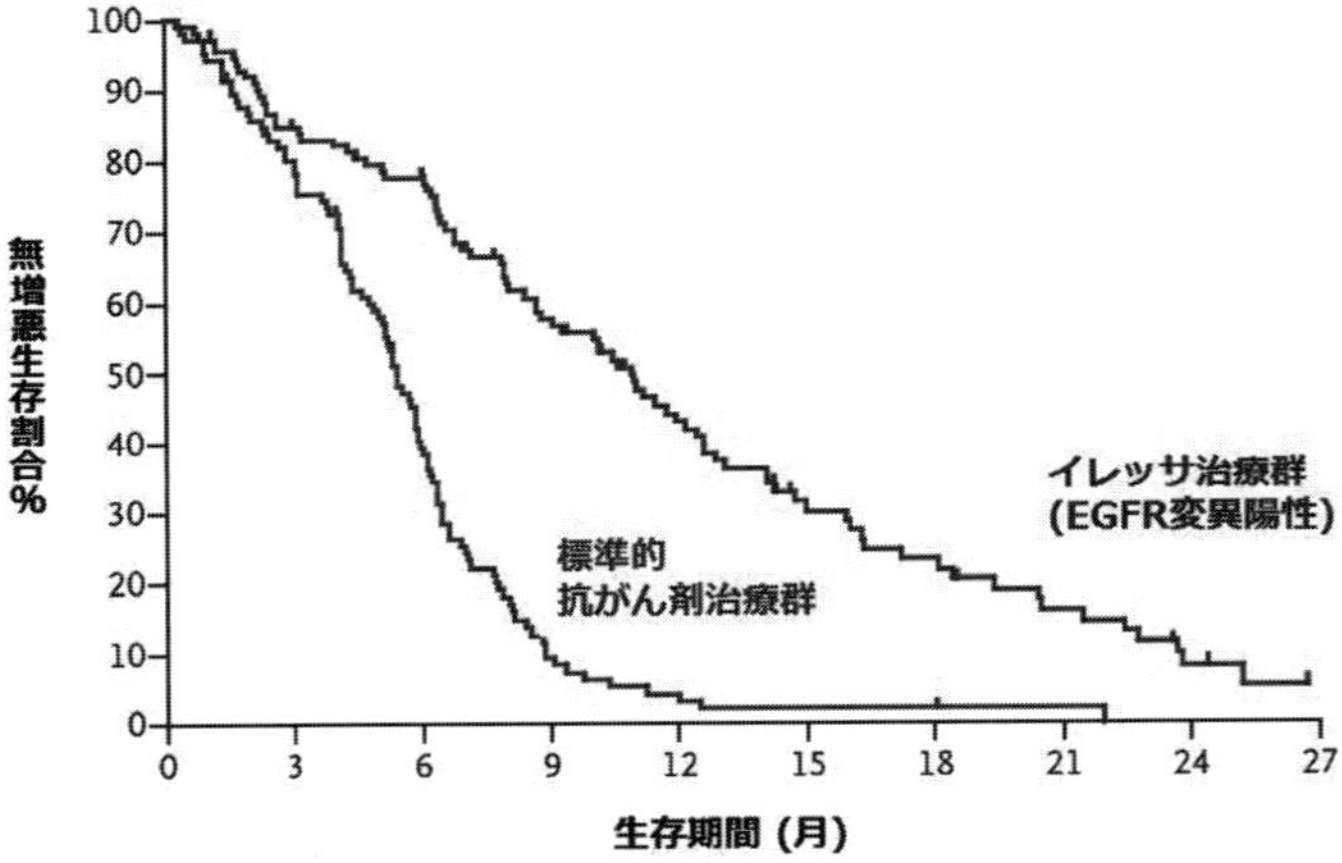

ました。後に判明したイレッサの効果が予測できるバイオマーカー「ＥＧＦＲ遺伝子変異が陽性」の転移性肺がん患者２２４人を対象として、「イレッサvsプラチナ製剤併用標準治療（カルボプラチン＋パクリタキセル）」を比較するランダム化比較試験が日本で行われ、試験の第一達成目標として無増悪生存期間（Progression-Free Survival; PFS）で評価されました。ＰＦＳとは、治療中にがんが増悪しないで生存している期間のことです。結果は図12で示すように、ＰＦＳ中央値で１０・８ヵ月vs５・４ヵ月とイレッサのほうが明らかに生存利益で上回り、奏効率も74％vs31％と明らかな腫瘍縮小効果によって患者のＱＯＬ改善にも寄与することがわかりました(Maemondo M, et al. N Engl J Med 2010; 362: 2380-2388)。

図１３

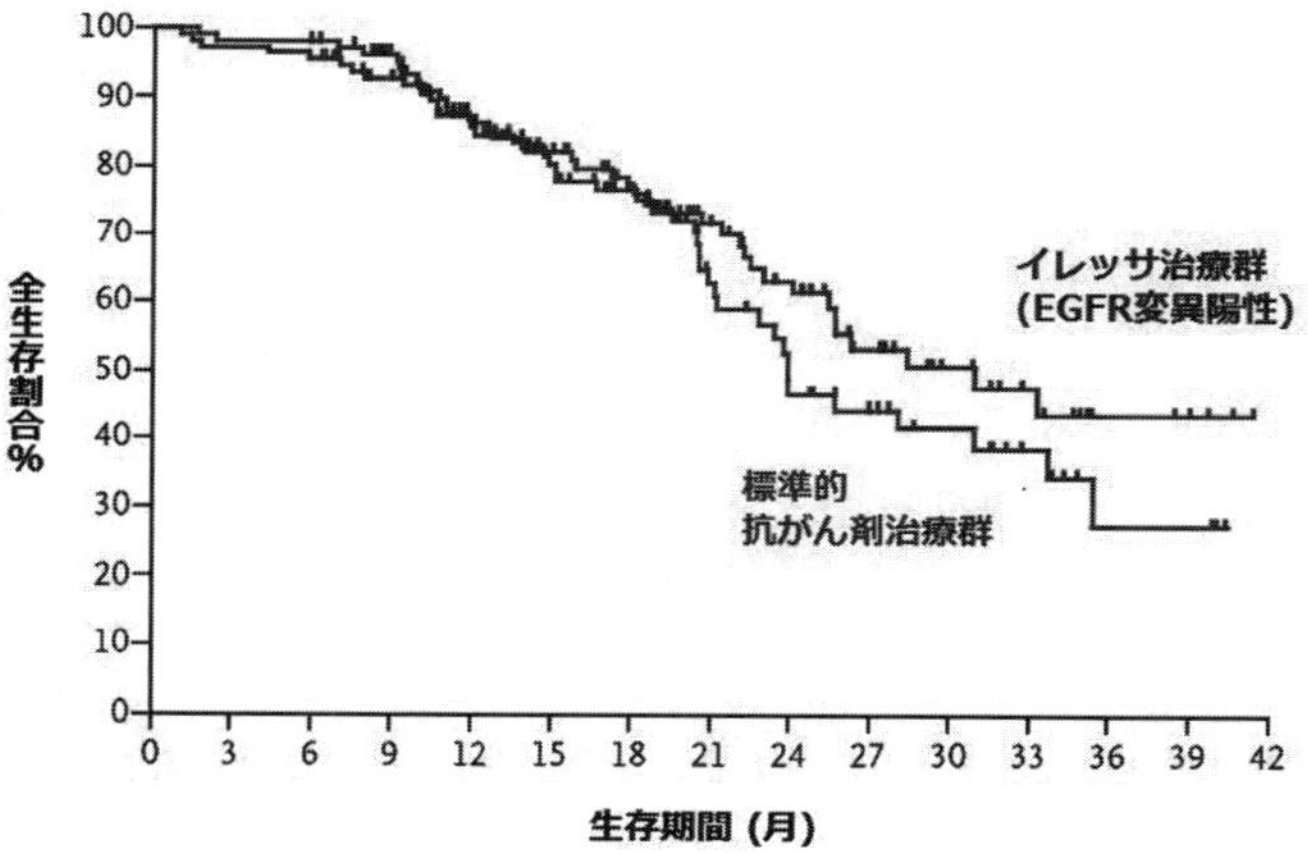

ただし、全生存期間（Overall Survival; OS）においては、中央値で30・5ヵ月 vs 23・6ヵ月とイレッサの方が生存曲線は上に位置していますが、統計学的に有意な差とはなりませんでした（図13）。近藤氏は、それではイレッサに効果があるとはいえないと主張するわけですが、PFSの群間差がOSに反映されなかったのはなぜでしょうか。1次治療で受けたイレッサが効かなくなった後、68％の割合で2次治療にカルボプラチン＋パクリタキセル療法が投与されています。一方で、1次治療で受けたカルボプラチン＋パクリタキセル療法が効かなくなった後、95％の割合で2次治療にイレッサが投与されていたことがわかっています。要するに1次治療「イレッサ vs カルボプラチン＋パクリタキセル」のPFSの群間差が、2次治療で

クロスした治療をそれぞれ受けていたために全体では帳消しになったという話です。これを「クロス・オーバー」といい、これについては後述するパニツムマブの臨床試験のところでも詳しく説明します。臨床的判断としては、イレッサを1次治療でも2次治療でも順番はどちらでもよいが、「EGFR遺伝子変異が陽性」の肺がん患者さんにはイレッサを重要な治療オプションとして推奨するべき、というのが結論になります。しかし、近藤氏は、図13で示された全生存期間（OS）で差がなかったという事実を強調し、「イレッサの延命効果は、今日に至るまで認められていない」と主張し続けています。しかし、この論調に騙されてはいけないのは、このエビデンスは「イレッサvsカルボプラチン＋パクリタキセル」の比較についての議論であって、「イレッサvs無治療」ではないことにしっかりご留意ください。

これと同様なロジックを大腸がん治療にも当てはめながら、ご自身もがん患者の立場である立花隆氏との『文藝春秋』誌上対談記事があります（『抗がん剤は効かない』所収「対談：患者代表・立花隆、近藤誠に質す」50-79頁）。この記事内容は、結論を申し上げると根拠のない主観のオンパレードとなっています。いくら医学的に間違った解釈をしていても、第三者による査読もなく、誰からも問題を指摘されずに、個人の主観がまるごと活字になって世に放たれてしまう出版メディアは、いかにエビデンスレベルとして信頼に値しないかを明確に物語っています（エビデンスレベルE）。

記事では2010年に、「KRAS遺伝子野生型の治癒切除不能な進行・再発結腸・直腸癌」

を対象として、日本でも承認となった分子標的薬、抗ＥＧＦＲ抗体薬パニツムマブ（商品名ベクティビックス）について、厚生労働省管轄の医薬品医療機器総合機構（ＰＭＤＡ）で行われた承認審査の議事録にある問題を「糺《ただ》す」という形がとられています。製薬企業との利益相反のために臨床試験の結果が人為的に歪められているという陰謀説や、厚生労働省官僚と製薬企業、研究医師との不健全な関係疑惑にまで言及するいつものやり方なのですが、ここではそれは置いておきます。もっとも指摘しなくてはいけない問題は、パニツムマブの有効性と安全性が検証された海外のランダム化比較試験の結果に関する誤った解釈についてです。

パニツムマブvs無治療

このランダム化比較試験は、最初に受ける抗がん剤1次治療以降、少なくとも2回以上はがんが進行・増悪してしまった転移性大腸がんに対する3次治療以降において、「パニツムマブ治療 vs 無治療（ＢＳＣ）」が比較されました。２４３人の転移性大腸がん患者が対象とされ、第一達成目標は、先のイレッサの臨床試験でも登場した無増悪生存期間（ＰＦＳ）でした。この指標で優劣を決めましょうと事前に設定された試験の結果は、次頁の図（図14）で示すように、パニツムマブ治療群は無治療群と比較して統計学的に有意差をもってＰＦＳが改善する利益が示されました。つまり、3次治療以降において抗がん剤パニツムマブは無治療に生存利益で優ったわけです（Van Cutsem E, et al. J Clin Oncol 2007; 25: 1658-1664）。ところが、これに対して近藤氏は異を唱

図１４

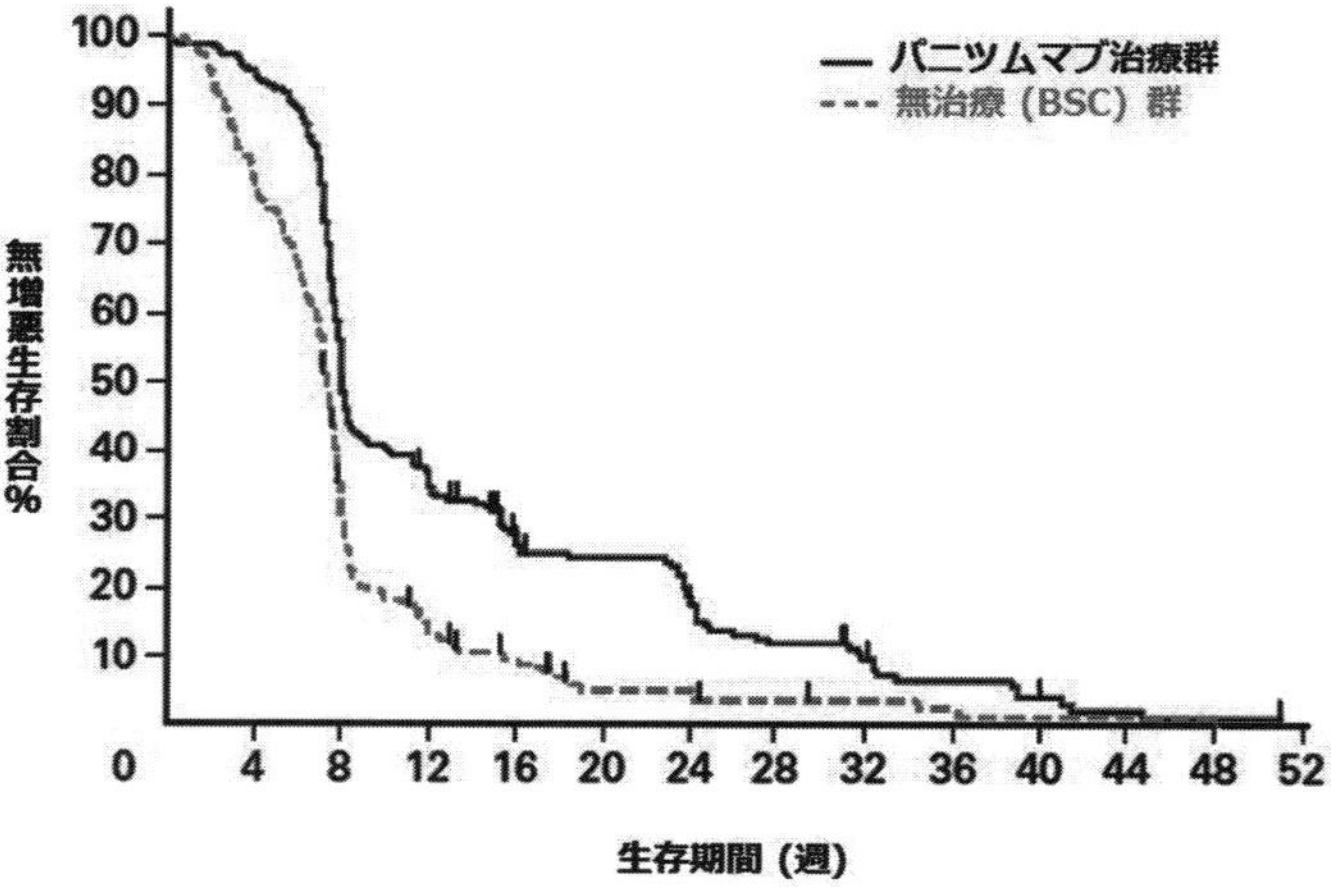

えます。第一に、そもそも試験の評価ルールがおかしい、と。全生存期間（ＯＳ）、すなわちどのような理由であっても死亡するまでの生存期間で評価しないと真に寿命が延びたとは言えない、と主張しています。なぜならば、がんは縮小したけれど、抗がん剤の副作用が原因で死亡したケースがきちんと評価されないから、というものです。しかし、その出来事はＰＦＳの中でも評価されていることをご存じないのかもしれませんが、とりあえずは本記事の中で問題視されている全生存期間（ＯＳ）のグラフを示します（図15）。近藤氏らは、抗がん剤パニツムマブで治療した患者群と無治療群それぞれの生存曲線はぴったり重なり、まったく差がないではないかと声をあげます。

たしかに全生存期間（ＯＳ）については、

図１５

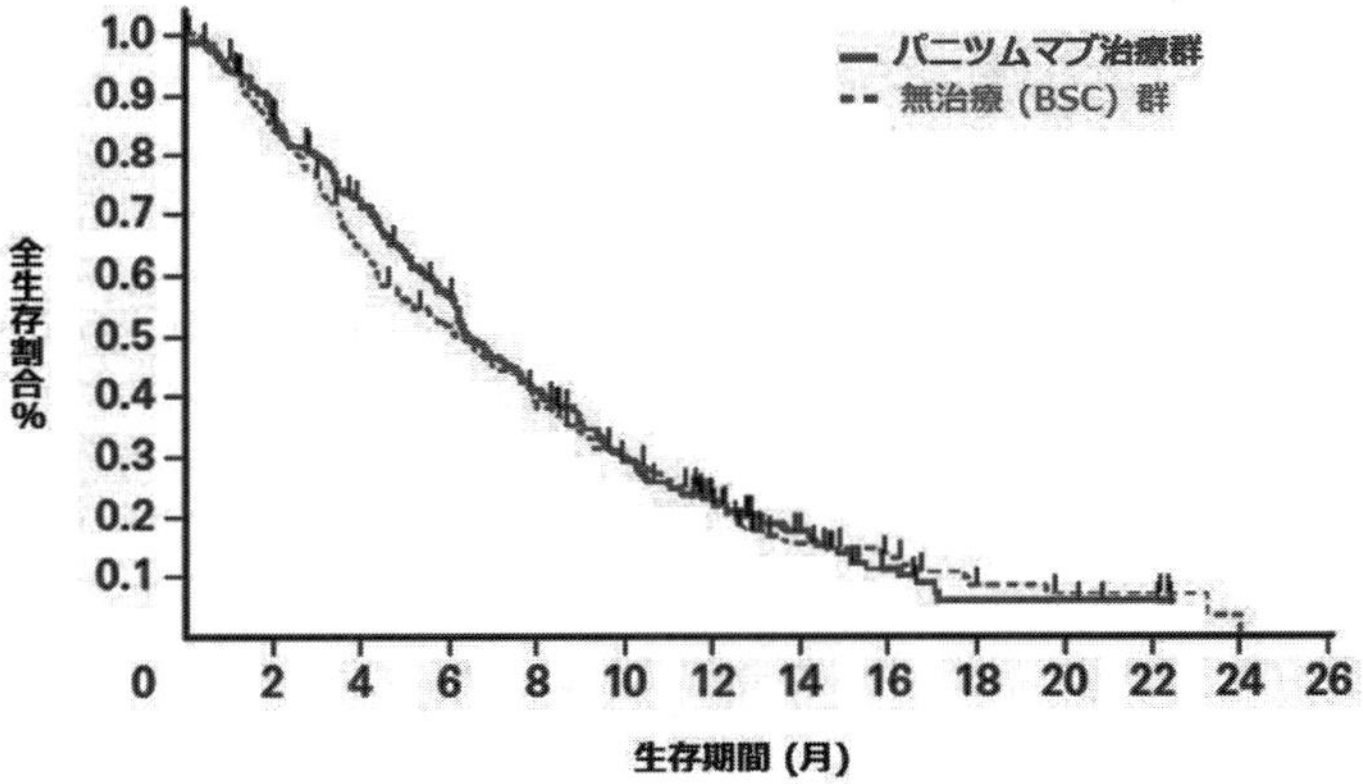

両群間には差がありません。差がない以上は、抗がん剤は本当に効いたと言えないはずだというのが近藤氏の主張です。そして、無増悪生存期間（ＰＦＳ）の差についても、研究医師の主観によってデータを意図的に作り上げたことをほのめかしています。

ここで、近藤氏らの間違った解釈を指摘すると、この全生存期間（ＯＳ）の比較は、「パニツムマブ治療vs無治療」に完全に分けた比較ではないということです。この試験では倫理的な側面が考慮されていて、無治療群に割り付けられた患者の病気が「増悪」した後は、主たる達成目標のＰＦＳ評価は終わりだから、抗がん剤であるパニツムマブを後で使用してもよいとする「クロス・オーバー」試験が採用されていました。これは、前述したイレッサ試験のところでも触れたかと思います。

実際に、無治療群に割り付けられた患者の多くは、がんの進行が認められた段階で、パニツムマブをその後の治療として投与されています。結果的には無治療群に割り付けられた232人の患者のうち、76％にあたる176人にパニツムマブが投与されていました。つまり、近藤氏が問題視する全生存期間（OS）の比較においては「パニツムマブが投与された患者集団」と「無治療の患者集団」を比べたグラフではなく、最終的には「最初は無治療でも途中からパニツムマブが投与された患者を76％含む集団」を対照群として比べられたグラフになっているのです。PFSの群間差が、この「クロス・オーバー」によって帳消しとなり、OSで差がつきにくくなるのは仕方ありません。仮に無治療群に割り付けられた患者さんの病気が増悪した後も、無治療を続けなさいというルールが決められていたならば、PFSの差がそのままOSに反映された結果になっていたのではと推測します。

OSで差がついたエビデンス

ここで、このパニツムマブとほぼ同様な作用機序で、転移性大腸がんの標準治療薬として先に承認されていた分子標的薬セツキシマブ（商品名アービタックス）についても説明します。同様な大腸がん患者を対象として「セツキシマブ治療 vs 無治療（BSC）」を比較したランダム化比較試験が、先のパニツムマブ試験に先行していました。紹介すると、572人の転移性大腸がん患

図16

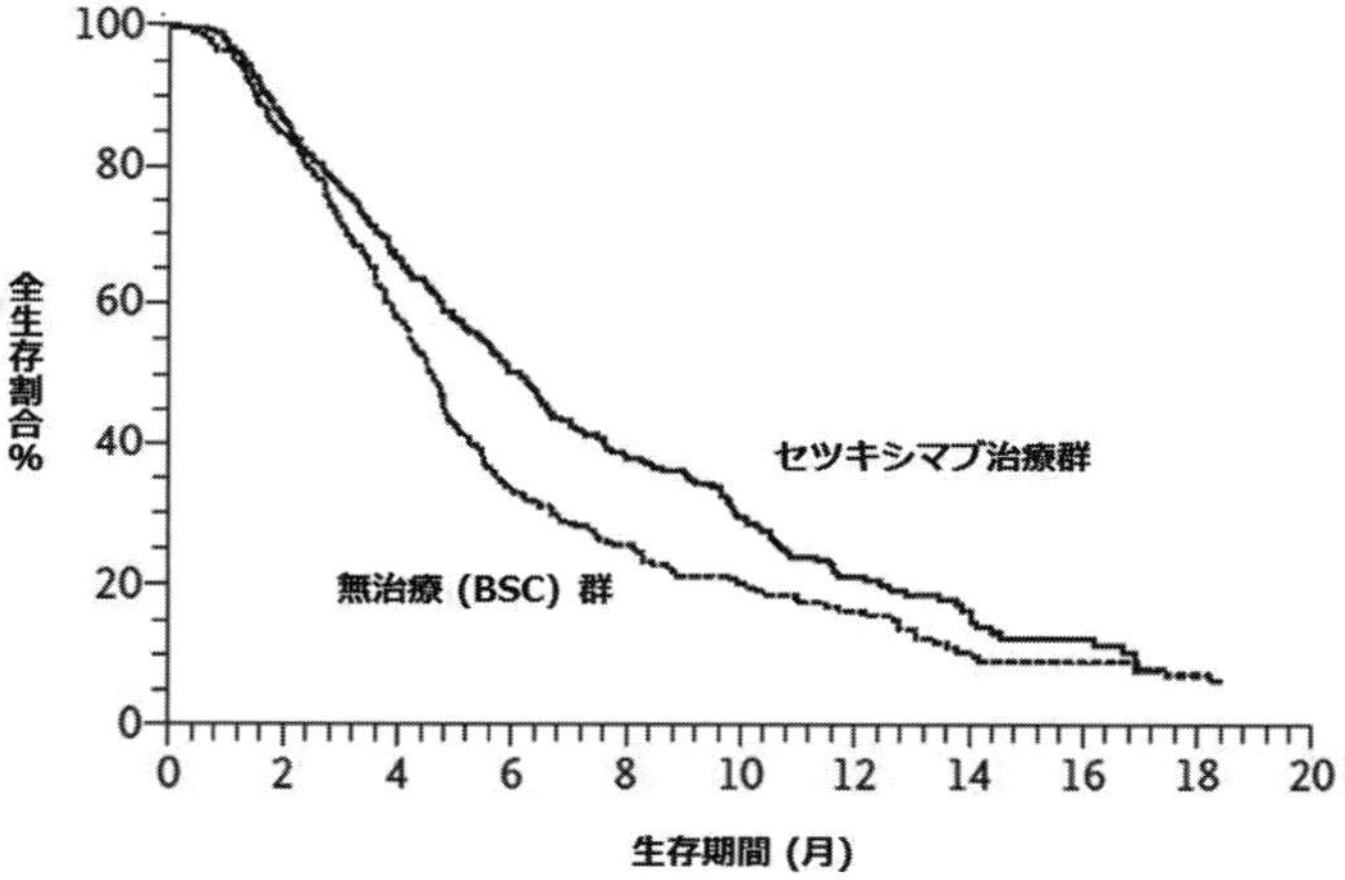

者を対象とし、この試験ではパニツムマブの時とは違って、近藤氏の要求するＯＳが第一達成目標とされました。要するに、ＯＳの指標で優劣を決めましょうと設定された試験です。この試験では、パニツムマブの時のような「クロス・オーバー」は採用されませんでした。結果は、図16で示すように全生存期間中央値で6・1か月 vs 4・6か月と、セツキシマブ群のほうが無治療群よりも全生存期間（ＯＳ）で上回りました（Jonker DJ, et al. N Engl J Med 2007; 357: 2040-2048）。このようにしっかりＯＳに差をつけて証明されたエビデンスがあるにもかかわらず、近藤氏はそれをフェアに取り上げようとはしません。

意図的に「いいデータ」は作れるか

パニツムマブ試験の話に戻ります。対談の

中で無増悪生存期間（ＰＦＳ）は人為的操作によって影響されている、という主張についても誤りがあるので指摘しておきます。

ＰＦＳでがんが増悪したかどうかというのは、医者の主観によって結構左右される。いいデータを作ろうと思ってやると、わりと簡単に作れてしまう。ある患者さんを、実は「進行している」と判断しなきゃいけないのに、「進行していない」というふうにすると、いつまでもＰＦＳの曲線は落ちてこないわけですから。（『抗がん剤は効かない』56頁）

一般の読者は、このように言われると、「そういうものかな」と思ってしまうかもしれません。「医者のさじ加減で、進行しているかどうかは決められるのかな。それならデータを有利にいじれるな」と。しかし、実際にはそういうことはあり得ません。まず、知っておいていただきたいのは、「進行している／していない」については客観的な指標に基づいていて、決して主観で判定されてはいないということです。２０００年にResponse Evaluation Criteria in Solid Tumors（ＲＥＣＩＳＴ レシスト）というガイドラインが世界共通の病勢評価ツールとして採用され、現在では改訂されたものが使用されています（Eisenhauer EA, et al. Eur J Cancer 2009; 45: 228-247）。そこに示されている「進行」の定義についての詳細は省きますが、このパニツムマブ試験の取り決めとしてＣＴ検査などによる画像評価を8、12、16、24、32、40、48週目そして以降は3ヵ月毎に実施しなさいという細かいスケジュールが規定されています。そして、その結果は独立した第三者機関であるデータセンターに送られ、「進行している／していない」の判定は主治医が個別で行うのではなく、最終的にはパニツムマブ群もしくは無治療群どちらに割り付けられた患者なのかも知らされていない第三者機関によって、何の情報ももたない状態で「進行している／していない」判定がされたうえでの生存曲線データとなっています。したがって、担当医はデータの解析には手の出しようがありません。「いいデータ」なんて意図的には作れないのです。ちなみに、欧米では日本とは異なってしっかりとした法的規制が機能しているので、より厳格な監視体制となっています。

近藤氏はさらに次のように主張します。

ＰＦＳ曲線は八週付近で、垂直ではなく階段状に下降しています。これは、各患者の検査日が数週にわたりマチマチだからです。ことＢＳＣ群では、検査がより早期に前倒しして行われている。その結果、二本の曲線は離れて見え、「有意差」が検出されました。仮に取り決め通り、厳格に八週目での検査を心がければ、どちらの曲線もその時点で垂直に下降して（相当部分が）重なり、有意差は消失するはずです。これがＰＦＳのトリックの一つです。（『抗がん剤は効かない』58頁）

これについて、理屈ではなく実情に配慮しながら説明します。臨床試験がスタートしてから、ＣＴで最初の病気の評価がされるまでの8週間のうちに、患者さんはおそらく2週間ごとに主治医の診察を受けることになります。なぜならば、パニツムマブは2週間に一回点滴投与する薬だからです。その経過の途中で、ＢＳＣ（Best Supportive Care 緩和ケア）群に割り付けられた方は無治療なわけですから、「調子が悪い」「食欲がない」「息苦しい」などといった、おそらくがんの悪化が疑われる症状が出現したときに、主治医は8週目のＣＴまで検査実施は待ってくれると言えるでしょうか。さらに、効果がないかもしれない治療を、8週目まで無理矢理続けようとするでしょうか。普通の医師であれば、がんが進行しているかもしれないから、少し早めにＣＴを撮ってみようというふうに考えるのが常識です。効いていない治療ならば、即刻中止にするべきでしょう。しかし、近藤氏は厳格に一律8週目でＣＴ検査をするべきと主張しますが、いくら臨床研究とはいえ、症状が出ている患者さんをおろそかに扱ってはいけません。個々の被験者に対する医師の責任や倫理的原則として、ヘルシンキ宣言というものがあります。その宣言の中では次のような記述があります。

対象とする医学研究においては、被験者の福利に対する配慮が科学的及び社会的利益よりも優先されなければならない。（日本医師会訳）

要するに、患者さんの容態が8週間を待たずして悪化してしまうことがあれば、臨床試験のルールよりも優先的に配慮されるべき医療があるわけです。決して机上の理屈のみで臨床試験が行われているわけではありません。おそらくは、近藤氏はこれまで抗がん剤の臨床試験に直接かかわったことがないのしょう。また、８週時点までのグラフの形で議論しているようですが、生存曲線の群間比較は、ある時点だけの差をみているのではなく、すべての時点において統計学的な「要約」で比較されているのです。ですから、８週時点だけのグラフの「形」のみを切り取って議論するのは、統計学への専門的理解が乏しいのではないかと疑われます。

バイオマーカー

追記として、先述したイレッサが薬として発揮する非小細胞肺がんは「ＥＧＦＲ遺伝子変異陽性」患者、というふうに効果が予測できるマーカーが明らかになったのが医学の大きな進歩だといえます。それを「バイオマーカー」といいます。このパニツムマブにも、患者にとって逆に薬として効果を発揮しない「バイオマーカー」が後で判明しました。ＫＲＡＳ（ケーラス）遺伝子に変異がある大腸がん患者には薬としての効果を示さないということがわかったのです。先のランダム化比較試験ではパニツムマブ投与群２３１人のうち84人がパニツムマブが効かない患者が含まれていたということが後で判明しました。それら患者集団が含まれていても、パニツムマブが無治療よりも無増悪生存期間（ＰＦＳ）で上回る結果であったということです。では、最初から薬の効果がありそうだと予測されるＫＲＡＳ遺伝子に変異のない「ＫＲＡＳ遺伝子野生型」患者のみを対象として「パニツムマブ vs 無治療（ＢＳＣ）」を比較するとどうなるか。次頁の図17にその解析結果を示します（Amado RG, et al. J Clin Oncol 2008; 26: 1626-1634）。無治療群と比較して無

図１７

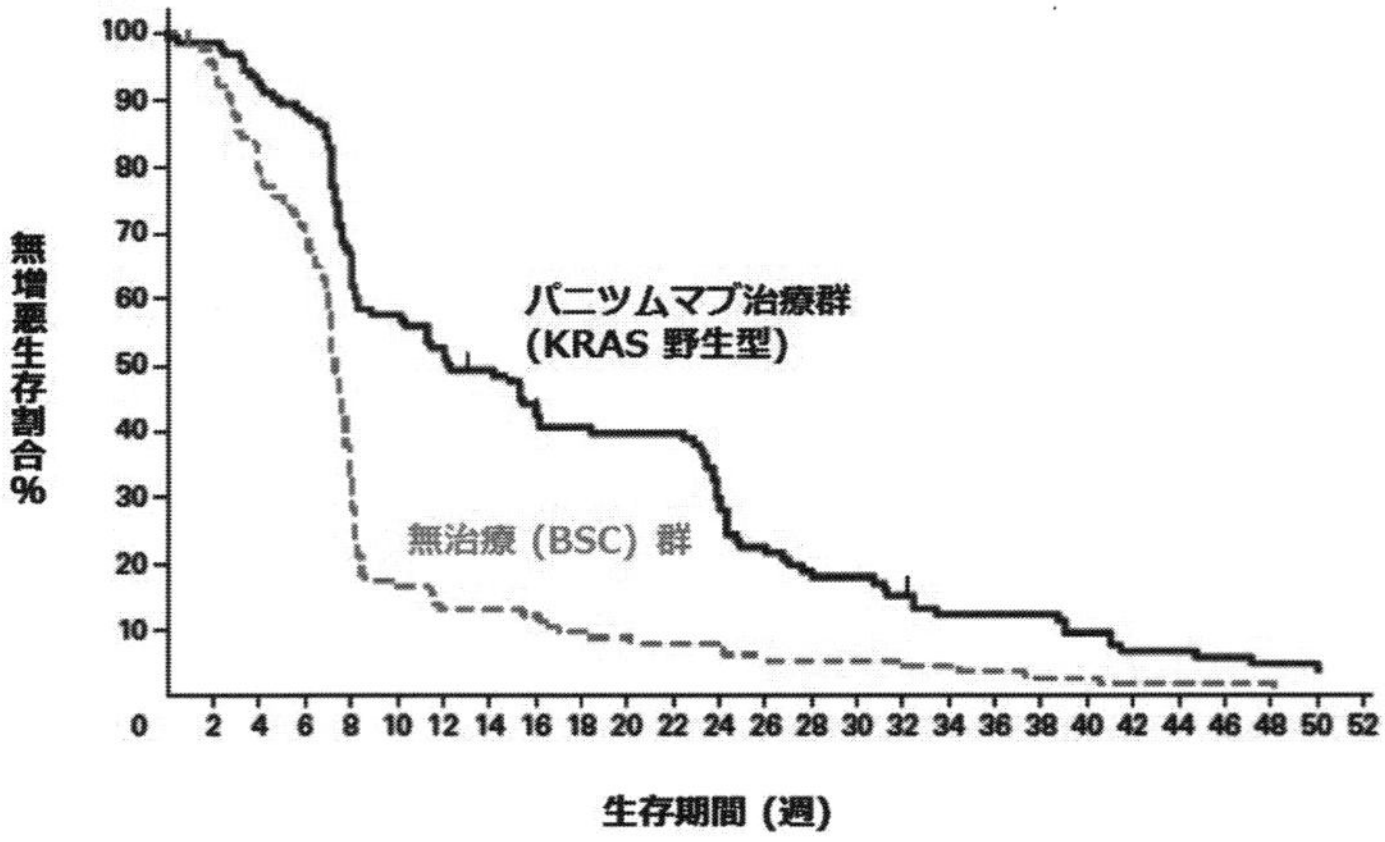
100
90
80
70
60
50
40
30
20
10
0
無増悪生存割合%
パニツムマブ治療群
(KRAS 野生型)
無治療 (BSC) 群
2 4 6 8 10 12 14 16 18 20 22 24 26 28 30 32 34 36 38 40 42 44 46 48 50 52
生存期間 (週)

図１８

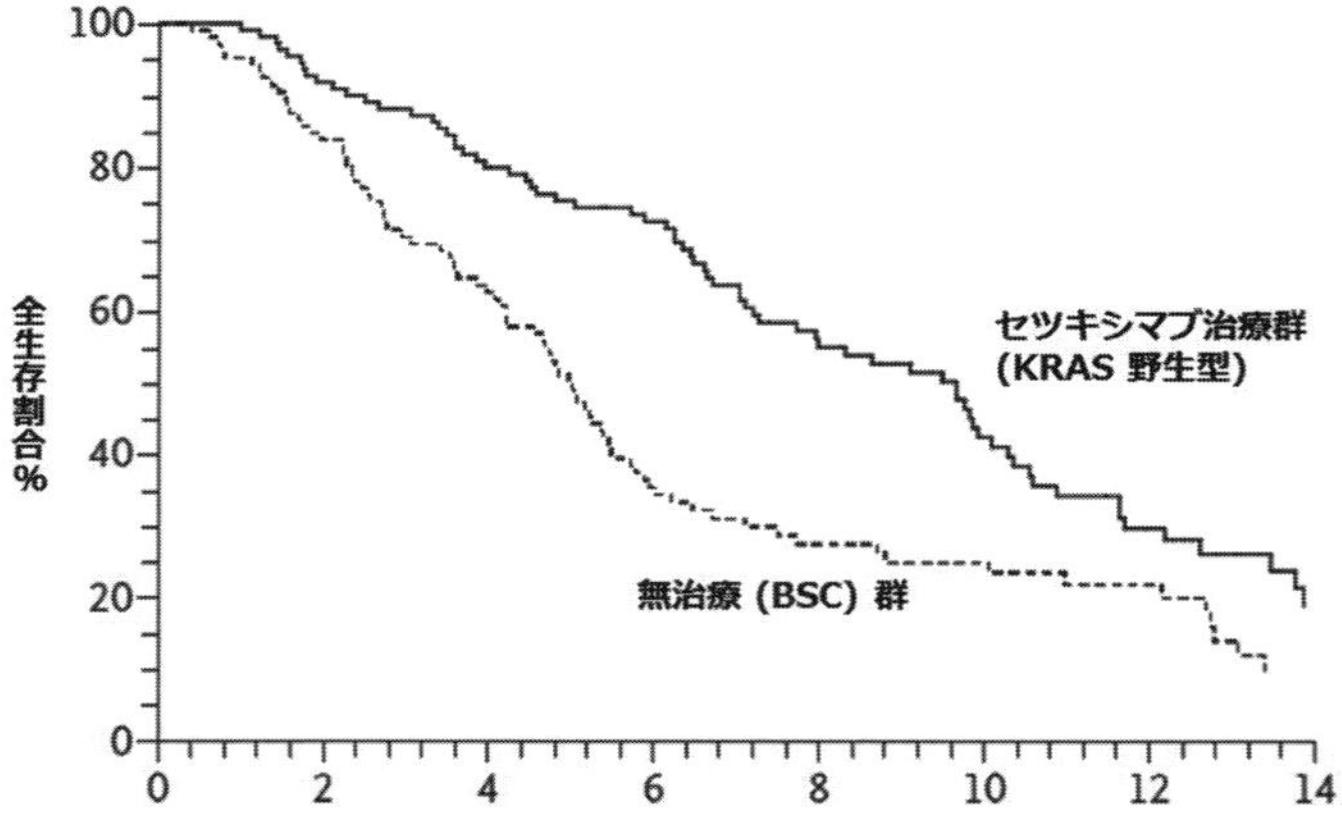
100
80
60
40
20
0
全生存割合%
セツキシマブ治療群
(KRAS 野生型)
無治療 (BSC) 群
0 2 4 6 8 10 12 14
生存期間 (月)

増悪生存期間（ＰＦＳ）でさらに差が開いているのがおわかりでしょう。ちなみに、対象を「ＫＲＡＳ遺伝子野生型」に絞った、「セツキシマブ治療vs無治療（ＢＳＣ）」の全生存期間（ＯＳ）の結果も報告されているので図18に示します（Karapetis CS, et al. N Engl J Med 2008; 359: 1757-1765）。セツキシマブの効果が予測できるバイオマーカーで対象患者を絞ることによって、全生存期間（ＯＳ）についても、さらに大きな差が開いているのがおわかりだと思います。以上のような科学的真理があるにもかかわらず、近藤氏はそれについて議論しようとはしません。

5　がん患者の再発・死亡の法則性？

強引な一般化

生存曲線の「形」の話に戻って、近藤仮説の要である命題「生存曲線が指数関数曲線になる理由は、被験者の死亡や再発には一定の法則性がある」は、１９８６年のCancer論文（Harris JR, et al. Cancer 1986; 57: 925-928）が根拠だと明示されています（『抗がん剤は効かない』文芸春秋 15頁）。それでは、その論文内容について丁寧に吟味してみましょう。

先ず、留意しなくてはいけないのは、このCancer論文はあくまでも「仮説モデル」用に議論されていて、検証的な論文ではないということです。然るに近藤氏によって「例外はない」と強い口調で表現されている「生存曲線は指数関数曲線にならなくてはいけないルール」など、実はどこにも記述されていません。さらにこの論文著者であるHarris先生の主張は、むしろ放置療法を提唱する者への警告にも受け取れる内容となっていることを先に申し上げておきます（詳細は後述）。

論文に掲載されているグラフ（図19）については、著書『抗がん剤は効かない』（文藝春秋 120－124頁）の中で、近藤氏も詳細に言及されています。要約するとこうなります。かりに年毎25％の死亡発生リスク（ハザード）が変わらないと仮定した場合、言いかえると全時点を通じて死亡発生リスクが常に25％で一定であると仮定するならば、グラフAのように理想的な指数分布を示す生存曲線Aになりますよ、というあくまでも仮説レベルの話が示されています。これの対数

図19

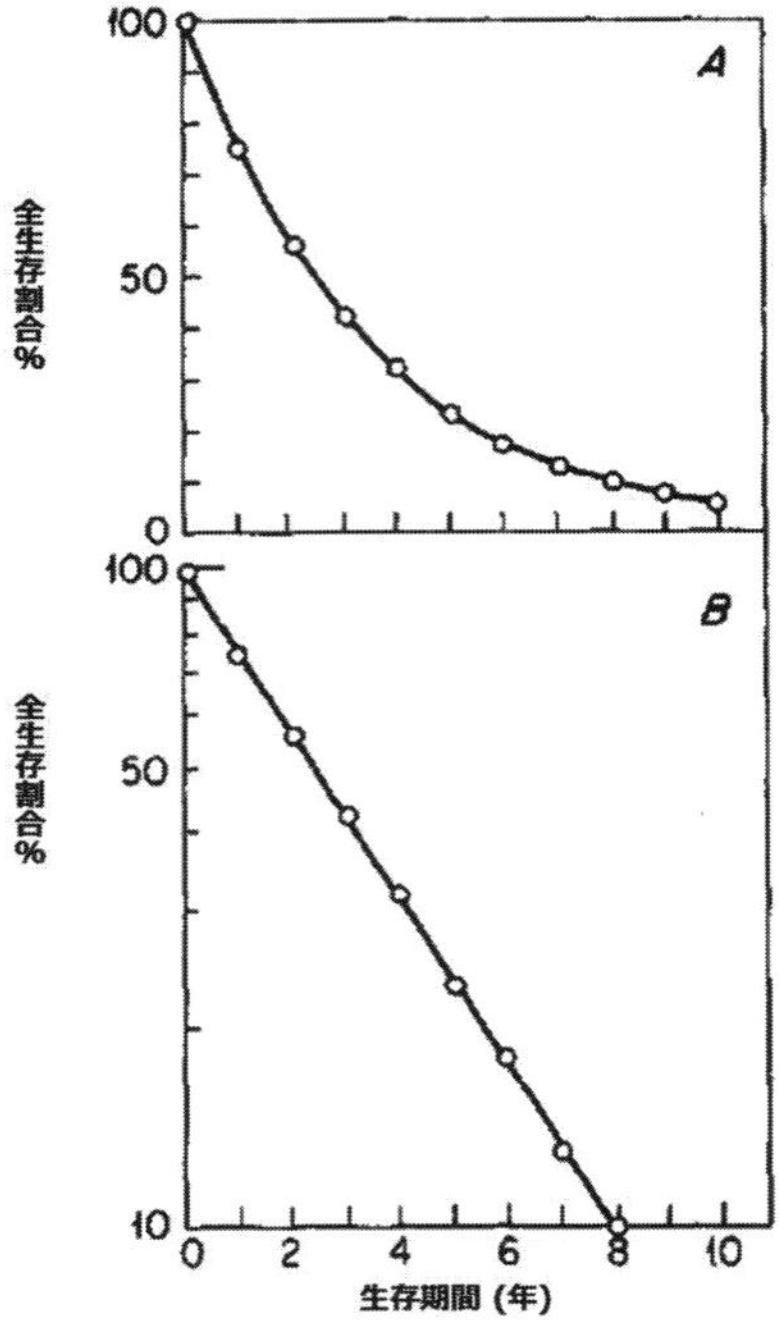

をとると、直線Bとなり、一定の死亡発生リスク25％がその直線の「傾き」としてわかりやすくなるという便宜的モデルをおいているのです。ところがなぜか、近藤氏はこの情報を盾にして「乳がん患者の死亡発生リスクは全時点で25％」であると一般化してしまいます。しかし、実際には論文筆者であるHarris先生は次のように述べています。

このような理想的な生存曲線は、単純過ぎて、実際に治療を受けている多くのがん患者さんの生存パターンを示すものではないだろう。とくに、乳がん患者の自然史（経過）は、より複雑な生存パターンを示すはずだ。

がん治療を受けた患者集団を長期間追跡していくと、死亡発生リスクが時系列の中でしばしば変化するということをわかりやすく示すために、例として１９２０年代から70年代にかけてハルステッド手術を受けた当時の乳がん患者集団の古い長期追跡データが使用されています。死亡発生リスクを5年毎に抽出した次頁のグラフ（図20）で筆者が唱えているのは、手術後10年目を境にグラフ（実線）の傾きが変化しているという点です。手術をしてから10年目までの死亡発生リスクが10％であったのに対し、10年目以降、傾きが緩やかになって２－３％に落ち着いています。理由は、手術後10年以内では、手術による治療関連死や再発をして死亡するリスクが高く、それ以降は再発リスクが少なくなり真に治癒に向かっている患者集団の死亡リスクをみているからでしょう。

図20

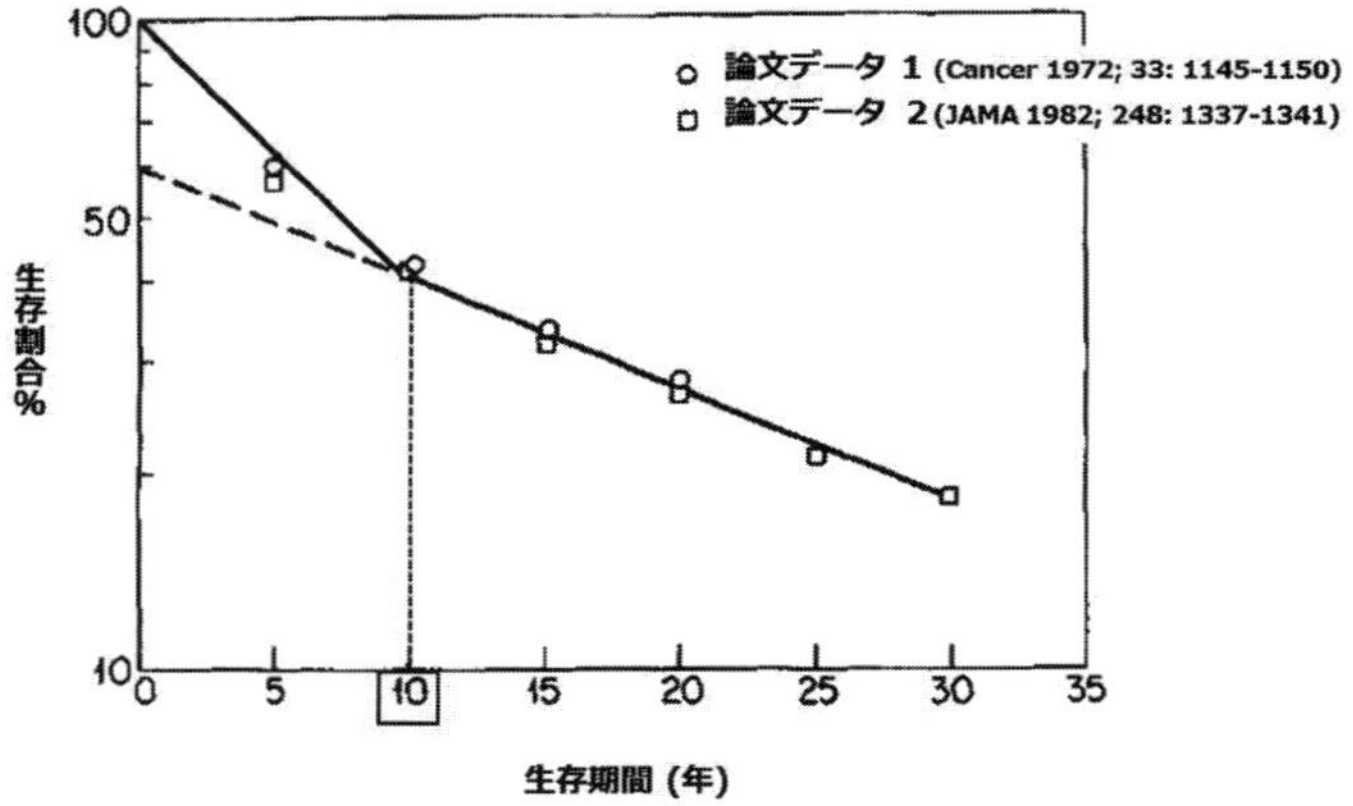

この例が、たまたま乳がん手術データを用いた検討であったことから、近藤氏は「転移のために治らないがん患者集団」のみならず、「手術で治せる患者集団」の生存曲線に対しても、素直な指数関数曲線に近似した形になるのが前提だと、一気に論理を飛躍させています。近藤氏が、「臓器を切り刻む犯罪的な手術」だと称してやまない昔のハルステッド手術の死亡発生リスクを自らの基準に置いてしまうことに恣意を感じます。すでにハルステッド手術が行われていない現在においても、乳がん手術を受けた患者集団の生存曲線がすべてハルステッド手術を受けた昔の死亡パターンに近似されないといけない、と一般化してしまうのはいかがなものでしょうか。しかも、さらに問題なのは乳がんの話にとどまらず、胃がんや大腸がんの手術に対しても突然飛躍させて、このロジックを当て

はめようとするのは思考が明らかに破綻しています（詳細は後述）。

乳がんの手術成績は改善している

ちなみに、このCancer論文が報告されてからすでに30年以上たった現在、治癒が目指せる乳がんについて、昔のハルステッド手術よりもより安全な手術実施のみならず、薬物療法の進歩によって、治療成績は大きく改善しています。前述したHarris先生のコメントの通り、生存曲線はシンプルな形にはならず、死亡発生リスクも時系列によって変化することがわかっています。それを示すある論文データを紹介します。

図21

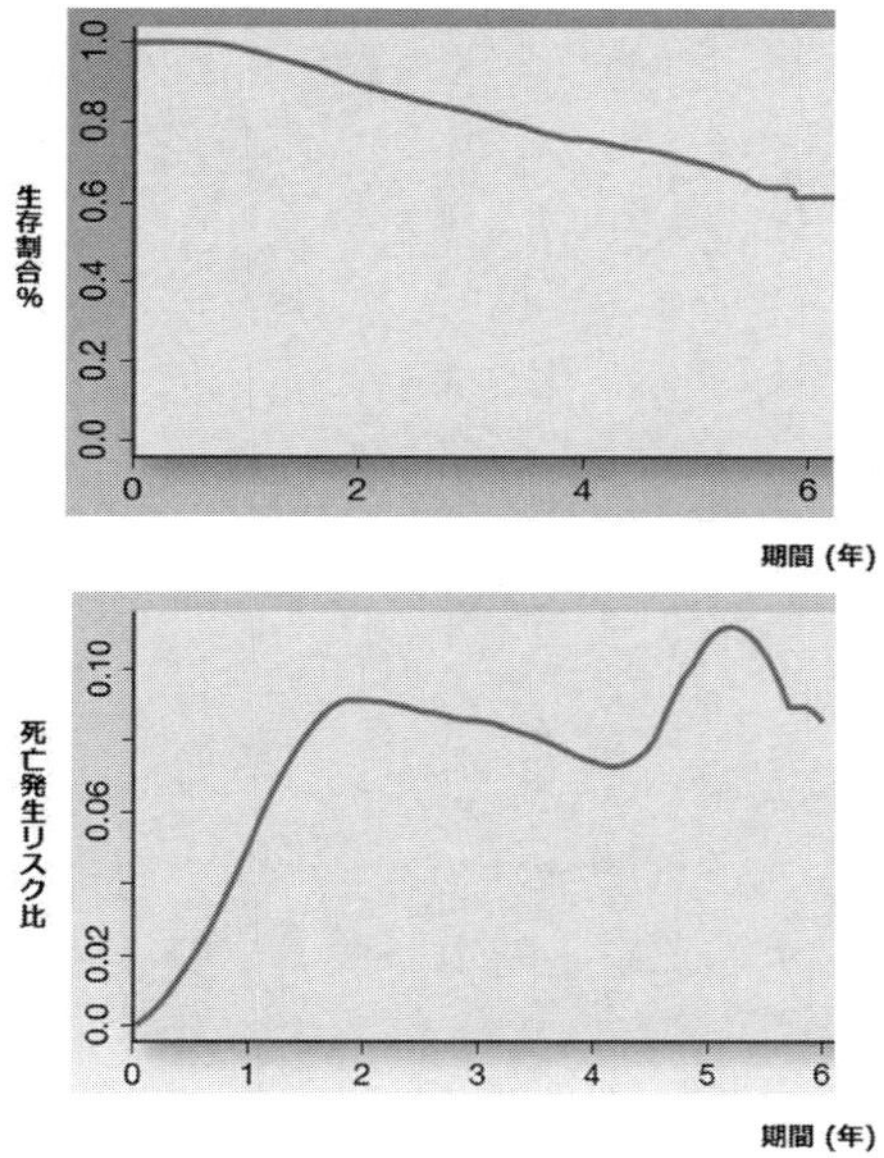

上の図（図21）は、ドイツのグループによって行われた乳がんの臨床試験で得られた手術＋抗がん剤治療の生存曲線です（Hess

KR. & Levin VA. Clin Cancer Res 2014; 20: 1404-1409)。しかしながら、近藤氏の要望するような指数関数曲線を描いてはいません（上グラフ）。なぜならば、生物統計学者の分析によると、時系列とともに、死亡発生リスク（ハザード）がたえず変化しているからです（下グラフ）。それをみると、Cancer 論文の仮説モデルのように、わかりやすい直線にはなっていないことがおわかりでしょう。これが、実際の現場の生データです。

Cancer 論文の吟味に戻ります。図20で示された、ある時点で死亡発生リスクが変化するということをふまえて、次の仮説グラフが論文の中で登場します（図22）。説明すると、Aという治療によって、3年目くらいの早い時点まではグラフの傾きが急に落ちていますが、それを越えると傾きは緩やかになっています。一方で、Cという治療は、最初は治療Aと比較して傾きは緩やかで死亡発生リスクは確かに低いようです。しかし、長期間の追跡で全体を俯瞰してみると、治療Aの方が、生存率で逆転して上に位置しています。もしかりに、「A治療 vs C治療」の比較がされたときに、評価が3年目くらいまでの早い時点で行われてしまうと、グラフが上に位置する治療Cの方に軍配は上がります。しかし、実際には患者に真の利益を与えているのは治療Aの方であり、早い時点に起きたリスクだけを切り取って治療Aを否定するやり方は意味がないと Harris 先生は論じています。そして、この治療Aにみられる現象は、手術のそれによく似ているとされています。この議論は一体何を意味するのでしょうか。

ここで、近藤氏の「がん放置療法」について、考えてみます。「放置」は、リスクを恐れて何

図22

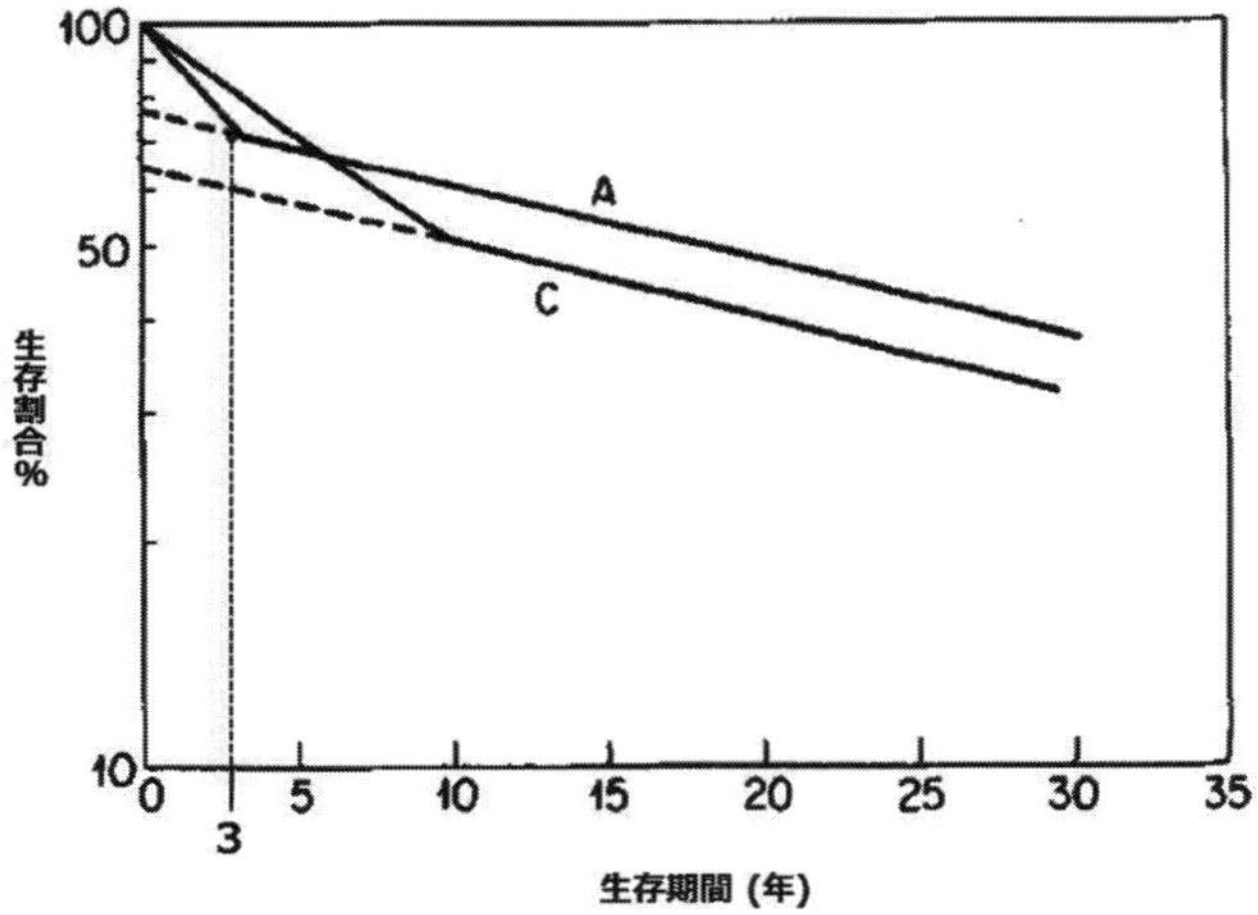

も施されないわけですから、最初のごく短い期間だけを切り取ると、確かに死亡発生リスクは、治療のそれよりも低い場合もあるかもしれません。しかし、長い期間に耐えられるやり方なのでしょうか。本当に「低リスク高リターン」をパラレルに最後まで実現させてくれるのでしょうか。早い時期では見かけ上、リスクがなさそうにみえても、時間がたつにつれて、死亡発生リスクが一気に高まり傾きが急降下しなければと危惧します。

根拠の不明な生存曲線

次頁の図（図23）は、近藤氏の思い込みによって描かれた「がん放置療法」による生存曲線イメージ図です（『がん放置療法のすすめ』１２６頁、『がん治療の95％は間違い』

図23

治療しないで様子を見た場合の予想生存曲線

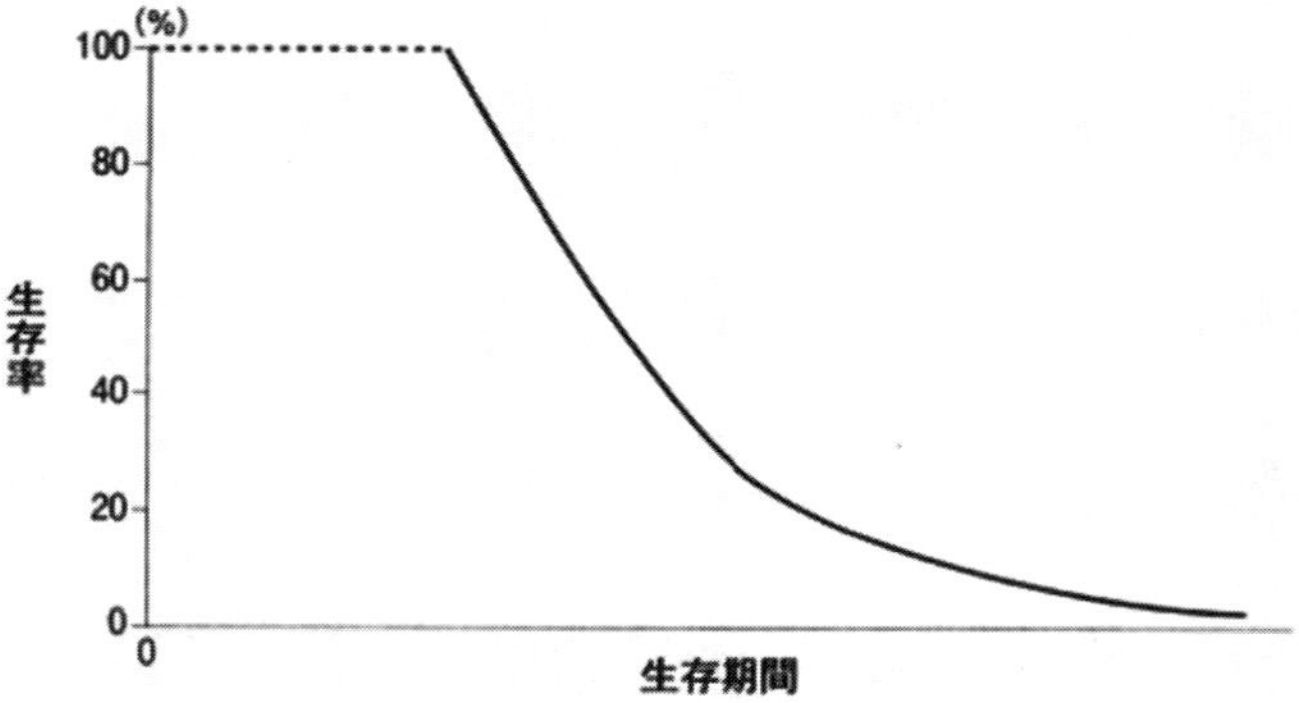

116頁)。近藤誠がん研究所・セカンドオピニオン外来でもこの図を見せながら、患者さんたちに「がん放置」を奨めているようです。よく見ていただくと、時間のスケールもなく、放置によって生存率100%をパラレルに維持している期間もどれほどなのか不明です。

最後に、Cancer論文は次の文章で締められています。

> 最初に訪れる死亡発生リスクを遅らせたり、軽減することを示すデータには、絶対的な（もっとも大切な）目標である患者さんの生存利益には意味をもたないでしょう。まったく価値がないとは言わないまでも、患者の治癒を目指すこととは別である。翻って、治療することで最初に死亡リスクが存在するのは否めないが、長期的には多

くのがんサバイバー（治癒）を生み出すであろう。

近藤仮説にとって最も重要な根拠のはずだったCancer論文の主旨は、実は近藤氏の恣意で解釈が勝手に曲げられていたことが判明しました。さらに、論文著者であるHarris先生は、一時のリスクを避けるだけの「放置」に対する警告とも受け取れるようなメッセージまでも残しています。すべては、近藤氏の主観でつくられたルールであったわけです。推察するに、手術や抗がん剤の効果を是が非でも認めたくない「立場」をとる近藤氏にとって、治療によって治癒する出来事や、死亡発生リスクが良い方向に変化することを肯定してしまうと、近藤仮説が土台から成り立たなくなるからでしょう。

生存曲線の基本的な見方

ここからは、「生存曲線」を可能な限りしっかり理解していただくために、必要となる基礎的な事項をわかりやすく説明します。ただし、より理解を深められたい読者は、以下の専門書や医療専門サイトをご覧ください（『米国ＳＷＯＧに学ぶ がん臨床試験の実践』第2版 医学書院、ＪＣＯＧデータセンター訳、ＩＣＲ臨床研究入門　URL: http://www.icrweb.jp/）。

まず、生存期間とは、ある特定の時点から、「死亡」という出来事（イベント）が起きるまでの時間のことを指します。そして、カプランマイヤー（Kaplan-Meier）法という統計学的手法で生存

図 24

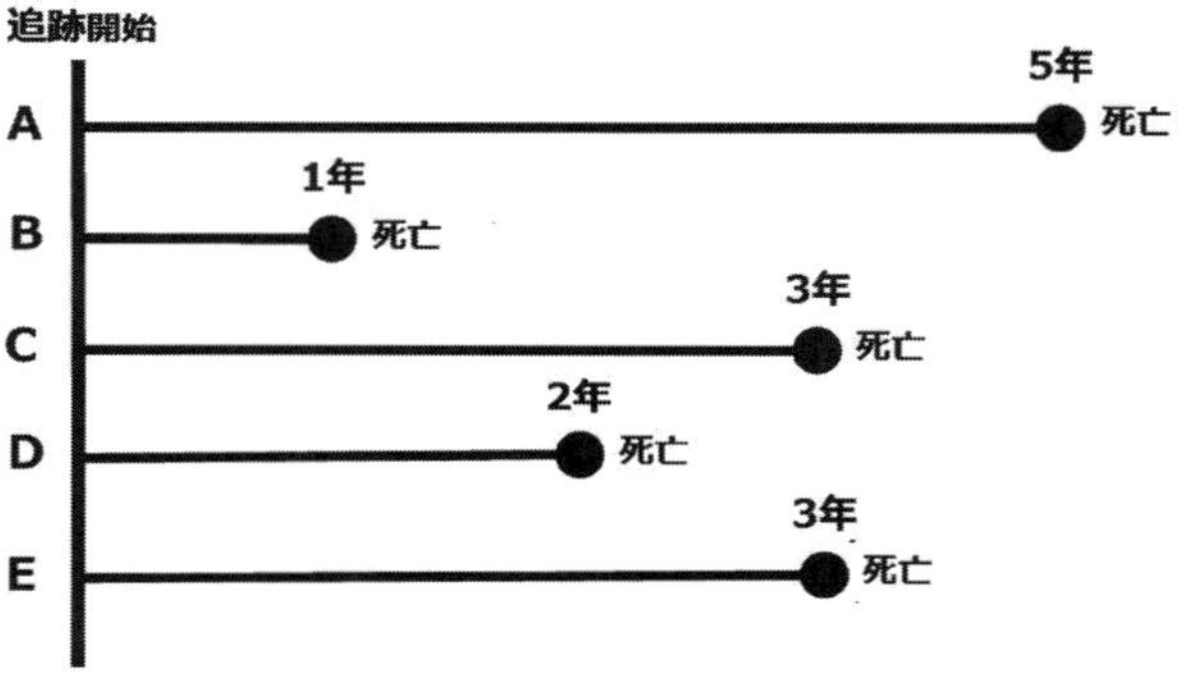
追跡開始
A
5年
死亡
B
1年
死亡
C
3年
死亡
D
2年
死亡
E
3年
死亡

図 25

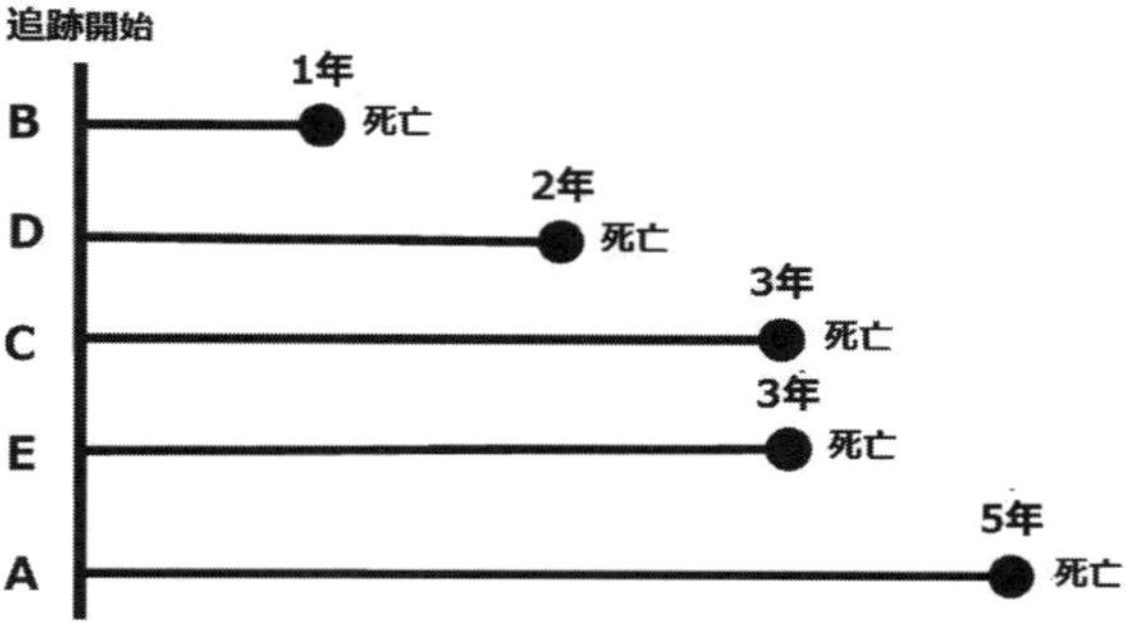
追跡開始
B
1年
死亡
D
2年
死亡
C
3年
死亡
E
3年
死亡
A
5年
死亡

曲線は描かれます。生存曲線をみた時に、縦軸は生存割合、横軸は時間としてグラフが描かれます。最初のスタート時点0の時は、患者集団全員が生存しているところから始まるので、縦軸では100%から始まります。そして、横軸の右へいくほど時間は経過していきます。時間がたつにつれて、各時点で「死亡」イベントが発生するために、生存割合も徐々に減っていくわけです。「死亡」イベントが発生するたびに、曲線は階段を下りる形で減っていきます。それでは、簡単な具体例を挙げて説明します。

5人の患者集団を対象として、5年間追跡されたとします。その間、Aさんは5年時点、Bさんは1年時点、Cさんは3年時点、Dさんは2年時点、Eさんは3年時点で「死亡」イベントが確認されたとしましょう（図24）。この患者集団の生存曲線はどのように描かれるのか説明してみます。まずは、手順として生存期間が短い順番に、左端に揃えて患者さん5人が並び替えられます（図25）。

では、生存曲線を描いてみましょう。次頁の図26をご覧ください。縦軸では100%、横軸では0からスタートして、1年時点でまずは1人（Bさん）の死亡が確認されたので、イベントの階段を1段降ります。この時の生存割合は、5人中1人減った4人なので、4／5＝80%となります。分母は5人から4人に減りました。次に、2年時点でまた1人（Dさん）の死亡が確認されたので、イベントの階段を1段降ります。この時の生存割合は、4人中1人減った3人なので、全体の生存割合は、4／5×3／4＝60%となります。分母は4人から3人に減りました。

図 26

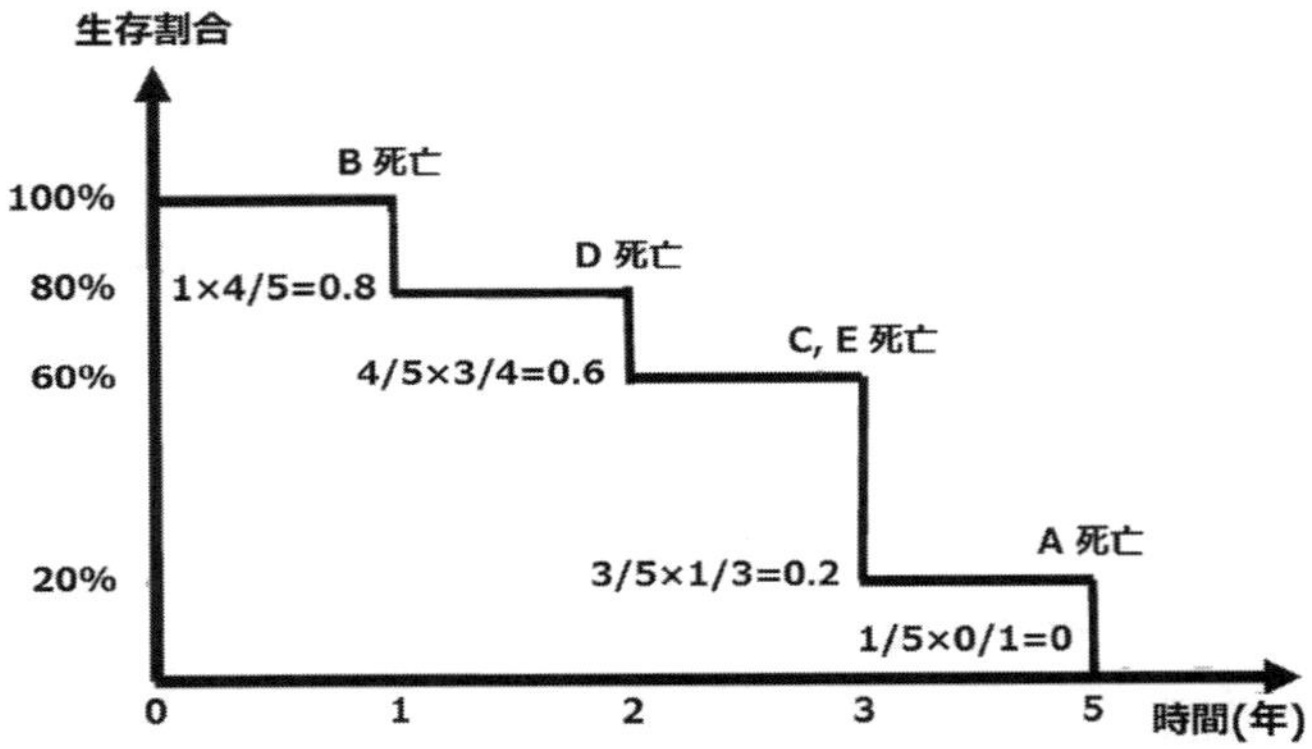

3年時点では2人（C、Eさん）の死亡が確認されたので、イベントの階段は2段降ります。この時の生存割合は、3人中2人減って1人なので、全体の生存割合は、4／5×3／4×1／3＝20％となります。分母は3人から1人になりました。最後に、5年時点で1人（Aさん）の死亡が確認されたので、イベントの階段を1段降ります。この時の生存割合は、1人中1人減った0人なので、全体の生存割合は、4／5×3／4×1／3×0／1＝0％となります。これの全体像が生存曲線となります。

「打ち切り」ありの生存曲線

しかし、現実的にはこのように理想通りにはなりません。例えば患者さんと急に連絡が取れなくなったり、何の音沙汰もなく引っ越してしまったり、転院を重ねたりすることで生死の確

図 27

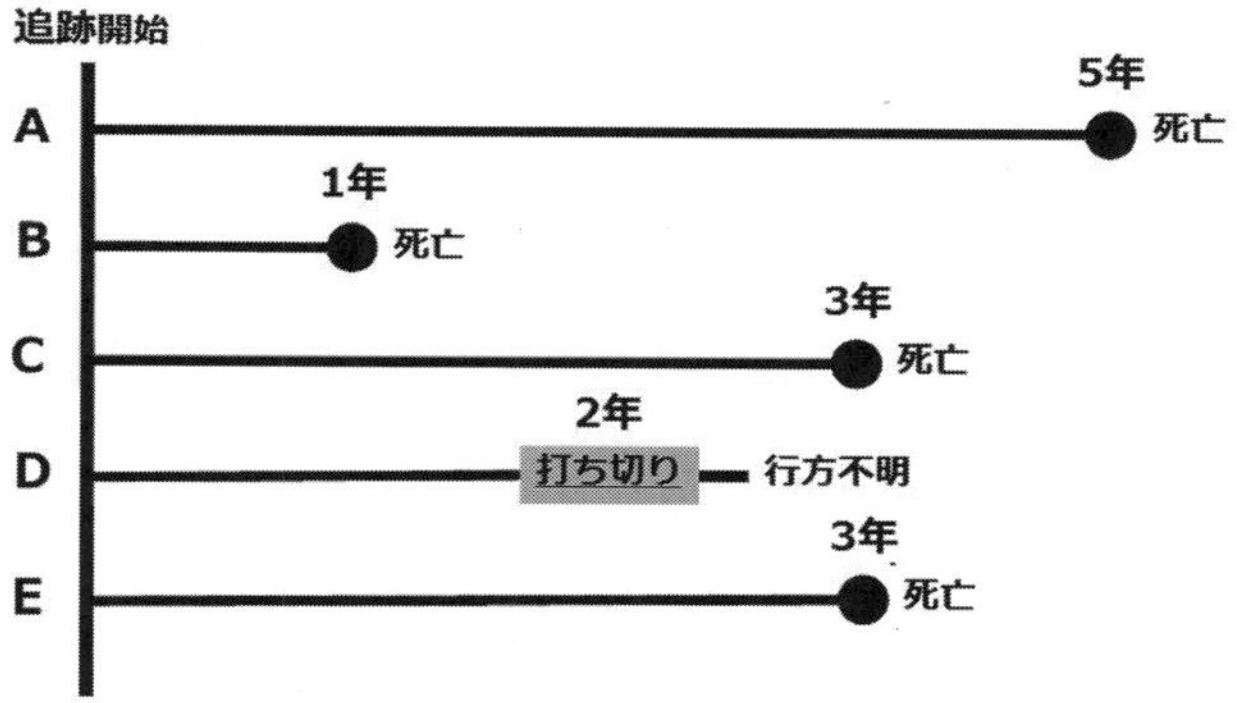
追跡開始
A
5年
死亡
B
1年
死亡
C
3年
死亡
D
2年
打ち切り
行方不明
E
3年
死亡

図 28

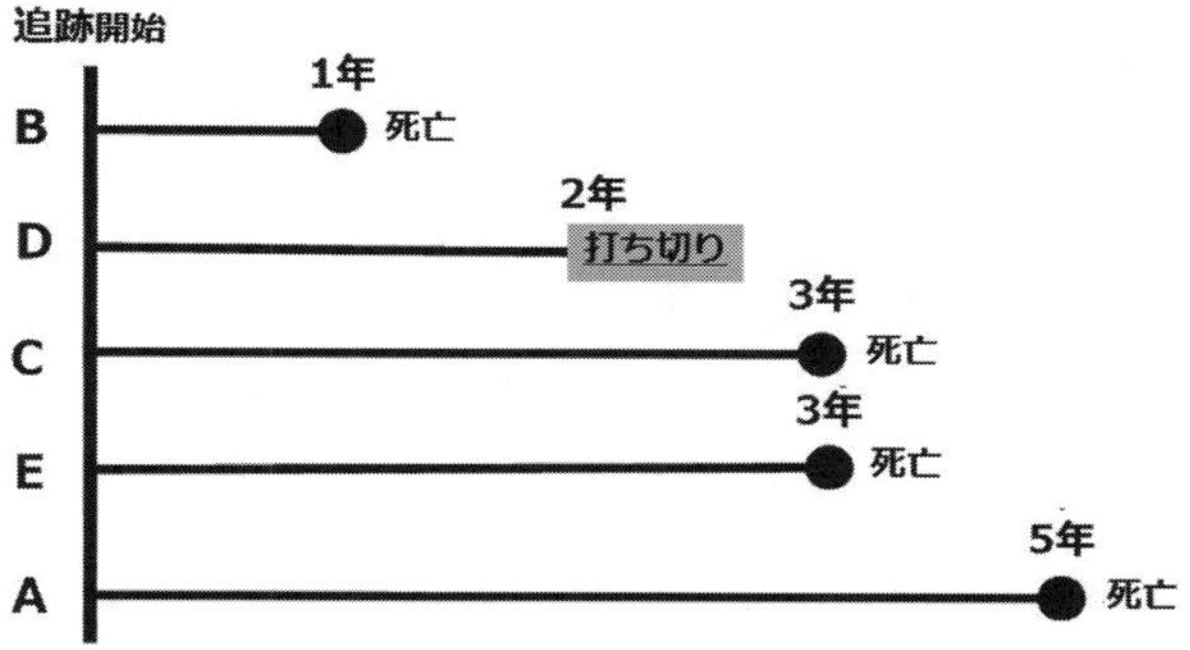
追跡開始
B
1年
死亡
D
2年
打ち切り
C
3年
死亡
E
3年
死亡
A
5年
死亡

認がとれなくなるケースは必ず発生します。ある患者さんの最近の生存確認がとれない場合は、生存が最後に確認されていた時点に遡って「打ち切り」と扱われます。

そして、その時点で生存曲線に「ヒゲ印」が付きます。論文によってはヒゲ印が付けられていない生存曲線もあります。

先ほどの例で、Dさんに「打ち切り」が発生した場合にどうなるでしょうか。具体的には、2年時には外来で生存が確認されていたのですが、それ以降行方不明になってしまったケースです。したがって、Dさんは2年時点で「打ち切り」として扱われます（図27）。この場合の生存曲線はどのように描かれるでしょうか。手順を同じくして生存期間が短い順番に、左端に揃えて患者さん5人が並び替えられます（図28）。

この場合の生存曲線はどうなるでしょうか。次頁の図29をご覧ください。1年時点でまずは1人（Bさん）の死亡が確認されたので、イベントの階段を1段降ります。この時の生存割合は、5人中1人減った4人なので、4／5＝80%となります。分母は5人から4人に減りました。Dさんは2年時点で「打ち切り」になっているので、ここでヒゲ印が付きます。そして、今後「死亡」イベントが起きうる分母（リスク集合）からDさんは省かれてしまいます。具体的には、1年目で死亡したBさんが除かれた4人ではなく、さらにDさんも除かれた3人という計算になります。そして、次に死亡イベントが確認されるのが3年時点です。ここでは、Cさん、Eさんの2人が死亡しているので、イベントの階段は2段降ります。この時の生存割合は、3人中2人

図 29

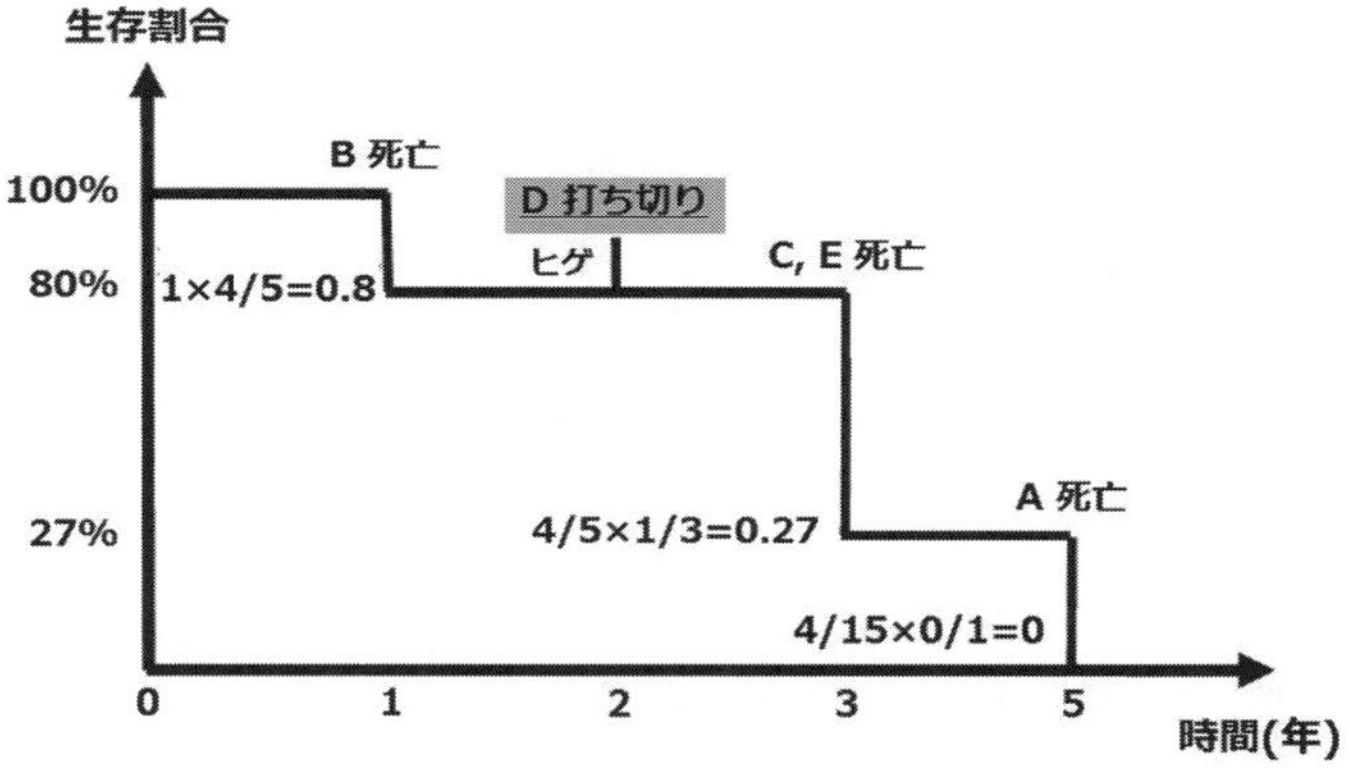

減った1人なので、全体の生存割合は、4／5×1／3＝27％となります。最後に、5年時点で1人（Aさん）の死亡が確認されたので、イベントの階段を1段降ります。この時の生存割合は、1人中1人減った0人なので、全体の生存割合は、4／5×1／3×0／1＝0％となります。

この「打ち切り」ありの生存曲線（図29）と、前者の「打ち切り」なしの生存曲線（図26）の「形」をみると、確かに「打ち切り」ありの方が、膨んだ形にみえてしまいます。近藤氏はこの「打ち切り」例を強調することで、生存曲線の形が奇妙になっていると頻繁に訴えます。確かに、「打ち切り」によるバイアスというものがあり、むやみに「打ち切り」が多くなると、見かけ上、生存曲線が良い方向に偏るのは事実です。この「打ち切り」がゼロになることは理想ですが、実際の臨床試験では現実的には不可能であることが一般的です。

そこで、患者集団の生存確認について、十分に追跡されているかどうかを視えるようにするために、「リスク集合」というものがあります。これは、ある時点までしっかり洩れなく追跡されている生存患者の数のことです。その時点において「打ち切り」を受けていない実際の生存患者数を意味します。この「リスク集合」から、打ち切りの程度や分布が容易に予測できるので、後で応用問題として説明します。つまり、論文の生存曲線にヒゲ印が付いていなくても、どの程度しっかり患者が追跡されているかが確認できるのです。

さて、これまでの基礎的なことをふまえたうえで、「生存曲線が奇妙な形」という理由で近藤氏によって断罪されてしまった日本発の胃がん補助化学療法のエビデンスを検討してみます。

その前に、胃の周囲にはリンパ経路が発達しているので、手術で治癒のチャンスのある進行胃がん患者さんには、D2郭清を伴う胃切除術が標準術式として確立されています（詳細は後述）。そして、手術だけでの治療成績ではもはや頭打ちであり、次のテーマとしては抗がん剤によって、いかにしてより再発を予防するのか、という新たな戦略が求められていました。そこで、ステージⅡ／Ⅲの進行胃がんに対して胃切除術を受けた1059人の患者を対象に、経口抗がん剤S－1（エスワン）の有用性を検証するためのランダム化比較試験、「手術＋エスワンvs手術単独」が比較されました。このように、手術後に組み合わせることで、再発を抑えてより治癒のチャンスを高めるための抗がん剤治療のことを、術後補助化学療法といいます。

6　術後補助化学療法の効果

このエスワン試験の症例登録は２００１年から２００４年までおこなわれ、２００６年に解析された結果が第一報として２００７年に一流医学誌『The New England Journal of Medicine』に報告されました (Sakuramoto S, et al. N Engl J Med 2007; 357: 1810-1820)。その後、５年間長期追跡されたアップデート解析が２０１１年に報告され、結果はいずれも、手術後に経口抗がん剤エスワンを１年間服用したほうが、手術単独よりも再発率、死亡率を有意に下げることが示されました (Sasako M, et al. J Clin Oncol 2011; 29: 4387-4393)。このエビデンスをもって、日本では進行胃がん手術後に補助化学療法として抗がん剤エスワンを１年間服用することが標準治療として確立されたわけです。

しかし、胃がんにおける手術と抗がん剤、両者に対して「延命効果は存在しない」と絶対反対派の立場をとる近藤氏は、この臨床試験には問題があると異を呈します。

エスワン投与群の生存曲線は、ゆるやかですが上方に向かって凸であり、指数関数曲線になっていない。この形は前述したように、人為的操作なくしては出現しない。利益相反状況がなせるわざでしょう。（『抗がん剤は効かない』24－25頁）

次頁の図（図30）が、その試験結果を示すグラフです。このうち上に位置する生存曲線が抗がん剤エスワンを服用した患者集団のものになります。この生存曲線のように山なりのようになって見えるものを近藤氏は「上に凸」の形と呼び、ジェットコースターのスロープのように降下するような指数関数曲線でないので「奇妙な形」としてしまいます。しかし、このロジックの前提にあるCancer論文の主旨は、近藤氏の主観で曲解されていたことを先で説明しました。では、生存曲線を見たときに「上に凸」という形が本当に起こりえないのでしょうか。

その前に、ひとつ確認しておくべきことがあります。近藤氏は「治らない転移性がん患者集団」に対して生存曲線が指数関数曲線に従うという前提を置いていたはずです。しかし、手術を受ける対象は治癒を目指している患者集団です。したがって、近藤氏のルールに従う対象集団とは異なるはずです。ひょっとすると、昔のハルステッド手術の生存曲線が指数関数曲線に近似するからという理由で、そのロジックを胃がんにも当てはめたいのであれば、乳がんと胃がんは異なる疾患であるため、各論として区別をして根拠を示すべきです。この時点で、「生存曲線の形が奇妙」を連呼する近藤仮説の根拠は完全に失いつつあるのですが、手術対象の胃がんにまで仮説の適応を広げることについて、いったん肯定してみることで議論を深めてみます。

「エスワン投与群の生存曲線は、ゆるやかですが上方に向かって凸であり、指数関数曲線になっていない。」

近藤氏はエスワンが投与された生存曲線のみに言及しているのですが、比較対照であるエスワ

図30

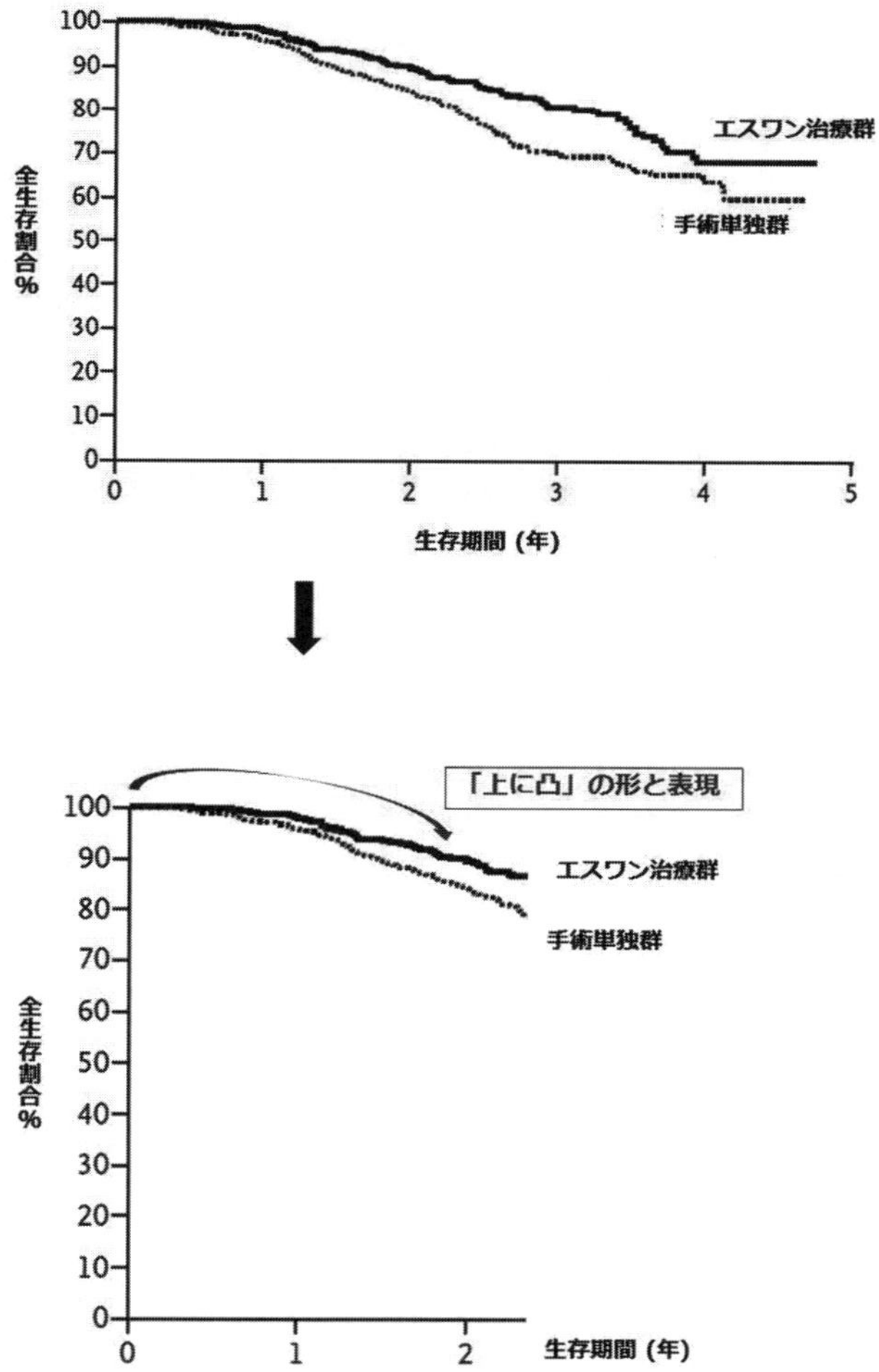
100
90
80
70
60
50
40
30
20
10
0
全生存割合%
0
1
2
3
4
5
生存期間 (年)
エスワン治療群
手術単独群
「上に凸」の形と表現
100
90
80
70
60
50
40
30
20
10
0
全生存割合%
0
1
2
生存期間 (年)
エスワン治療群
手術単独群

図31

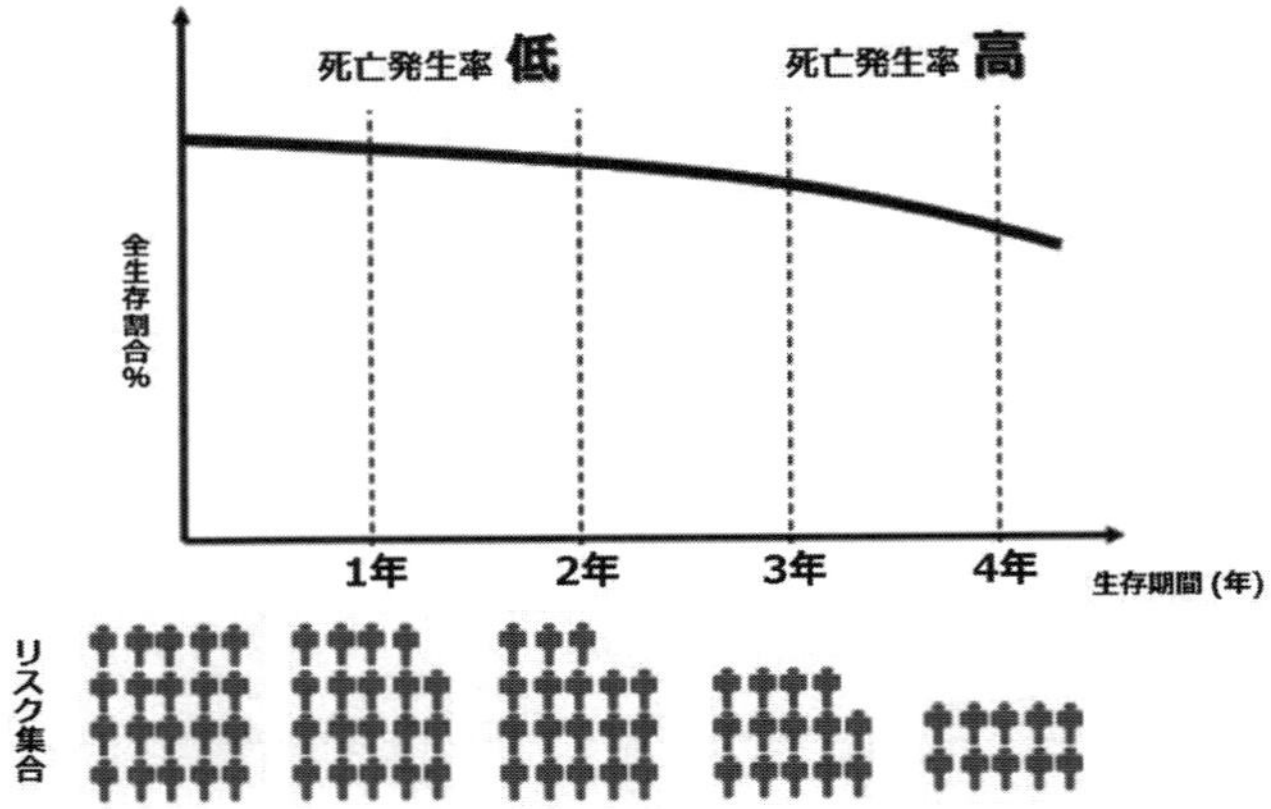

ンが投与されていない手術単独群の生存曲線も、よくみていただくとおわかりのように形としては同様に「上に凸」になっています（図30）。片方だけにあるロジックを当てはめるのではフェアな議論は成り立ちません。

そこで、まず手術単独群の生存曲線について説明してみます。近藤氏によると、胃がん手術を受けると合併症や後遺症などで1〜2年ほどで「バタバタ死ぬ」から手術を受けるべきではないと主張していますが、実際に現場で起きている話ではありません。そこで、がんの進行程度にもよりますが、胃がん手術後の死亡発生リスクと生存曲線の関係を簡単に示してみると上の図のようになります（図31）。手術の後に再発をしてしまって、胃がんが原因でお亡くなりになるリスクは、手術を受けてから3〜4年たってから後のほうで高まるのであり、最初の1〜2年で「死亡」という出来事がバタバタ起きるようなことはありません。先のカプランマイヤー法によると、胃がん手術後1～2年で生存曲線は階段から急激に転げ落ちるような形で減りにくいために、手術単独群でも生存曲線の形がもともと「上に凸」のようになります。決して、人為的操作でもなんでもなく、単に日本の胃がん手術レベルが優れていることを示しています。

手術単独群の生存曲線が「上に凸」になるというベースのもとで、抗がん剤エスワンの上乗せ効果が検証された臨床試験なわけですから、エスワン投与群の生存曲線も、同様に「上に凸」になるのは当然だといえます。然るに、「手術でバタバタ死ぬ」「抗がん剤の毒性で死ぬ」を原則とする近藤氏にとっては、「上に凸」の形を肯定してしまうと持論にとって都合が悪い、ただそれだけのことなのでしょう。

「打ち切り」の影響を検討する

さらに、グラフの形が奇妙だとする他の理由について、近藤氏は著書『抗がん剤は効かない』の中で以下のように記述しています。

あまりに多数の被験者を生死不明と扱って、打ち切りケースにしてしまうからです。（中略）被験者が通院を止めても、生死確認をしないで打ち切りケース扱いをする。これは、意識的に調査をしないという意図的行為であり、人為的操作であるわけです。このように生死が不明になったプロセスに、医者側の意図的行為が介入しない限り、生存曲線が上方に向かって凸形になることはないのです。(47－49頁)

先に説明した「打ち切り」についての応用問題になります。繰り返しますが、実際に臨床試験を行ってみると「打ち切り」をゼロにすることは難しいと言えます。ただし、追跡期間が短い状況で解析してしまうと、例えばエスワン試験の最初の報告のように「打ち切り」症例は増えてしまい、生存曲線の「精度」が未熟なのは本当です。とはいえ、このエスワン試験において、近藤氏が指摘するように生存曲線の形が変えられるほど意図的な「打ち切り」行為が本当に多かったのかを、しっかり考察してみます。先述したリスク集合から、このケースで「打ち切り」の程度や分布を具体的に予測してみましょう。

最初の報告は、追跡期間の中央値が約3年でデータ解析された結果でしたが、後に報告されたアップデート解析は、5年間しっかり追跡されています。そして、「打ち切り」症例は1059人中131人(12%)であると論文に記載されています。この程度の打ち切りが本当に生存曲線の形を奇妙に変えてしまうものでしょうか。

2007年に最初に報告された論文のエスワン投与群のリスク集合に注目してみましょう(図32)。各時点で「打ち切り」を受けていない実際の生存患者数＝リスク集合は、1年時で515人、2年時で370人、3年時で196人、4年時で46人となっています。エスワン投与群の対

図３２

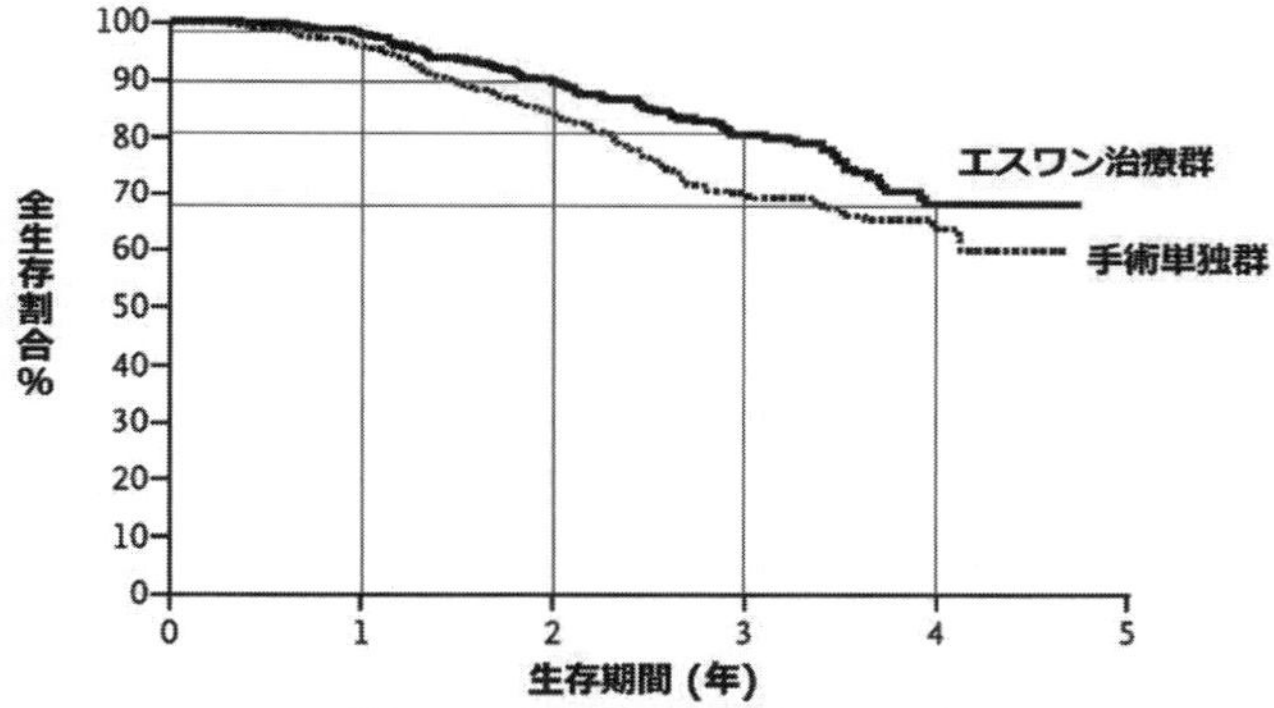

<リスク集合>		97%	70%	37%	9%
エスワン治療	529	515	370	196	46
手術単独	530	504	352	163	40

象者数が５２９人ですから、それぞれの生存割合（生存者数÷対象者数）は１年時で97％、２年時で70％、３年時で37％、４年時で９％のはずですが、実際の生存曲線上で示されている生存割合はどうでしょうか。１年時はグラフ上の数字とほぼ一致するので「打ち切り」の影響はないと考えられます。しかし、２年時、３年時、４年時のグラフ上で示される生存割合は、それぞれ約90％、約80％、約70％と、２年時から３年時以降で大きな乖離がみられます。したがって、この最初の解析結果では、「打ち切り」例の多くはとくに大きな乖離がみられる３年時以降に偏って分布していたことが予測されます。追跡期間の中央値が約３年の解析結果なので、この結果は仕方がないともいえるでしょう。しかし、

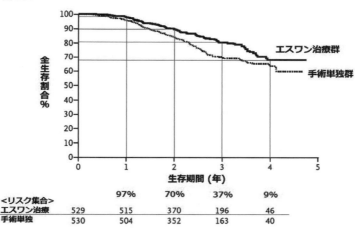

図３３

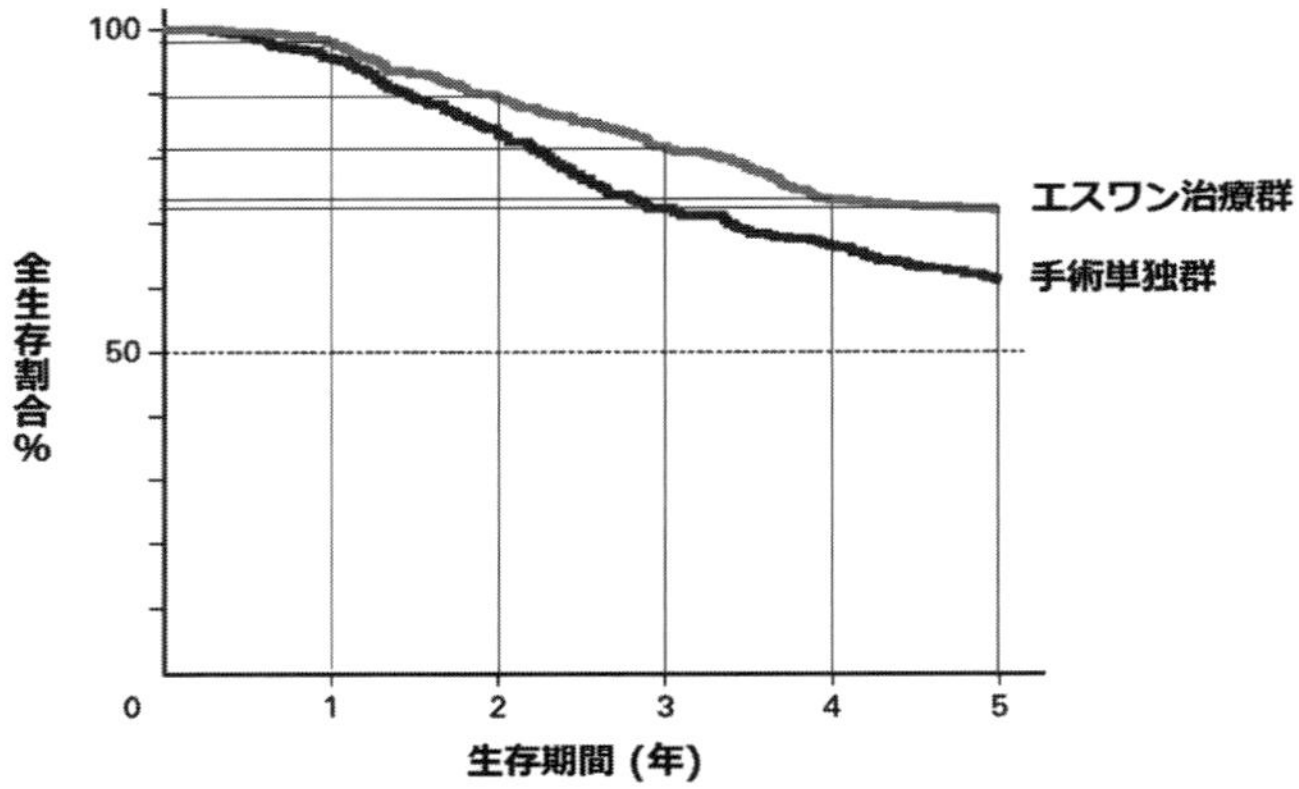

<リスク集合>		97%	88%	79%	69%	60%
エスワン治療	529	515	465	416	363	316
手術単独	530	504	438	365	327	268

２０１１年に報告された5年間追跡アップデート結果では、最初の解析結果で「打ち切り」として扱われていた症例の生存確認が増えたことで、より「精度」が高まった生存曲線となっています（図33）。

グラフを見てみると、「打ち切り」を受けていない実際の生存患者数＝リスク集合は、1年時で５１５人、2年時で４６５人、3年時で４１６人、4年時で３６３人、5年時で３１６人と図33の時よりも、明らかに増えているのがわかります。それぞれの生存割合（生存者数÷対象者数）は1年時で97%、2年時で88%、3年時で79%、4年時で69%、5年時で60%となるわけですが、実際の生存曲線上で示されている生存割合は、1～4年時ではほとんど一致しますので、「打ち切り」の影響はないと考えられます。しかし、5年

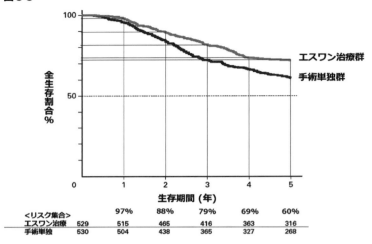

時では10％以上の乖離がみられるので、このアップデート解析結果では、「打ち切り」例の分布は4～5年と後の方に偏って分布していることが予想されます。

まとめると、エスワン投与群の生存曲線の形を奇妙にさせるような「打ち切り」バイアスは、少なくとも生存曲線の形を「上に凸」にしている1～2年時点では存在しないことがわかりました。

したがって以上より、このエビデンスがインチキだとする近藤氏が掲げる次の二つの理由、

①指数関数曲線ではないのは人為的操作が働いているから

②「上に凸」形になるのは意図的な「打ち切り」バイアスがあるから

これらを裏付ける根拠はこれですべて失ったことになります。

利益相反という陰謀論

残るは「利益相反」についてです。

研究者と製薬会社との経済的結びつきがあります。研究者が製薬会社から、寄付金など経済的利益を得ていると、研究者が（本来守るべき）公衆の利益に反し、製薬会社の利益を図って行動する危険がある。これを「利益相反状況」といい、実際にもこの臨床試験に携わった

専門家や臨床医らは、製薬会社から経済的利益を得ており、論文結果を信用する基礎に欠けます。（『抗がん剤は効かない』24頁）

このティーエスワン試験は、研究者と製薬会社とがズブズブの関係です。社員が医者たちから患者のデータを回収していたし、金銭的癒着もひどい。論文著者の1人で、医学統計の専門家である東大教授をはじめ、全著者10名のうち実に8名が、この製薬会社からお金をもらっているんですね。製薬会社がらみの不正があった、降圧薬・ディオバンと同様、製薬会社が関わった抗がん剤の試験で、信用できるものは1つもないのです。（『がん治療の95％は間違い』幻冬舎新書53－54頁）

研究医師と製薬企業がグルになってデータを操作し、論文が作られていると最初に決めつけてしまう結論づけは、単なるエビデンスの破壊活動にしか過ぎません。世に幾多もある臨床試験の中には、確かに質の悪いものもあるでしょう。実際に、私の周りでも製薬企業の太鼓持ちのような医師をみかけるのも事実です。しかし、そのような利益相反があるからといって臨床試験のデータを捏造したり、インチキが働くという「性悪説」に基づいた結論付けは、きわめて乱暴です。

利益相反（利害関係）による弊害を排除する努力は当然必要になってきますが、利益相反がすべてを歪めるというステレオタイプなものの見方は、それ以上の生産的な議論を不可能としてしまいます。

では、本当に「製薬会社が関わった抗がん剤の試験で、信用できるものは1つもない」のでしょうか。『週刊文春』誌上の対談企画の中で、先述したパニツムマブ試験の論文著者でかつ研究責任医師でもある Eric Van Cutsem 氏について、論文に開示されている利益相反をみるとパニツムマブの開発元であり臨床研究スポンサーでもあったバイオベンチャーのアムジェン社のコンサルタントをしているのでズブズブの利益相反の関係にある。したがって、データ結果に人為的操作が加えられるのは当然のことだと言われました。利益相反があると、即座にすべてのデータ結果を歪めてしまうという理屈になってしまうものでしょうか。製薬企業は、あくまでも薬剤の情報、知識しか持ちえないため、現場の患者さんのことを知り、さらなる新薬研究開発を進めるために、現場のスペシャリストに臨床的見地からのアドバイスやときにはコンサルティングを求めることもあるでしょう。

そこで例えば次の胃がんの臨床試験を紹介します。近藤氏が転移性大腸がんで問題視していたパニツムマブという分子標的薬が、転移性胃がんでも有用かどうかを検証するために英国で行われたランダム化比較試験です (Waddell T, et al. Lancet Oncol 2013; 14: 481-489)。

治療歴のない転移性胃がん患者553人を対象として、抗がん剤1次治療の設定で、「標準治療＋パニツムマブ vs 標準治療」が比較されました。この臨床研究も先のアムジェン社がスポンサーになっていて、研究責任医師の David Cunningham 氏も、先の Eric Van Cutsem 氏と同様に、アムジェン社から研究資金の提供を受け、さらに社内アドバイザーも務めているという利益相反が論文で開示されています。近藤氏の言う通りだとするならば、パニツムマブ併用群の治療成績を意図的に有利にするために、Cunningham 氏はデータに人為的操作を加えるよう指示を下すという理屈になってしまいます。しかし、実際の結果は、パニツムマブを併用すると効果どころか、患者の不利益になるという結果が示され、転移性胃がん患者にはパニツムマブは不適切という判断が下されました。

思考停止に等しい製薬企業陰謀論

さらには、このパニツムマブと同じ作用機序を示し、同様に大腸がんでは標準治療となっているセツキシマブという分子標的薬に関しても、薬剤の製造販売元であるメルクセローノという製薬企業がスポンサーとなって行われた胃がんの国際共同ランダム化比較試験も紹介します(Lordick F, et al. Lancet Oncol 2013; 14: 490-499)。

転移性胃がん患者９０４人を対象として行われ、「標準治療＋セツキシマブ vs 標準治療」が比較された結果は、先のパニツムマブの時と同様に、セツキシマブ併用治療の方が患者に不利益となる結果が示されました。大腸がんでいくら効果のある薬剤でも、胃がんでは効果がないというデータが再現性をもって科学的に示されたことを意味します。ちなみに、この臨床研究の責任医師であった Florian Lordick 氏もメルクセローノ社から研究資金の提供を受け、会社のアドバイザーも務めていると開示されています。

製薬企業の陰謀が本当に働くのであれば、今頃、世界中の胃がんという巨大なマーケットで、パニツムマブやセツキシマブが重要な薬剤として患者さんに広く投与されているはずです。これらにみられるように、臨床試験から導かれたフェアな結果によって、世の中に出ることが許されなかった新薬候補は実は山のようにあります。それらの情報を漏れなく公平に扱うのではなく、ある部分のみを取り上げて全体を裁いてしまう一般化は、決して大人の議論ではありません。

こうした利益を収められるか否かは、その薬が認可されるかどうかにかかっており、認可さえされれば、それは同時に標準治療のお墨付きを得たも同然で、莫大な売上が約束されている。そして認可されるかどうかは、臨床試験の生存曲線次第なのです。生存曲線と認可との間に、こうした関係がある場合、生存曲線をより良好に見せかけるために、製薬会社がどういう行動に出るか、想像に難くないでしょう。（『抗がん剤は効かない』32頁）

これは、転移性大腸がんの標準治療薬として世界中で承認されている抗ＶＥＧＦ抗体薬ベバシズマブ（商品名アバスチン）という分子標的薬の有用性が検証されたランダム化比較試験の結果に言及している問題記述です。これまで近藤氏のロジックがいかに主観に依存しているかを念頭に置きながら、このケースを一度、正しく整理してみます。

利益相反の問題を総括する

その前に、転移性大腸がんの患者を対象にした場合、近藤氏の推奨する無治療はどのような位

図３４

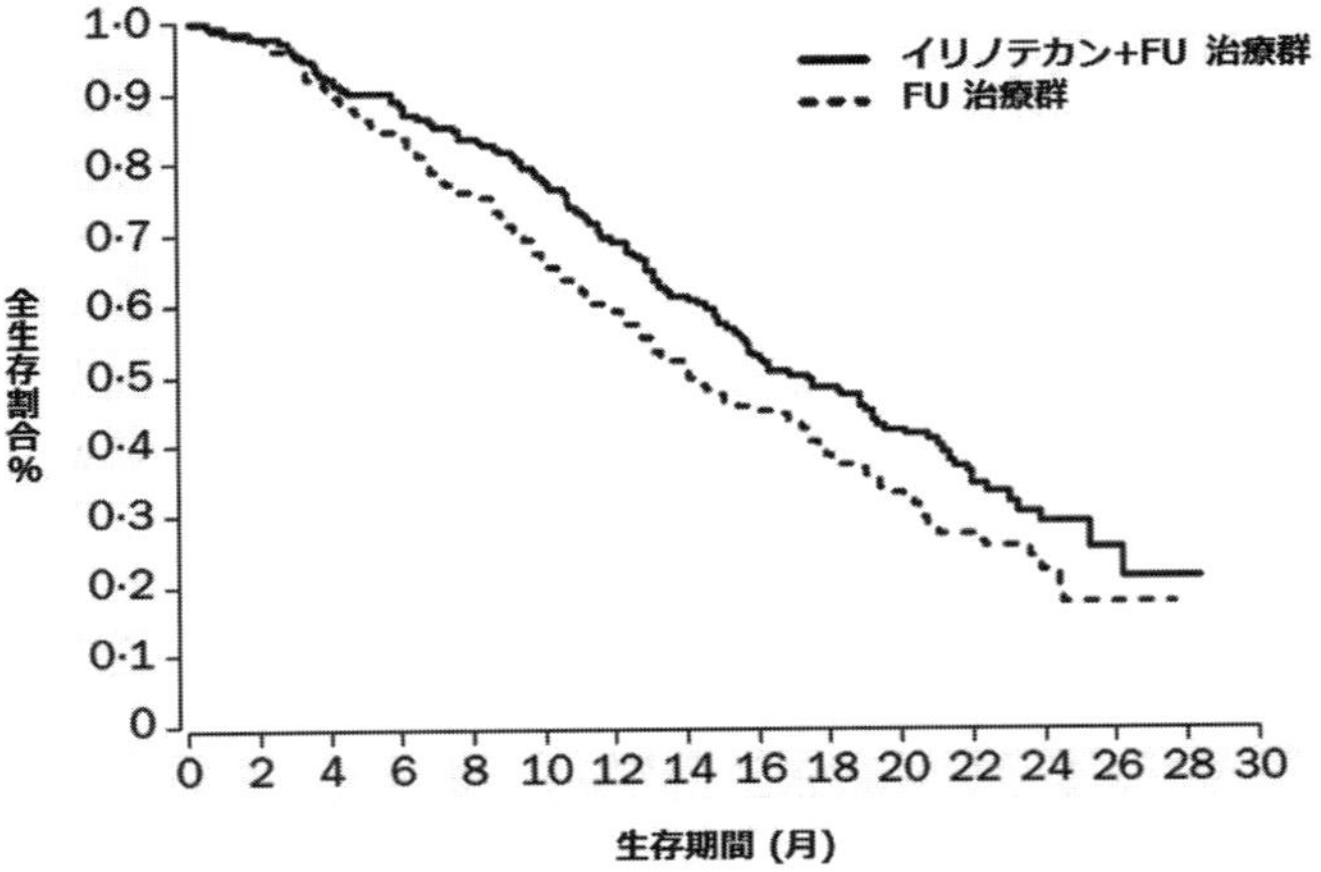

置づけであったかを覚えているでしょうか。過去に、フルオロウラシル（ＦＵ）という薬剤しか存在しなかった時代において、「ＦＵ療法vs無治療」を比較する多くのランダム化比較試験が行われ、生存利益のみならず患者のＱＯＬという観点からも、すでにＦＵ療法が無治療より優っていることが証明されていることを先で説明しました（図５）。そのＦＵ療法と、新規の抗がん剤であるイリノテカンを組み合わせた治療を比較するランダム化比較試験が欧州を中心として行われました。「イリノテカン＋ＦＵ療法vsＦＵ療法」の比較結果は上図（図34）のようになり、生存期間中央値で１７・４か月vs１４・１か月と、イリノテカンを組み合わせた併用療法によって生存期間の改善を認めました（Douillard JY, et al. Lancet 2000; 355: 1041-1047）。

図３５

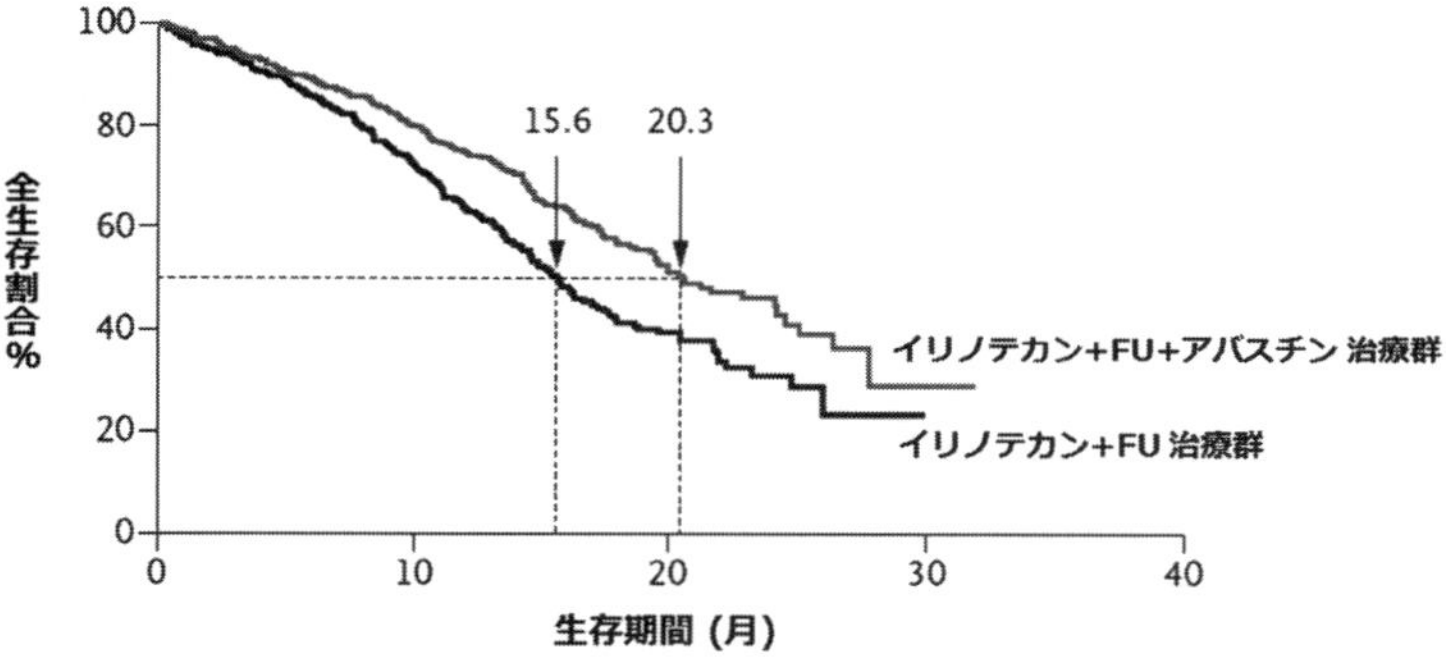

次いで、このイリノテカン＋ＦＵ療法（ＩＦＬ）を対照群として、それにアバスチンを上乗せしたら効果はどうなのか、というランダム化比較試験が米国を中心として行われました。転移性大腸がん患者８１３人を対象に、「ＩＦＬ＋アバスチン vs ＩＦＬ」を比較した結果を上図（図35）に示します（Hurwitz H, et al. N Engl J Med 2004; 350: 2335-2342）。

生存期間中央値で２０・３か月 vs １５・６か月、34％の死亡率を低下させ、統計学的に有意な差をもってアバスチンの上乗せ効果が示されました。このようにして、順序立ててロジカルに証明されたエビデンスに対して、近藤氏のコメントはどのようなものだったでしょうか。

> この中央値の延長は信用できない。併用群の生存曲線は上方に凸の奇妙な形で、人為的操作の介在を推認させるからです。そのうえ、著者の

利益相反状況があまりに酷い。データを操作したくなる状況がありました。（『抗がん剤は効かない』30頁）

グラフ（図35）をよく見ていただくと、胃がんのエスワン試験のところでも議論したばかりですが、決してアバスチン併用群の生存曲線のみが「上方に凸」の形になっているわけではありません。対照群の生存曲線も同様に「上方に凸」になっています。ここで、近藤氏はある臨床試験データを調達してきます。

その後二〇一〇年に、興味深い論文が現れました。やはり抗がん剤単独群と、アバスチン併用群を比較した臨床試験ですが、二本の生存曲線はピッタリ重なっている。というよりも、アバスチン併用群のほうがむしろ悪い（Oncology 2010; 78: 376）。これは製薬会社とは関係がない臨床医たちが自主的に行った試験らしく、利益相反状況がないとこうなる、という見本でしょう。アバスチンも認可自体を取り消すべきです。（『抗がん剤は効かない』31頁）

確かに、同じような臨床試験を繰り返すと、まったく異なる結果になることがあるので、この試験結果は謙虚に受け止める必要はあるでしょう。しかし、この論文が掲載されているOncology誌は、先のアバスチン試験が掲載されたN Engl J Med 誌よりインパクトファクターはかなり落ちてしまいます。それの内容をよくみてみると、ランダム化比較試験とはいっても、ギリシャの単一の病院で行われたサンプルサイズがわずか２２２人という規模の小さな第Ⅲ相試験で、近藤氏

図３６

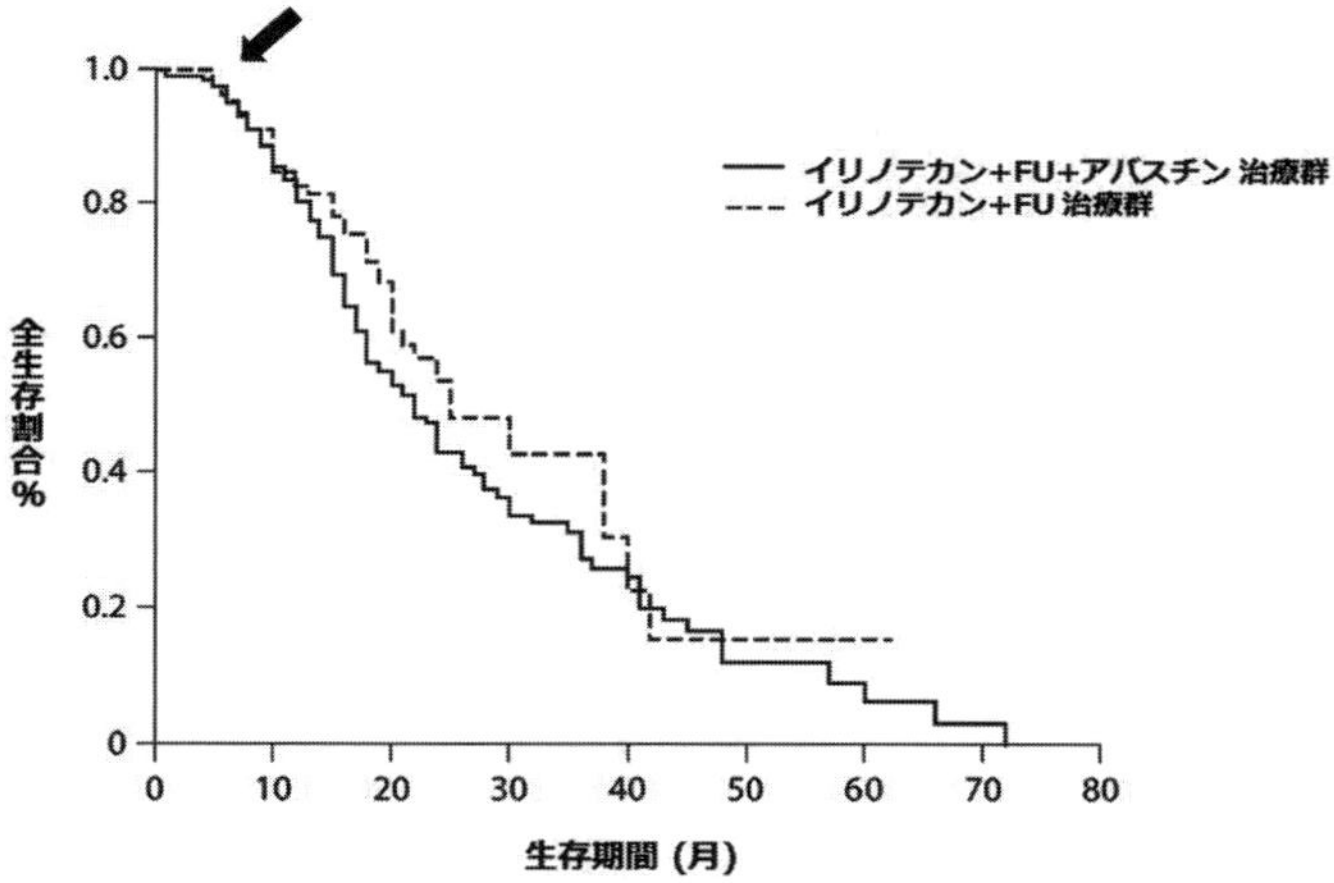

の言うようにいくらでもデータを人為的に操作できるような環境で実施された私的研究のようです。ランダム化比較試験という名はついていますが、客観的にはとても参考になる臨床試験とはいえません。対照群にはプラセボ（偽薬）が使用されていないので、主治医による意図的なバイアスはいくらでも入りやすくなっています。

そのような背景が査読者に見抜かれた結果、いくらランダム化比較試験とはいっても、インパクトファクターの高い論文掲載にならなかったのでしょう。インパクトファクターとは、例えば特定の1年間において、その医学誌に掲載された論文が世界中でどれくらいの頻度で引用されているかを示す尺度です。言いかえると、その分野における医学誌の影響度や信頼度を表すものです。このようなギリシャの質の悪いランダム化比較試験であっても、近藤氏がこれを正当なものとして受け入れるのであれば、この論文の生存曲線も10か月時点まで「上方に凸」の奇妙な形をしていることがわかります（図36矢印）。このことに関して、近藤氏はどのように説明されるのでしょうか。この場合は、人為的操作の介在は議論しなくてよいのでしょうか。

「治らない患者の生存曲線が指数関数曲線を示すというのは、（ハザードうんぬんといった）机上の理論ではなく、実際の経験や臨床データから帰納された命題だ」（『抗がん剤は効かない』114頁）、「死亡リスクが一定でない場合を含め、グラフが指数関数曲線になることが、多数の論文データから帰納的に証明されている」（同 120頁）と、近藤氏自身が読んできた医学論文（経験）にこそ裏付け根拠があると主張を続けます。

これに対して、岩田健太郎氏の著作『「リスク」の食べ方』（2012年 ちくま新書）の中で適切な批判がされているので紹介します。

しかし、これは帰納法に対する大きな勘違いです。帰納法は何かを証明しないからです。このことは、カール・ポパーの反証論が有名です。目の前に99の黒いカラスが見えても、次のカラスが白くないことを証明できません（支持あるいは示唆することはできても）。だいいち、すでにたくさんのスタディーで上に凸になることは近藤氏自身がお示しになっている。「帰納的に証明され」たものは正しくて、その次に観察された事象は「いんちきだ」と断定するのは、データではなく近藤氏の「主観」です。どちらが正しく、どちらが間違っていて（あるいはどちらも正しくて）、というのはデータそのものは教えてはくれません。帰納法は「他人に起きることは私にも起きる」という信念に基づく仮説ですが、真理をそれ自体は証明しないのです。（173－174頁）

欧米で行われる臨床試験は、被験者保護・信頼性確保を担保するための厳格な法規制（GCP; Good Clinical Practice）が適用されているので、データの信頼性が損なわれるような出来事が発覚した場合には、厳格に裁かれることになっています。ただし、日本ではそのような法規制が最近まで存在していませんでした。そのような状況下で、近藤氏の糾弾するノバルティスファーマ社の降圧剤ディオバン（一般名バルサルタン）事件に代表されるような、臨床試験データ捏造という不祥事が起きてしまったわけです。日本の臨床試験の信頼を失墜させた事実は素直に受け入れ、われわれ医療関係者は猛省の上にたたないといけないでしょう。しかし、それら問題ケースについては関与した関係者たちが個別に糾弾されるべき事例であり、すべての臨床試験において不祥事が行われていると決めつけるステレオタイプな考え方は乱暴ではないでしょうか。もう少し俯瞰して考えてみると、「人（ヒト）」を対象とする臨床試験の実施にあたっては、世界中で遵守されている倫理的原則としてヘルシンキ宣言というものがあることをすでに説明したかと思います。その中で、医師の責務として次のようにも宣言されています。

・人類の健康を向上させ、守ることは、医師の責務である。医師の知識と良心は、この責務達成のために捧げられる。（日本医師会訳）

利益相反の問題についてこれ以上の議論は、医師という職種の「性善説」に疑義を呈する話になってくるかと思います。翻ると、「私利私欲に基づいて医学研究が行われる」という前提からスタートしなくてはいけない議論は不毛以外のなにものでもありません。

Ⅲ　データが示す手術の生存利益

1　手術への徹底的な断罪

「医者を見たら死神と思え」

ヤクザはしろうと衆を殺したり、指を詰めさせたりすることはありません。強盗だって、たいていはお金をとるだけです。しかし医者は、患者を脅してお金を払ってもらった上に、しょっちゅう体を不自由にさせたり、死なせたりする。（『医者に殺されない47の心得』9頁）

「しょっちゅう体を不自由にさせたり、死なせたりする」。なぜ同じ医師の立場にありながら、自身以外の医師に向けてこのようなひどい表現をされるのでしょうか。「自動車事故によって毎年万単位の人を負傷させたり、死に至らしめたりしている。自動車メーカーは死の商人なのだ」と因縁をつける構造と同じです。最近では、漫画の監修にまで携わり、近藤仮説の普及活動に余念がないようです。『ビッグコミック』（小学館）で連載されているその漫画のタイトルは、『医者を見たら死神と思え』。そして、医者の中でもとりわけ外科医に対する感情的な表現が顕著にみられます。漫画の内容をみると、医療現場を描くジャンルとしてはきわめて異質な表現が垂れ流しにされています。なぜならば、近藤仮説が作画で忠実に再現されているからです。

外科医は本当に「死神」なのでしょうか。手術は誰にとっても積極的に受けたいとは思わないイヤな治療だと思われます。なぜならば、「体にメスを入れる」ことは、外部から大きなストレスを受け、本来備わっている恒常性を人工的に壊されてしまう行為だからでしょう。できることなら、一生のうちで避けて通りたい治療だと思うのは人情としてはよく理解できます。

では、がんの手術を受ける最大の目的は何でしょうか。「がんを治すため」です。がん疾患によって、状況によっては、「治す」ための手段として手術を選ばなくても解決できる各論はいくらでもあります。例えば、早期に発見された場合には、内視鏡によるストレスの小さな切除のみで治癒できる機会も最近では増えてきました。最近では、俳優の渡辺謙氏も胃がんが早期に発見されたことで胃を切除しなくても、内視鏡のみで治療を無事に終えることができました。白血病やリンパ腫のような血液がんをはじめ、小細胞肺がんや頭頸部がん、食道がん、精巣腫瘍（胚細胞腫瘍）のようながん疾患の場合には、手術ではなく抗がん剤のみや放射線治療との組み合わせによって治癒を目指せる場合もあるでしょう。しかし、この国のがん統計上、罹患数上位に位置するがん疾患に対して、治癒を目的としたときにもっともゴール達成の確度の高い基本治療が手術だといえます。もちろん、手術よりラクな方法で多くの患者さんを等しく治すことができる、夢のような治療が存在したならば、そんな幸せなことはありません。しかし残念ながら、がんにかかり、治癒を目指す場合は、「低リスクで高リターン」が獲得できる魔法の杖はなかなか存在しません。

がん手術の基本的知識

がんの手術とは具体的にどのようなものか、読者はどの程度理解されているでしょうか。一般にイメージできるのは、「目に見えているがんを切除する」というものでしょうか。しかし、単にがんをむしり取ってしまえばいいということではありません。がんが発生した臓器周辺には、リンパ管が網目のようにたくさん走っています。このリンパの流れを解剖学的に徹底的に理解し、がんの状況をふまえながら、肉眼では観察できないがん細胞にまで、外科医は思いをはせなくてはいけません。がんはなぜ怖いのかといいますと、血液の流れやリンパの流れを利用して、がん細胞は全身に広がろうとする厄介な性質をもっているからです（詳細は後述）。

そこで、がんの原発巣（本体）を取り残しなく切除するのは当然のこと、がん細胞が流れていくと予想される範囲にある所属リンパ節の切除（郭清《かくせい》）も同時に行わなくてはいけません。

例えば、胃がん手術を例にとってみましょう。次頁の図（図37）に示すように、胃の周囲にはリンパ経路が発達していて、大きく分けると４つのリンパ流によって支配される領域が存在します（『東大病院を辞めたから言えるがんの話』１４０頁より引用）。がんが占拠する場所や、深さ、リ

図37

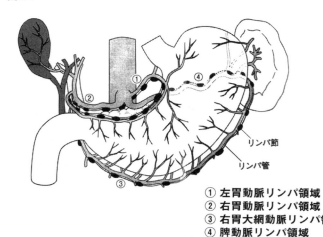

① 左胃動脈リンパ領域
② 右胃動脈リンパ領域
③ 右胃大網動脈リンパ領域
④ 脾動脈リンパ領域

ンパ節の転移状況を総合的に判断することで、郭清したほうがよいリンパ節がありま す。よく、胃を少しでも残すことにこだわられる患者さんがいます。胃を全摘されるのがどうしても嫌だという理由で、手術を拒否される方もひょっとしたらいるかもしれません。早期胃がんの場合には、リンパ節転移のリスクが低いために、胃をできる限り残すことを検討する余地は十分に考慮されるべきです。しかし、進行胃がんの場合、がんを治すということを大前提として手術を受ける以上は、リンパ節郭清が疎かになるような手術であってはいけません。がんが占拠する場所によっては、胃を全摘しなければリンパ節にがんを残してしまうリスクがあるということは知っておいてもよいでしょう。「胃は残せても、がんも残ってしまった」では、本末転倒というものです。

現在の手術の進歩は、安全に手術が行われるのは当然のこと、根治性を確保しながら、患者さんの術後ＱＯＬを良好に維持するための工夫もしっかり考慮される時代となっています。がんの「手術の成功」とは、一時のパフォーマンスに対する評価ではなく、元気に退院できるのは勿論のこと、手術をしてから2～3年ほど経過しても再発がないことが確認されて初めて成功と言えるのです。その点が、心臓や脳の手術にみられる瞬時的な成功とはまったく意味合いが異なってきます。術後の「再発」という出来事は、大腸がんのような例外はありますが（詳細は後述）、基本的には治癒から遠ざかってしまう不運な出来事を意味します。進行がんの場合、いくら最善が尽くされても再発してしまうことはしばしば起こり得ます。手術のみで勝負できるほど、がんもそう甘くはありません。ですから、再発リスクを可能な限り減らす目的で行う抗がん剤治療（補助化学療法）というものも、状況によっては必要となってきます。先述したエスワンもそれの手段のひとつです。

外科医への根深いルサンチマン

患者さんひとりひとりの状況に応じたリスクとベネフィットというトレードオフをもっとも考えないといけないのが手術だといえます。にもかかわらず、近藤氏の「手術を受けるべきではない」と一言で切って捨てるような姿勢は、おそらくは自身の好き嫌いの「主観」の話であって、治りたいと願う個々の患者さんにとって一般化できる話にはなりえません。近藤氏が執拗に外科医を貶める理由は一体なぜなのでしょうか。

ぼくはこのときの外科のやり方に、今でも怒りを覚えている。ぼくを訪ねてきたことがわかっているのに、手術室にむりやり連れ込んで乳房を全摘しようとした。これは犯罪ではないのか。手術に至れば、立派な傷害罪だろう。しかし外科医たちは、手術すれば、どうせ患者は泣き寝入りすると踏んでいたのだ。欧米では、患者に十分な説明をせずに手術して臓器を切除すれば刑法違反である。考えてみれば外科医たちの行為は、詐欺や強盗より悪質である。なぜならば、それらの犯罪で奪うものはお金にすぎないが、患者を欺き脅して奪うものは臓器なのだ。そればかりでなく、後遺症で苦しめ、ときに死に至らしめる（術死）。（『がんより怖いがん治療』２０１４年 小学館 １２２－１２３頁）

腹わたが煮えくり返りました。このオトシマエどうつけてくれよう――。しかし、僕が望んだのは外科に復讐することではありません。「この野郎！」という思いはもちろんあります。ただそれは、私憤ではなく、公憤でした。（『近藤誠の「女性の医学」』２０１５年 集英社 19頁）

慶応義塾大学病院時代に、当時の乳腺外科医との行き違いや確執がいろいろあったのかもしれません。「ぼくの乳がん患者を乳腺外科に盗まれる」、などと記述されているニュアンスをみると、同じ病院内で外科医と放射線科医が手を取り合ったチーム医療がまったく機能していなかったのでしょう。そして、次の記述にみられるように、当時の「外科 vs 放射線科」のセクショナリズムについても語られています。

主治医たる手術医がさっさと手術してしまい、放射線科に紹介されてくるのは手術不能と判断された患者や再発・転移ケースだけ。もし放射線治療医が異議を唱えれば、手術医はそれを無視し、次の日からは再発・転移ケースも放射線科に紹介しなくなる。その恐怖にかられ、手術医の下女・下僕的立場に甘んじてきた放射線治療医がほとんどなのです。（『がん治療で殺されない七つの秘訣』27頁）

このような根深い心理バイアスを抱えた医師が、ある「立場」をとってしまうことで、がん患者さんの幸福のことを何よりも最優先するような公正な思考が本当に働くのか心配になります。

インフォームド・コンセントの重要性：逸見政孝氏のケース

近藤氏が必ずと言ってよいほど、取り上げるエピソードがあります。過去に遡る１９９３年、当時、人気絶頂であったアナウンサーの逸見政孝氏が胃がんで亡くなられました。この時に受けた手術については、その後各方面から批判の声が上がり、近藤氏はその中の代表者でした。治癒も延命も望めない手術を受けたことで、かえって命を縮めたのではないか、というものです。近藤氏は、今もなおこの時に行われた手術を執拗に断罪し続けています。過去には、『週刊文春』誌上で執刀医であった東京女子医科大学消化器病センター長（当時）の故 羽生富士夫氏率いるスタッフと逸見氏のご家族とのやりとりを詳細に公開しながら、手術の妥当性ならびに当時不足していたインフォームド・コンセントの問題について深く言及されていました。その論点は決して間違ってはいなかったと思います。当時、なんでも手術ありきの「手術至上主義」の風潮が少なからず存在していたのは事実でしょう。

羽生手術は、いわば死亡率二〇〇％の手術であった。仕事ができなくなる点で、社会的死亡率一〇〇％であり、絶対に死ぬという点で、肉体的死亡率一〇〇％の手術であった。それなのに、あれだけの臓器を大量切除してしまった。それは、臓器に対する、ひいては人間の体に対する冒瀆ではないだろうか。日本の医学や手術は、ここまで堕ちてしまったのかという想いを深くする。羽生手術には、科学性・合理性の片鱗すら認められない。その無謀さ、非常識さにおいて他に例をみないものである。（「週刊文春」1994年5月26日号）

私も、逸見氏が受けた当時の手術は近藤氏の指摘する通り無謀なものであり、当時であっても決して許容されるものではなかったと考えています。しかし、近藤氏の大きな問題は、過去に起きた個別ケースにある問題を飛躍させて、自らの主張を大きく展開している点です。腹膜播種のあったスキルス胃がんの逸見氏に対して臓器を大量切除した手術がナンセンスであったことには賛同できても、なぜ早期胃がんや転移のない進行胃がんに至る、治癒を目指せる胃がん全般に対してまで手術を受けるべきではないという論にすり替わってしまうのでしょうか。

逸見氏の胃がんは、年に1回の胃がん検診を受けていた最中に発見されました。某民間病院で最初の手術を受けた時にはすでに腹膜播種性転移をきたしたスキルス進行胃がん状態で、もはや治癒が困難な状況でした。それを受けて近藤氏は、異常なしとされた前年の検診段階の時点で、1ミリほどの非常に小さな「本物の胃がん」が潜伏していたのだと説いています。逸見氏は検診を定期的にしていても死を避けることができなかった、だから胃がん検診は無意味であるという言説を強化するために、逸見氏のエピソードを明らかに利用しています。

臨床的に正しい考え方を示せば、逸見氏の患ったびまん浸潤型（スキルス）胃がんは、早期の段階で見逃されることが時としてあり得ます。正直に申せば、確実に早期発見できるかどうかは、検査をする医師の観察レベルに依存しているといえるでしょう。異常なし、と診断された前年度の検診が、本当に異常なしであったのかは、はなはだ疑わしいということです。内視鏡で観察できるのは、胃の粘膜面の上っ面のみであるため、粘膜面に変化がなければ異常なしとされてしまいます。スキルス胃がんの特徴は、胃の襞が太くなり、壁が固くなる変化をきたすのが特徴なのですが、そのような変化があっても粘膜面からがん細胞が検出されないことはしばしばあります。つまり、粘膜面の上っ面レベルで異常がないと判断されていても、がんの発育の中心が内視鏡では分かりづらい、一つ深い粘膜の下層レベルであることが多く、早期診断が遅れることがあるとても厄介な性質を持っています。とは言っても、診断能力の高い医師が検査を行えば、早期にみられる些細で異常な粘膜変化を見逃すことはないはずです。そして、逸見氏に認められた腹膜播種とは、時間経過と共に胃壁の外側に向けて、がんがより深く侵入（浸潤《しんじゅん》）していく展開の最終段階として生じる現象です。胃がんが1ミリ程度の段階ですでに瞬間転移をしてしまっていた「運命」だとする近藤氏の思い込みはまったく非科学的です。

残念ながら逸見氏の胃がんは腹膜播種を起こした状態で見つかりましたが、治癒可能な早期がんの段階であった時期は遡ると必ず存在していました。ただ、不運にも見逃されていただけのことなのです。

しかし、近藤氏は「もっと早く見つけていれば」といった考え方は見当違いだと決めつけます。そしてなぜか、早期で見つかった治癒の目指せる胃がん患者さんに対してまで、逸見氏のケースを取り上げ、手術をすると寿命が縮まると説明した挙句に放置させています（『あなたの癌は、がんもどき』181－185頁）。その放置させられた患者は、「最終的には10年生きることができた」とまるで美談のように綴られていますが、これはとんでもない話です（この問題の詳細については後述します）。その患者さんは、近藤氏から適切な手術によって治癒が目指せるという情報がおそらく何ひとつ与えられていなかったわけです。逸見氏のケースでさんざん問題視していたインフォームド・コンセントは、果たして自身が放置させた患者には行き届いていたのでしょうか。

近藤氏は、今では胃がんだけではなく、先に取り上げた乳がんのケースもそうでしたが、治癒の目指せるあらゆるがん全般に対し手術は受けるべきではないと説いています。そうして、手術の甲斐あって治ったものは「がんもどき」で、どうせ手術をしなくても変わらなかったとし、手術後に再発したものは「本物のがん」で、すでに転移する運命にあったから最初から手術をしなくても結果は一緒だったと、いわゆる後付けの理屈を机上で展開するわけです。

逸見氏の例から学ぶべき教訓は、昔の外科医にみられたエゴイスティックな正義感で患者を無理に囲い込むのではなく、各専門性をもった多診療科と一緒になって、一人ひとりの患者さんにとっての最善策を一緒に見出していけるチーム医療の成熟と、質の高いインフォームド・コンセントの重要性をあらためて考えさせるケースだったと言えます。

2　治癒を目指せる進行胃がん

D2郭清への執拗な否定とその根拠

さて、治癒が目指せる進行胃がんの場合、がんが存在する層が深くなればなるほど再発するリスクが高まります。胃の周囲にある豊富なリンパ流を考慮すると、進行胃がんを治すためには、単純にがん病巣だけを取り除くのではなく、がん細胞がリンパの流れに乗って広がっていくエリアを計算に入れてリンパ節の郭清を加えることが必要だと説明してきました。かりに近隣エリアのリンパ節にすでに転移していたとしても、郭清を少し広い範囲で行うD２リンパ節郭清（D２

郭清）をすることによって、手術でがんをすべて取り除ける可能性が高まります。このD2郭清は、現在、進行した胃がんを治すための標準術式となっています。再発すると後戻りができないために一発勝負が求められる胃がん手術において、リンパ節に潜んでいる目に見えないがんまでも取り遺しのないようにするために日本独自で確立されたのがこの術式です。

ところが、このD2郭清に対する近藤氏のネガティブ・キャンペーンは執拗です。何かへの恨みのごとく止まりません。「臓器をごっそり切り刻まれ、術後の後遺症は著しく、早期に死に至らしめる治療」だと繰り返します。

本当にそうなのでしょうか。先述した経口抗がん剤エスワンが術後補助化学療法として有用であることが検証された臨床試験の結果から、日本の胃切除術成績データをもう一度振り返ってみると、進行胃がんであるステージⅡとステージⅢを対象として、D2郭清のみで勝負した治療成績は、5年生存率は61％、再発率が42％で、D2郭清に加えて再発予防のためのエスワンを服用した患者では、5年生存率は72％、再発率が31％でした（Sasako M, et al. J Clin Oncol 2011; 29: 4387-4393）。ステージⅢの中には予後の悪い集団も含まれていますが、全体平均でみると、5年間経過しても再発がみられない6～7割の患者は治癒に近い状態であることを意味します。

それにもかかわらず、近藤氏はなぜ「手術をすると1～2年でバタバタ早死にする」と結論付けるのでしょうか。これはエビデンスの裏付け云々の話ではなくて、虚偽の話ということになります。少なくとも日本においては、実際には手術後1～2年という早期にバタバタ死亡する発生リスクが少ないために、生存曲線が「上に凸」の形になることを先に説明しました（図31）。これは進行大腸がんの手術においても同様の話です。しかし、近藤氏は、何がなんでもD２郭清を悪とみなすために以下に示すエビデンスを振りかざします。もっとも、近藤氏の熱心な読者であれば、このテーマについて彼が引用する海外のランダム化比較試験結果をすでにご存じかもしれません。

それは、治癒を目指せる進行胃がん患者７１１人を対象に、「D１郭清 vs D２郭清」を比較したオランダで行われたランダム化比較試験のことです。その前に、手術同士を比較する場合は、それぞれの手術の質が確立されていないとフェアな比較が成りたたないことは賢い読者であればご理解いただけるでしょう。抗がん剤のような薬物治療同士を比較する場合は、抗がん剤を専門的に使用するスキルは求められますが、どこの病院、どこの国においても薬自体の品質保証は保たれています。先述したイレッサ問題のように、イレッサを下手くそに扱うと大きな問題にはなりますが、イレッサ自体はどのような状況においても品質は変わりません。しかし、手術の場合には、外科医によって、病院によって、あるいは国によって、考え方や質が異なる「手技」なわけです。例えば、次のような論文報告があります。

米国で、手術件数の少ない病院と多い病院とで、同じ胃がんの手術を比較した時に、手術件数の少ない病院のほうが、手術による死亡率が高いという結果です (Birkmeyer JD, et al. N Engl J Med 2002; 346: 1128-1137)。当然のことながら、手術件数がいくら多い病院内であっても、執刀医師の

図３８

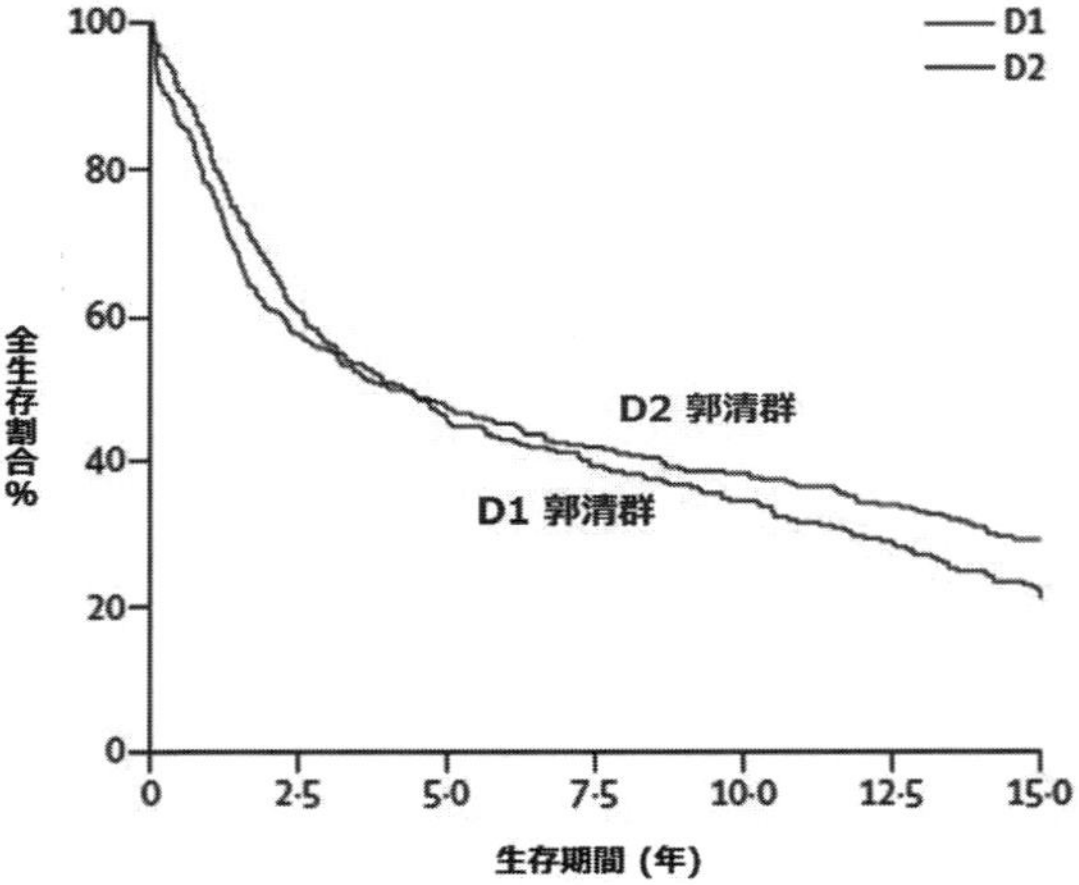

個人レベルによっても手術の質は変わってくるわけです。ですから、胃がん手術の「D１郭清vsD２郭清」を比較する場合には、手技として難しくなるD２郭清手術の質がしっかり担保されている状況、言いかえると、臨床試験に参加する外科医たちの誰もが、D２郭清をしっかり行える状況で比較試験が行われるべきだということです。

さて、このオランダ試験の最初の結果は１９９９年に報告され（Bonenkamp JJ, et al. N Engl J Med 1999; 340: 908-914）、その後15年間の長期追跡データも追加報告されました（Songun I, et al. Lancet Oncol 2010; 11: 439-449）。それらをふまえたうえで、このエビデンスを吟味してみます。

上図（図38）のごとく、「D１郭清vsD２郭清」は、全生存期間において、グラフでは両群間に若干の差がみられますが、統計学的には差がないという結果でした。すなわち、D２郭清によって生存利益を示すことができなかったということになります。

さらには、安全性の面において、D２郭清を受けた患者群のほうが、術後の合併症ならびに手術関連の死亡リスクが上回るという結果でした。これが近藤氏のD２郭清批判の大きな根拠となっているわけです。しかし、この臨床試験の背景をしっかり把握しておかないと、この結果に隠されている事実関係がみえなくなってしまうので以下説明していきます。

海外のD２郭清リスク

まず、欧米では東アジアと比較して、胃がん自体がマイナーながん疾患として扱われているために、個々の外科医が経験する胃がん手術経験が非常に少ないという事情が背景にあります。それは何を意味するのかというと、専門的な胃がん手術に対する技術向上の教育が広く普及されていないために、欧米の外科医は総じてリンパ節を郭清するという意識が乏しいわけです。ただ、単純に胃切除をすることに近いD１郭清が主流であったオランダで、「D１郭清 vs D２郭清」の比較を行うためには、オランダの外科医たちに、ゼロからD２郭清を学ばせないといけない問題に直面したわけです。そこで、当時の国立がんセンター中央病院（現 国立がん研究センター中央病院）外科に所属されていた笹子三津留氏（現 兵庫医科大学教授）がオランダにあるライデン大学の van de Velde 氏の招聘により、オランダの外科医たちに日本のD２郭清手術の手技指導を行うこ

図３９

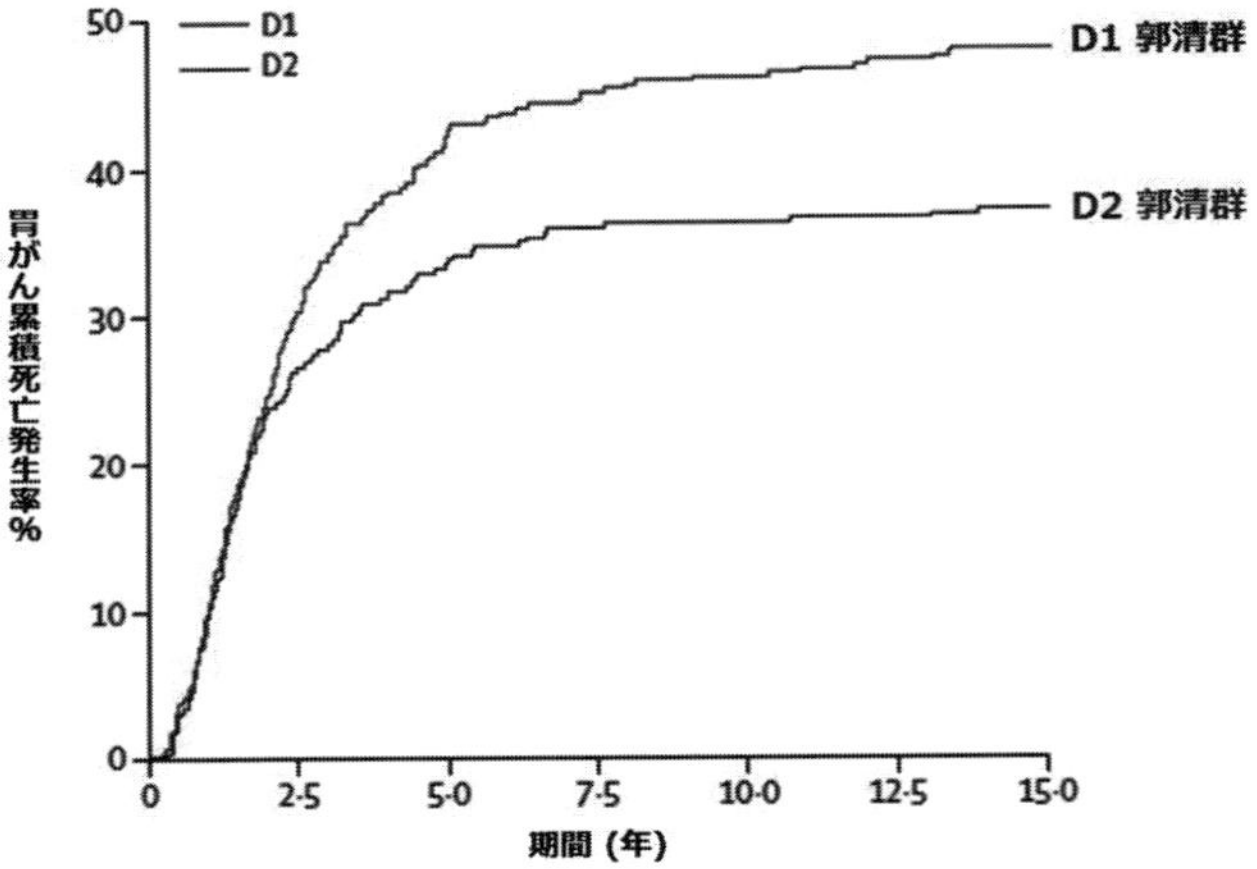

とになりました。

しかし、いくら日本の手術技術が教えられたとはいえわずか短期間の教育に過ぎず、Ｄ２郭清手術の経験レベルが目に見えて全体的に不足していました。まさに、日本の手術を見よう見まねで行ったＤ２郭清レベルで、このオランダ試験が行われてしまったのです。案の定、Ｄ２郭清を受けた患者集団のほうに合併症が高頻度に起き、手術関連死亡率については D１郭清で４％に対してＤ２郭清では10％と、日本のそれとは考えられないくらい高い死亡率を示したわけです。全生存期間において「Ｄ１郭清 vs Ｄ２郭清」に差がつかなかった主たる原因はそのためであり、論文著者も謙虚にそれを受け入れたうえで、以下の事実を強調しています。

比較試験としては「Ｄ１郭清 vs Ｄ２郭清」

で差がなかった生存曲線ですが、他の要因で死亡した例を除き、再発して胃がんで死亡するリスクのみを取り上げたデータ（図39）をみると、明らかにＤ１郭清よりもＤ２郭清のほうが、胃がん死亡リスクが低いことがわかります。さらに、Ｄ２郭清のほうが局所での再発リスクが低く、つまりはＤ１郭清だとがんの取り遺しが多いという結果でした。

しかし、近藤氏はこのような背景に配慮することなく、表に出ている情報のみで胃がんＤ２郭清手術をダメだと裁きます。「臓器とセットでリンパ節もごっそり切除し、後遺症の温床である「リンパ節郭清をしても生存率を向上させず、転移予防にならない」と。

英国の手術レベルの問題

時を同じくして英国でも、切除で治癒を目指せる胃がん患者２００人を対象として、「Ｄ１郭清 vs Ｄ２郭清」のランダム化比較試験が行われました。このエビデンスも、近藤氏はよく引用します。なぜならば、Ｄ２郭清によってバタバタ死ぬという近藤仮説にとっては都合のよい現象を再現しているからです。

次頁の図（図40）が示すように、オランダのランダム化比較試験と同様に、「Ｄ１郭清 vs Ｄ２郭清」の比較で両群間に差は認められず、むしろＤ２郭清群の生存曲線はＤ１郭清群のそれを下回っているという結果でした（Cuschieri A, et al. Br J Cancer 1999; 79: 1522-1530）。安全面においては、手術関連死亡率はＤ１郭清で６・５％に対してＤ２郭清では13％とオランダよりさらに悪いもの

図４０

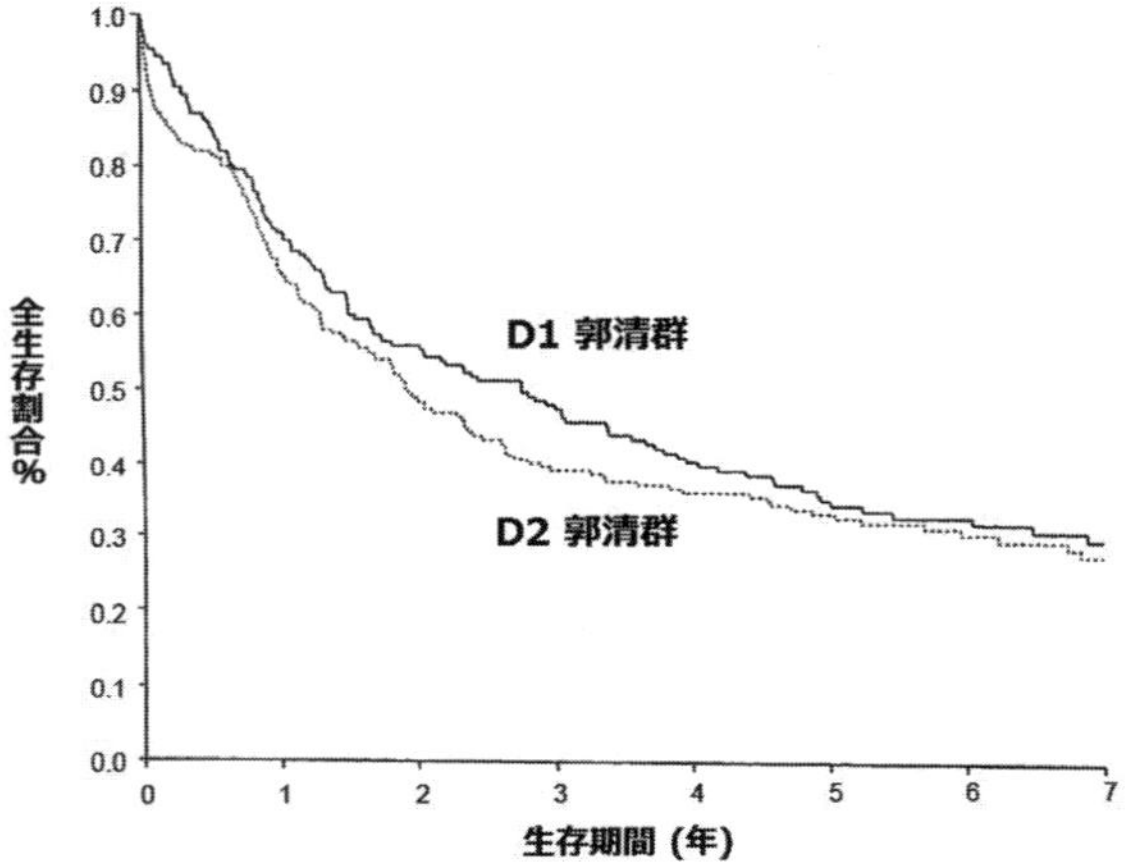

<リスク集合>

	0	1	2	3	4	5	6	7
D1郭清	200	142	108	87	66	48	35	27
D2郭清	200	132	97	76	65	54	36	26

となりました。しかし、イギリスの平均的手術レベルが高くはないのは世界中で認知されている問題です。オランダの場合とは違って、外部からのＤ２郭清手技の教育がないままに比較試験が行われ、案の定、多くの重篤な合併症が起きてしまったというのが本当のところです。そして、驚いたのは、イギリスの胃がん手術の生存曲線が、まさに近藤氏の理想とする指数関数的な形となっています。

　これについて検討してみると、日本の手術の場合、最初の1～2年の死亡発生リスクが低いために手術後の生存曲線は「上に凸」の形になることを先述しました（図31）。では、英国の場合はどうでしょうか。Ｄ２郭清手術を受けた患者集団のリスク集合（図40下欄）をご覧いた

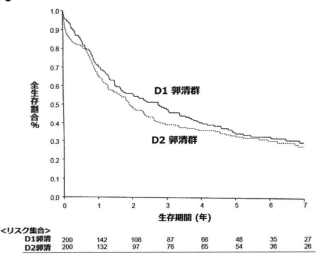

だくとわかるように、実際の生存数は、１年時で１３２人、２年時で97人となっています。生存割合は術後1年で66％、２年時で４８・５％です。この数字は実際のグラフ上でもぴったり相当していますので、この期間における「打ち切り」の影響がないことを意味します。論文にもこの生存曲線の解析では「打ち切り」はないことが記述されています。

さて、ここから冷静にこの結果について考えてみましょう。最初、Ｄ２郭清手術を２００人が受けているのですが、術後わずか1年で１３２人しか生存していないということは、裏を返すと２００人中なんと68人もの患者が1年以内に死亡しているという結果になります。さらに無視できないのは、術後2年までには２００人中１０３人も死亡しているということです。これは、日本の現場では信じ難い死亡率です。さらには、Ｄ１郭清手術のほうも術後1年以内に58人、2年以内には２００人中92人も死亡しています。論文には以下のようなデータまでも示されていました。この臨床試験の対象となったのは決して進行胃がん患者ばかりではなかったようです。おそらくは早期胃がんも含んだステージⅠのケースが全体で35％も含まれていたのですが、驚いたのは、これらステージⅠの5年生存率ですらも、わずか64％であったと記載されています。

ちなみに、最近報道された日本の全がん協加盟施設の生存率を示すと、この臨床試験が実施された同じ時代の日本の手術成績は、ステージⅠの5年相対生存率は９９・１％です。さらに、論文データを引用した比較を示すと、ステージⅡの5年生存率では英国28％、日本７２・６％、ステージⅢの5年生存率では英国11％、日本４５・９％と、同じ胃がんの手術成績とは思えないほど大きな格差がみられます。はっきり申し上げると、当時の英国の胃がん手術レベルは日本と比較して相当劣悪だったといえます。

ネガティブな結果のみに固執

日本が外から関わったオランダ試験での反省をふまえ、より根治を目指すためにはどうしたらよいのか。次なるは予防的にさらに広く傍大動脈リンパ節までも追加郭清（D３郭清）したほうがよいのかを検証するために、５２２人の胃がん患者を対象として「D２郭清 vs D３郭清」のランダム化比較試験が日本だけで行われました。結果は、次の図（図41）に示すように、両群の生存曲線がほぼ重なったことから、予防的D３郭清の利益は証明できず、これをもって根治を目指せる進行胃がん手術はD２郭清が標準術式とみなされたのです（Sasako M, et al. N Engl J Med 2008; 359: 453-462）。

もちろん、生存曲線は英国のように術後1～2年でバタバタ死ぬ現象がない結果、エスワン試験の対照群の生存曲線と同じように「上に凸」の形を示しています。

良識ある外科医が何でも切り刻みたがっていないことは、こうしたエビデンスを公平に受け入れる科学的姿勢からも明らかです。生存利益を見いだせるのであれば切除が推奨され、そうでなければ無理をして切除すべきでない。それが先述したEBMの実践です。

現実問題として、欧米の胃がん手術は今でもなお発展途上といえます。現行の欧米の治療ガイ

図４１

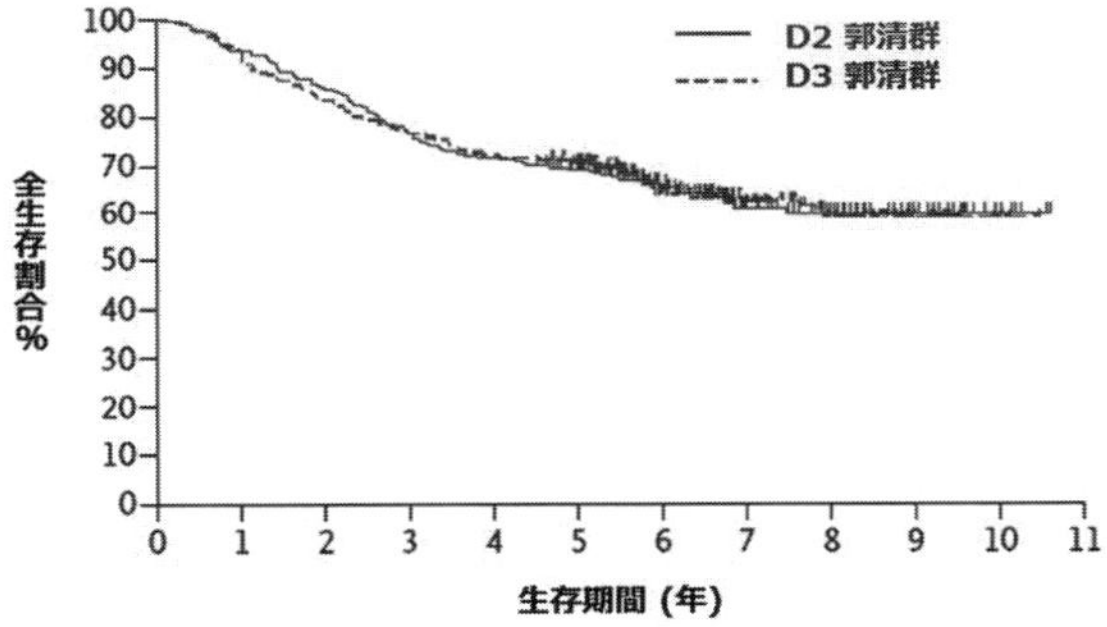

<リスク集合>

D2郭清	263	246	226	201	188	173	115	64	44	21	6
D3郭清	259	241	215	198	186	176	112	71	43	16	5

ドラインでは、進行胃がんに対してD２郭清を標準手術として認めながらも、「トレーニングされた外科医がいて、手術件数が豊富な施設に限定して行われるべき手術である」と記載されています。胃がんに関しては、手術手技の未熟さを自覚してか、そのスキル不足分を抗がん剤や放射線治療で無理矢理カバーしようとしているのが欧米流スタイルであり、日本の高い手術レベルに追い付くのは今後も難しいと思われます。それほど、日本の胃がん手術のレベルは、先人たちから継承されてきた貴重な財産であり、世界では傑出しているということです。

　しかし手術の有用性をどうしても認めたくない立場をとる近藤氏にとっては、これまで説明してきたような背景をフェアに取り上げることはしません。挙句には、次のような主張もあるくらいです。

臓器転移の存在が明らかでなければ、進行がんでも、もどきの可能性があるのです。また、リンパ節転移が存在しても、臓器転移がなければ、もどきです。（『あなたの癌は、がんもどき』16頁）

この主張も、リンパ節郭清の効果を是が非でも認めたくない近藤氏の「主観」で語られているのが、賢い読者にはすでにおわかりだと思います。

近藤仮説にとって、オランダや英国で行われた臨床試験のネガティブ結果は非常に好都合なわけです。それらに固執し、「体が大ダメージをこうむる」「QOL（生活の質）がガクンと下がった上、寿命を縮めます」「傷あとが開いてしまう縫合不全や出血、炎症など、手術が招く合併症や重い後遺症のリスクもあります」（『医者に殺されない47の心得』113頁）などなど。

近藤氏は、胃切除術がまるで恐怖治療であるかのようにリスクを煽り続けますが、実際の日本のD2郭清手術の安全性について、前記の日本のエビデンスによると、重篤な合併症である縫合不全の発生リスクは5・3％、腹腔内膿瘍は5・3％、肺炎が4・6％、そして手術関連死亡率は0・8％と、海外の手術と比べて安全性がしっかり担保されていることが示されています（Sasako M, et al. N Engl J Med 2008; 359: 453-462）。

良い外科医の条件とは――「オンコロジカル」な判断について

話は変わりますが、手術を頭ごなしに否定する近藤仮説が受け容れられやすい下地について少し考えてみます。まだ記憶に新しい、千葉県がんセンターで行われた腹腔鏡下手術による度重なる手術関連死亡事例の報道に端を発し、２０１４年６月には、群馬大学医学部附属病院（以下、群大病院）第二外科で行われた腹腔鏡下肝切除によって８名の手術関連死亡事例が報告されました。その後の調査の結果で、開腹下肝臓切除についても10名の手術関連死亡事例が発覚し、同一外科医の執刀によってわずか６年間で合わせて18名もの患者さんが死亡していたという、極めて不幸な医療事故ニュースがありました。それについての最終調査報告内容が、最近メディアでも盛んに取り上げられ、当事者であった執刀医の懲戒解雇、診療科長であった第二外科教授の諭旨解雇という個人レベルの処分が下されたようです（群大病院ホームページより）。医師としての劣悪な資質と診療科としての信じ難い管理体制もさることながら、群大病院という組織が、多くの犠牲者たちが明るみになるまで何の対策も打ち出さずに、なぜそのようなふるまいを院内で許容し続けていたのか、その閉鎖的なガバナンスにも多大な問題を抱えているということを強調しなければなりません。それは、先にも触れた、近藤氏の身勝手な診療（がん放置療法）を長年にわたって許容し続けていた慶応義塾大学病院にも相当する話です。

一方で、だからといって「外科医」や「手術」が全否定されるという結論付けはいかがなものでしょうか。世の中には手術によって救われた、数えきれない多くの患者さんがいらっしゃいます。手術をする目的は、繰り返すようですが「治癒」を目指すためにあります。「手術を受けるべきか否か」という二元論的な議論ではなく、それは何のがん疾患で、どのような進行状況に対して、何を目標とした場合に手術を受けるべきか否か、受けるのであればどのような手術が適切で、誰に手術をしてもらうのか、具体的な各論として論じられるべきです。

手術による不利益として、体にメスを入れることで本来備わっている機能や体力が低下してしまう障害は無視できません。もちろん、それは手術という治療に限ったことではありませんが、ゼロリスクではないにしても、何よりも安全に行われることが第一優先の治療です。であるからこそ、利益（ベネフィット）と不利益（リスク）のトレードオフをどんな治療よりも天秤にかけられながら最善の意思決定が望まれます。手術によって利益が得られそうにない患者さん、手術に耐えられそうにない患者さんは、もちろん勧められる治療ではありません。過去、逸見氏が受けた手術のような、生存利益がないと最初からわかっていた独善的な手術はナンセンスだといえます。

一方で、頭頸部がんや、食道がん、膵がんに対する手術のように、形態や機能を失うことで、ＱＯＬを大きく損ねるかもしれないものもあります。その場合は、それら不利益の引き換えとして、どんな利益を希求できるのかを冷静に考えたほうがよいでしょう。例えば、局所進行食道がんに対する化学放射線療法（中村勘三郎さんの項で後述）のように、手術とは異なる代替治療によって得られる利益が、手術と比較して遜色がない場合、あるいは、局所進行膵がんのように手術による長期的な生存利益の確度が低いケースでは、医師に言われるがままではなく、ご自身の価値観を大切にしながら意思決定すべきと考えます。というのも、消化器がん疾患の中で考えると、食道がん、肝がん、胆管がん、膵がんの主な4つのがん疾患に関しては、手術レベルが医師によって大きなバラツキがあるからです。

これらがん疾患に対する手術は、病気のことを十分に理解し、トレーニングをしっかり受けた経験の多い専門医によって行われるべきです。外科医だからといって、単なる仕事の延長上でたまに行われるような手術であるならば、受けるべきではないというのが個人的見解です。たまにしか出来ない手術だからこそ、専門施設に紹介しないで勝手に囲い込んでしまい、自分で手術をしてしまおうとするエゴイスティックな外科医も少なくないのは事実です。しかし、胃がんや大腸がんと比べて進行した状況で発見されることが多く、予後の悪いがん疾患だからこそ、手術の利益を最大限に発揮できるスペシャリストを選ぶ必要性が出てくるのは当然です。

次いで、進行がんであるほど、外科医の質が問われることも言っておかなければなりません。がんは、進行すればするほど再発リスクも高まります。ここでもう一度全がん協生存率データを持ち出してみると、2001年~2003年に行われた手術症例のうち、進行胃がんステージⅢ（1429例）の5年相対生存率は45％という結果でした。要するに、治癒を目指して手術のみで勝負をしたとしても、実に5割以上が再発して治らなかったことを意味します。わりと早い段階であるステージⅡの場合には、手術の後に先述した抗がん剤エスワンを服用することで、5

年生存率が84％という良好な成績が示されていますが、再発リスクのより高いステージⅢではどうでしょうか。エスワンを服用した5年生存率について、ステージⅢＡでは67％でそれなりに満足のいく結果を示していますが、ステージⅢＢは50％と、さほど予後の改善はみられていません(Sasako M, et al. J Clin Oncol 2011; 29: 4387-4393)。

要するに、表面的なエビデンスばかりにとらわれてしまうと、再発リスクの高い患者さんまでもひとつのパターンで扱われてしまう可能性が高いということを意味しています。したがって、進行がんであればあるほど、エビデンスに縛られない個別化した治療戦略が必要になってくるというのが正直なところです。

では他のがん疾患ではどうでしょうか。局所進行がんステージⅢの治療成績を全がん協5年相対生存率でそれぞれみてみると、食道がん34％（４４５例）、胆管がん18％（78例）、膵がん９％（１２７例）、肺がん38％（８４７例）、卵巣がん43％（３４６例）、膀胱がん56％（１３２例）と、とても手術のみでは満足できる利益とは言いがたい現実があります。翻ると、進行したケースに対して中途半端な手術を受けると、容易に再発し、ＱＯＬを落とすだけになってしまう可能性があります。まるで、近藤仮説が的中するかのような出来事だともいえるでしょう。だからこそ、進行がんであればあるほど、病気を十分に理解し絶対に諦めない姿勢で取り組む外科医を選択すべきといえます。

その昔、手術という手段しかなかった時代に教育を受けた外科医の中には、自身の腕を過信し、今でもなお根強く抗がん剤を否定する気質が残っている方をお見かけします。しかし、右記のデータが示すように、手術のみではもはや頭打ちであり、その確度に問題があることを認めないといけません。したがって、治癒を目指すためには質の高い手術が求められるのは当然のことですが、再発リスクをできるだけ減らすために、抗がん剤治療や場合によっては放射線治療も積極的に駆使しながら、少しでも治癒に近づけるための惜しまない徹底した個別化戦略が求められます。

この問題についてまとめると、進行がんの手術を考える場合、切れるか否か、という技術のみに終始した「テクニカル」な判断しかできない外科医の選択には慎重になったほうがよいということです。いくら外科医とはいえ、偏らないで抗がん剤治療や放射線治療のエビデンスもしっかりと勉強し、患者さんの長期的な生活、人生を配慮しながら、患者さんの真の利益を希求できる、言いかえると「オンコロジカル」な判断のできる外科医を選択すべきと考えます。身の周りにある狭い情報に依存するのではなく、偏らず全体的な視点からがん治療に精通している質の高い医師にセカンド・オピニオンを求めるのもよいでしょう。

さて、次に取り上げる問題は、転移はすでに「運命」として起きてしまっているとする「本物のがん」仮説についてです。

3　「本物のがん」は運命としてすでに転移している？

早期のうちに瞬間転移するという根拠

転移するか否かは、がん幹細胞が生まれたときに定まっている。結局、がんが治るか治らないかは、がん幹細胞が誕生したときにほぼ決まっているのです。(『がん治療で殺されない七つの秘訣』24頁)。

これまでは、実在する論文データをあれこれと調達し、独自の解釈で仮説をつくりあげてきた近藤氏ですが、運命としてすでに転移している「本物のがん」仮説について、近藤氏は何を根拠としてそのような主張を繰り広げるようになったのでしょうか。

多くの場合、遠隔転移はがんが発生して間もない時期に起こる、と僕は考えています。その点は、初発巣と転移巣の大きさを比較することで確かめることができます。まず、初発巣も転移巣も同じがん幹細胞に由来しているので、がんが大きくなっていくスピードもパラレル、同じです。次に、CT画像上などで視認できるまでに育った転移巣の大きさと、初発巣の大きさを計測し、計測された大きさの違いから転移の起こった時期を計算によって割り出していくと、たとえば乳がんなどでは、初発巣の大きさが1ミリメートルにも満たないきわめて早い時期に転移が生じていること、それも圧倒的多数のケースにおいて生じていることが確認できるのです。（『がん患者よ、近藤誠を疑え』45頁）

「がん幹細胞」についての詳細は後述することにしまして、漫画『医者を見たら死神と思え』（小学館）にも登場してくるこれらの主張は、いわば「がんもどき仮説」の根幹をなしているともいえます。しかし、実はこのロジックの根拠はすべて以下の論文（「癌の臨床」第27巻・第8号１９８１年７９３－７９９）に集約されているので、本当にそうなのかを丁寧に吟味してみたいと思います。

「癌の時間学」というタイトルで、当時の東京大学第一外科教授、草間悟氏が執筆された日本語の論文です。腫瘍の体積が倍になる時間を「ダブリングタイム」といい、草間氏らが経験した症例において、縦軸に腫瘍の径（大きさ）、横軸に時間をとって対数グラフにすると、腫瘍が直線的に発育すると述べています。そのような手法で、再発した乳がん症例１１１例が分析された結果、手術から再発まで、再発から死亡までの期間はすべてダブリングタイムに支配されると結論づけられています。そして、がんの再発の源となる転移の発生時期を計算するために、次頁に示す図（図42）のような仮説が示されています。

さらに、66例の乳がん手術後再発症例を抽出し、その仮説モデルを使って計算してみたところ、多くの症例が原発巣が０・１ｍｍ～１ｍｍくらいまでの大きさに達する頃までに転移してい

図４２

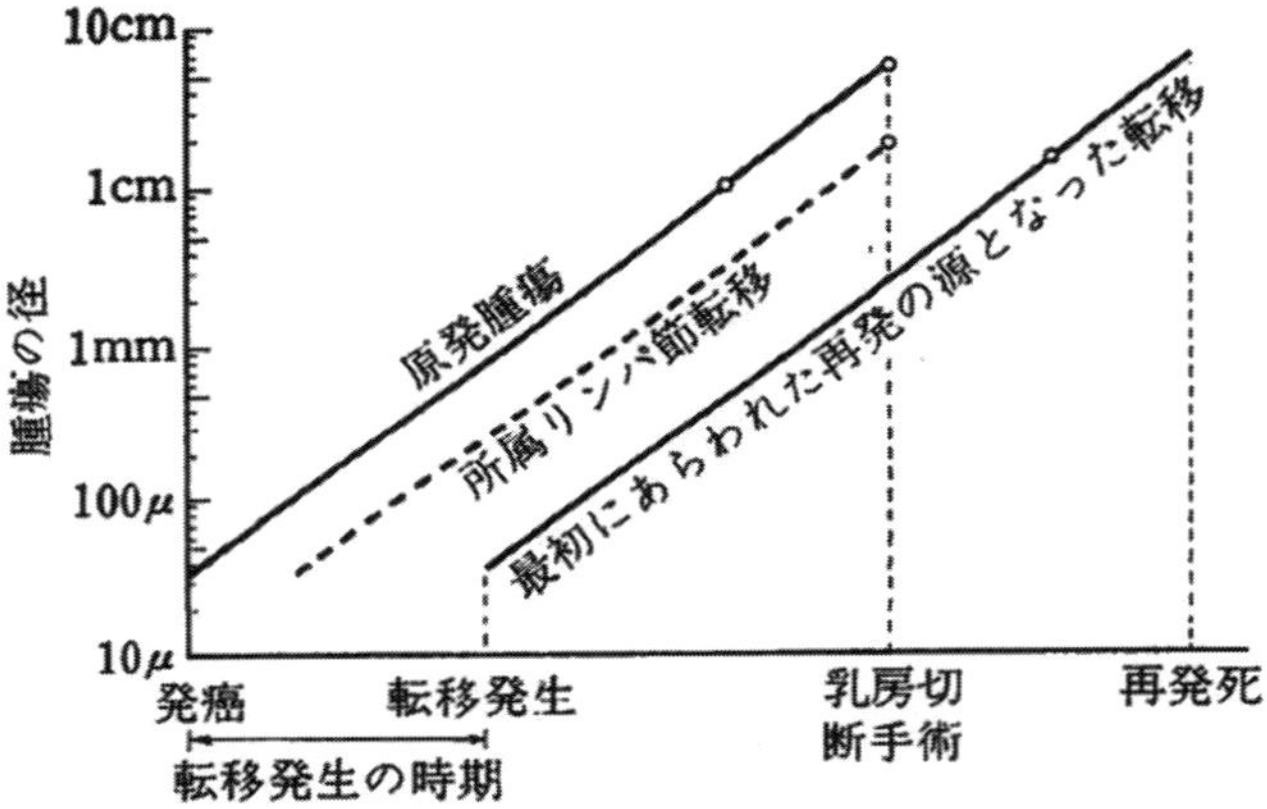
10cm
1cm
1mm
100μ
10μ
腫瘍の径
原発腫瘍
所属リンパ節転移
最初にあらわれた再発の源となった転移
発癌
転移発生
乳房切
断手術
再発死
転移発生の時期

図４３

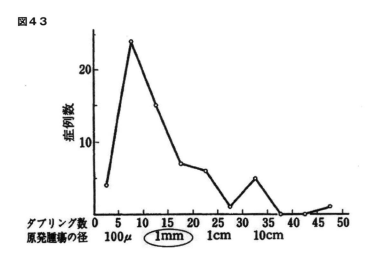

20
10
症例数
ダブリング数 0 5 10 15 20 25 30 35 40 45 50
原発腫瘍の径 100μ 1mm 1cm 10cm

たことを示す分布グラフも掲載されています（図43）。

35年以上も前に報告された乳がんを対象とする古い仮説レベルの話を、近藤氏はいまでもなお、まるで「真理」のごとく採用し続け、それを乳がんのみならず、すべてのがん疾患に対しても同様に相当させているわけです。これと同じやり方は、先述したCancer論文を引用したふるまいにも見てとれました。この草間論文の中には、実はこれまで近藤氏が触れていないメッセージが記述されているので抜粋してみます。

手術によって治癒する乳癌は約50％（注：1980年代当時のデータ）と米国でいわれております。これら治癒症例では、手術までに転移がなかったということは言葉を変えれば手術されなかったとすれば、この手術の時以後に転移がおこったであろうということになります。これを図であらわすと（次頁）図10のBのようになります。すなわち乳癌患者のなかには乳癌が臨床的に認識できない小さな時に転移をおこすものと、乳癌が臨床的に診断可能になってからはじめて転移をおこすものの二つの群のものがほぼ同数に存在するということになります。この第二の山はいわゆる早期診断によって克服することができますが、第一の山は臨床診断が全く不可能の時期にあり、このことは乳癌の手術的治療の限界を示すものと解されます。（799頁）

このように、論文筆者である草間先生は、すでに1mmほどまでの状態ですでに転移している乳がんもあるが、がんの進行によって転移する乳がんも「同等」に認めていて、かつ「手術で治

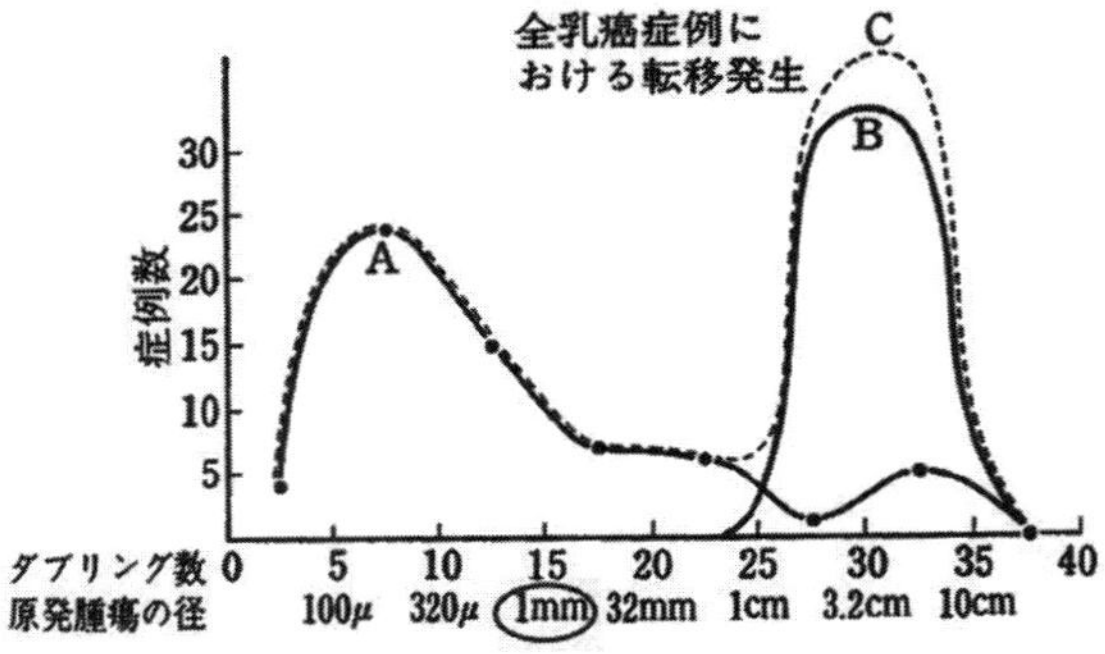

図 10　乳癌症例における転移の発生時期別の症例数の模型図．Aは図９の曲線を模型化したもの Bは手術によって治癒した症例における転移発生の推定時期別の症例数（推定数）．Cは AとBを加えたもの

癒できる乳がん」の存在を肯定しているわけです。要するに、草間論文の主旨は、先述した「フィッシャー理論」を別の切り口で説明しているともいえます。しかし、近藤氏は、論文に掲載されている上図で示されるAの山のケースのみを取り上げ、Bの山のケースに関しては無視の姿勢をとります。これまでとまったく同様に、都合のよいデータのみを切り取り、情報全体を公平に取り上げていないわけです。

追記として、この論文は今から35年以上も前のものであり、当時は薬物療法の進歩がまったくなかった時代でした。現在では、再発するかもしれない運命を薬物療法によって、前向きに変える時代に突入しています。ですから、論文記述にある「手術によって治癒する乳癌は約50％」は、現在では大きく改善されています。さらには、これまでの一連の議論は、あくまでも古い時代における乳がん治療データで検討された各論の話であるにもかかわらず、それを近藤氏の都合で胃がんや肺がんといった他のがん疾患全般にまで当てはめ、一般化してしまう方法論は客観性を失っています。近藤氏がなぜ「１ｍｍ」というサイズに固執するのかは、この草間論文にすべて基づくわけですが、これは限られた施設でたまたま抽出された乳がん症例66例に対して、仮説モデルを利用して導き出された観察研究レベルのものです（エビデンスレベルC）。然るに、近藤氏は草間論文にある都合のよい話ばかりを切り取って、ダブリングタイムという見かけ上の数字を操りながら「本物のがん」にしていることが判明しました。仮説に仮説を重ねているだけの話だったわけです。

「がん幹細胞」の特性

ここからは、近藤氏の著作に頻繁に登場する「がん幹《かん》細胞」（Cancer Stem Cell キャンサー・ステム・セル）について説明します。がん幹細胞とは、がん細胞の性質や機能のヒエラルキーの頂点に立っているがん細胞のことを指します。たとえるならば、女王蜂のような位置づけにあるともいえます。自己複製をしたり、がん前駆細胞として分化・増殖し、様々な性格を有した新たながん細胞を次々に作り出していきます。がん細胞組織の頂点に君臨する悪の元締めのようなイメージでしょうか。このがん幹細胞の科学的解釈について、拙著『東大病院を辞めたから言える「がん」の話』（ＰＨＰ新書）でも取り上げましたが、本書でもがんが転移するメカニズムと併せながら詳しく説明していきます。

　まず、がん幹細胞の特徴は、抗がん剤治療や放射線治療のような攻撃（ストレス）をいくら与えても、それらを上手に回避し忍耐強く生き延びることで、またどこかで自己複製し、分化・増殖していきます。

　このような厄介ながん幹細胞がバラバラとなって、もし全身に広がってしまうと、治癒することから遠ざかってしまうことが想像に難くないでしょう。しかし、もしある一定の限られた場所に留まっているような場合には、がん幹細胞もろとも一気に退治する手段があります。それが手術という治療手段ではないでしょうか。さらに限られたごく狭い場所に留まっている場合には、内視鏡による切除のみで解決できる場合もあるでしょう。そして、ここで言う限られた場所に留まっている状況とは、まさに早期の状態のことを指しています。早期がんだとなぜ治る確率が高くなるのかをミクロな視点から説明すると、がん幹細胞が、アメーバのように変形しながら形態を変え、狭い隙間をすり抜けて、血管やリンパ管に侵入（浸潤）し、全身に転移しようとする能力が発揮される前に、一気に根絶することが可能だからです。このように、細胞の形態を変化させて、血管やリンパ管に浸潤して全身へ広がろうとする能力のことを上皮—間葉転換（Epithelial-Mesenchymal Transition; EMT 以下 ＥＭＴと略）と呼びます（図44）。逆に、変形したアメーバ様から また元の細胞形態に戻る能力のことを間葉—上皮転換（Mesenchymal-Epithelial Transition; MET 以

図４４

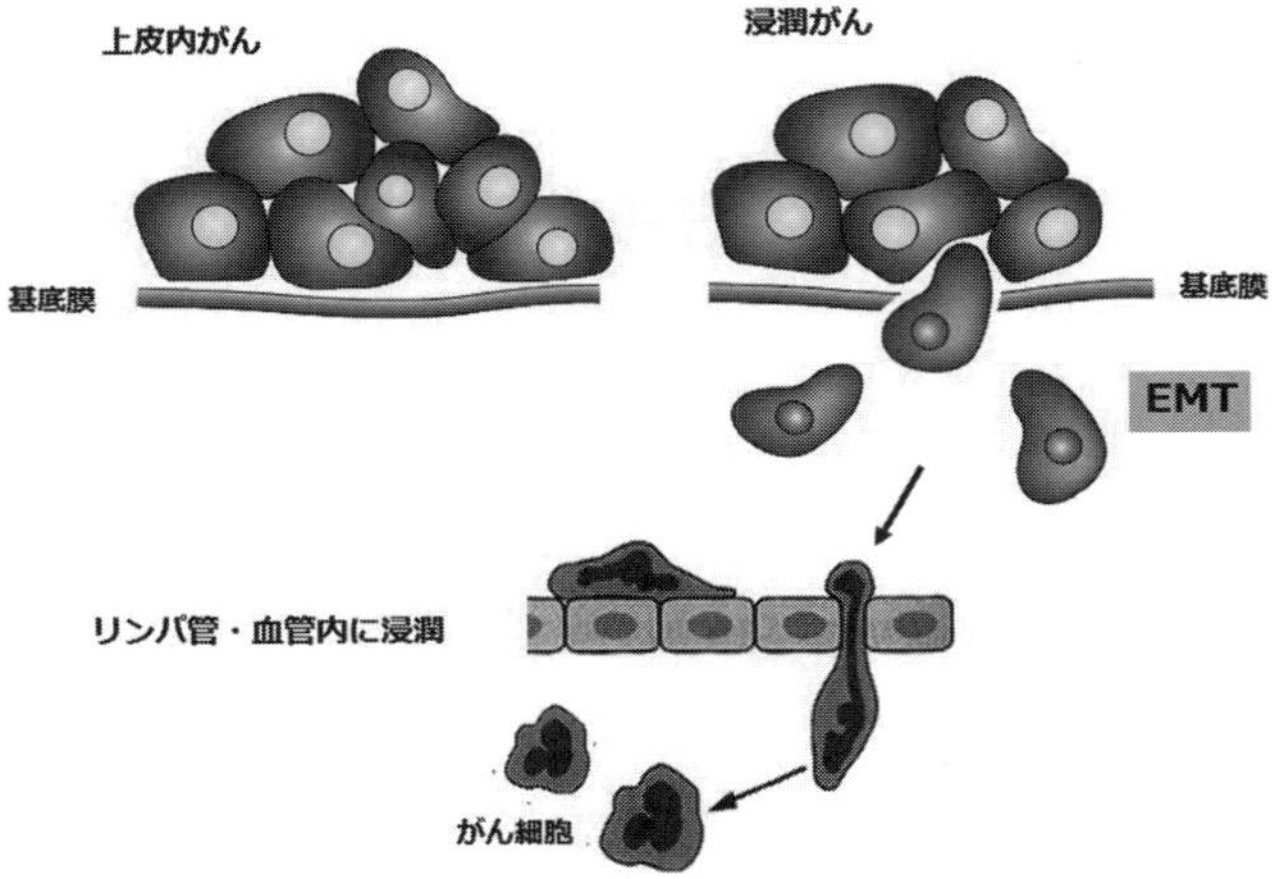

下ＭＥＴと略）といいます（Thiery JP. Nat Rev Cancer 2002; 2: 442-454）。

がん細胞がリンパ管の中に浸潤するとリンパ節転移のリスク原因となり、血管の中に浸潤すると血行性転移のリスク原因となります。ただし、リンパ管や血管の中にがん細胞が浸潤したとしても実際に転移を起こすかどうかを決める要因は、個別のがんの性質の問題、すなわち複雑な生物学的な話になってきます。

転移しやすい環境

では、リンパ管や血管に浸潤しやすい環境要因はどのような状況を指すのでしょうか。がん細胞が発生する臓器によっても考え方が異なるのですが、例えば胃がんや大腸がんの場合には、「深さ」であり、肺がんや乳がんの場合には「大きさ」がリスク因子となります。胃がんや大腸がんなら、がんの深達度が深くなればなるほど、乳がんや肺がんなら腫瘍径が大きくなればなるほど、その環境要因ががん幹細胞にとってEMTを起こしやすくするわけです。

さらに詳しく説明すると、がんが初期に発生した場所からどんどん増殖して、次に「基底膜」という壁をつき破ることで、その隙間からアメーバのようにEMTを起こしていくのです。そしてがん幹細胞の転移能力を強力にサポートする「微小環境（ニッチ）」を手に入れることになります。ニッチとは、間質細胞、免疫細胞、血管内皮細胞など、様々な細胞や炎症性サイトカインという物質から構成されているがん幹細胞にとって好都合な環境を指すのです。

がんが転移を起こすのは、近藤氏が言うところの、わずか0・1〜1mm程度の大きさのうちからすでに瞬間転移しているはずだと決めつけられた運命などではありません。これは先述した草間論文の内容とがん幹細胞を机上で結び付けているだけの話です。もう少し科学的な説明を加えるならば、がん細胞は増殖して、基底膜を突き破ることでニッチを獲得し、血管やリンパ管に浸潤するという時間軸に沿ったプロセスが必要になってきます。一方で、がんが深く、あるいは大きくなって血管やリンパ管などの中に浸潤したとしても、必ずしも転移は成立しません。次頁の図（図45）に示すような、様々な多段階プロセスをふまえることで、いろいろな条件が揃ってはじめて転移が成立するのです。

したがって、近藤氏の唱える「がん放置療法」とは、見方によっては「がん幹細胞」がニッチ

図４５

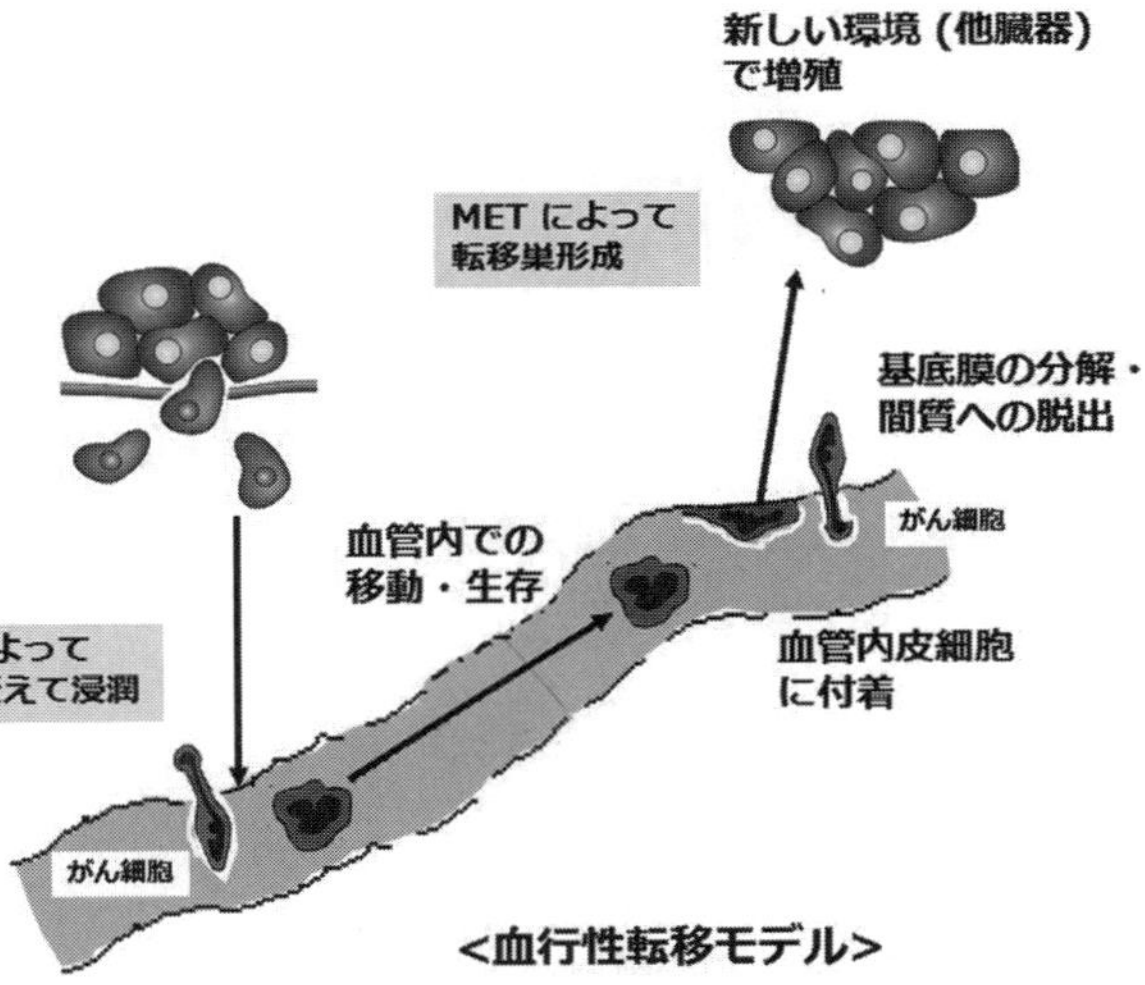

を獲得して悪さをするのをただ傍観しているだけの行為であり、放置こそが「がん」が転移することの最大の好都合条件と言いかえることもできるでしょう。

がんを治癒させる確度を高めるためには、「がん幹細胞」がＥＭＴによって、リンパ管や血管内に潜り込まないうちになるべく早くに見つけ出し、一気に根絶するのが理想であることがおわかりいただけたでしょうか。それこそが早期発見・早期治療の利だと考えます。

進行がんへの対応

一方で、進行がんになると、がん幹細胞にとっては転移するのに格好な微小環境（ニッチ）をすでに獲得しているリスクがあります。肉眼で見えるがんをいくら手術ですべて取り除いたとしても、がん幹細胞がＥＭＴによって、すでにリンパ管や血管に潜り込んでしまっている場合もあるかもしれません。しかしそのような現象を目で追うことは不可能なので、先にも説明したように、リンパ系の流れを解剖学的に意識して、がん幹細胞がリンパ流に沿って漂流していきそうなリンパ節を、手を抜かずにしっかり郭清するのが進行がんに対する手術の基本コンセプトです。ただし、乳がんの場合には、過去のハルステッド手術が否定されたように、他のがん疾患とは異なるふるまいを示すことはすでに説明した通りです。

図４６

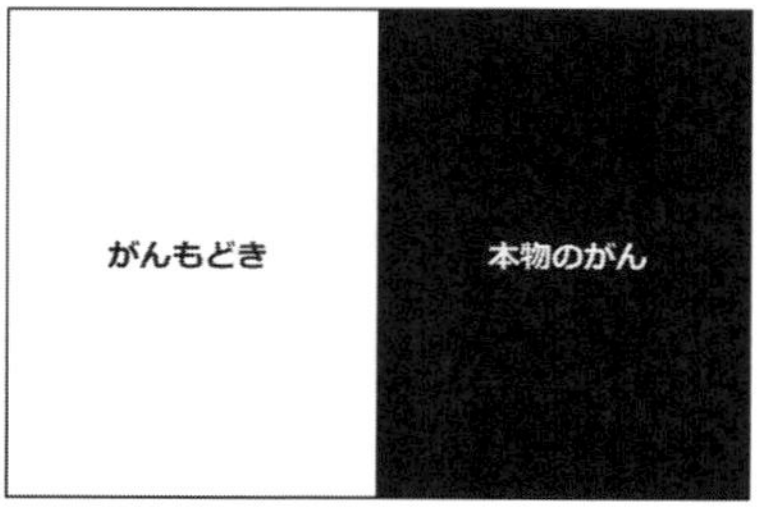

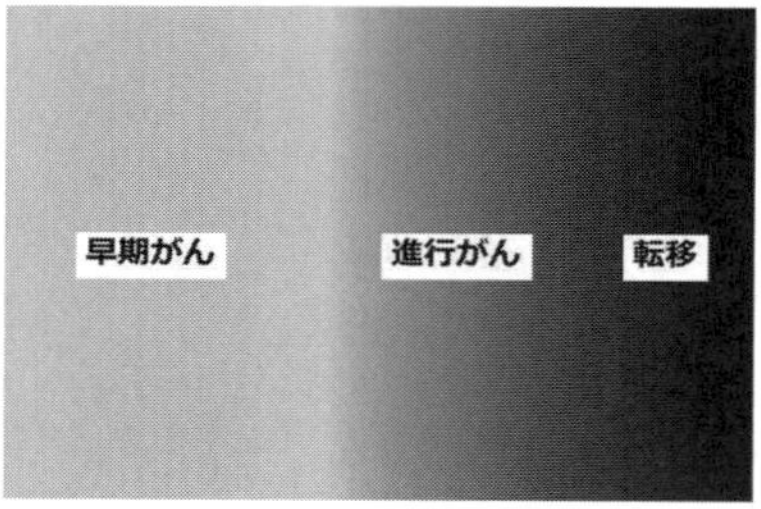

がん幹細胞がすでに手術できる範囲を越えて漂流し、他の臓器に生着してしまうと、手術後に再発という出来事としてまた姿を現してきます。そのような状況を少しでも抑制するために、手術の前後に抗がん剤治療を組み合わせることで、目に見えないがん細胞（微小転移）に継続的にストレスを与えて出来るだけ再

発しないようにするのが、進行がんに対する基本的な戦略になってきます。そのように考えると、放置という行為がいかに怖い選択であるのかが理解していただけるでしょう。

まとめると、がんがある臓器で発生し、自律的に増殖して大きく、あるいは深くなり、いつしか転移を起こすまでには「時間軸」に沿った多様なプロセスがあり、がん幹細胞の運命論に収斂されるようなシンプルな現象ではありません。悪性度、進行度、遺伝子の変異程度などは患者さん一人ひとりのがんで異なります。したがって、人（ヒト）のがんとは、図46に示すように「がんもどき」と「本物のがん」のような二元論として区別されるのではなく（上図）、多様性のあるグラデーションだといえます（下図）。

どのような段階でがんが発見されるのかは、個別で異なるわけですが、その時その時に応じて、リスク・ベネフィット・バランスを考慮しながらやるべき最善治療を前向きに頑張っていくのが、理知的な姿勢ではないでしょうか。

がんの進行過程——胃がんの場合

ここからは、がんの進行プロセスについて、もう少しマクロな視点から胃がんを例にして説明していきます。まずは、胃壁の解剖を次頁の図（図47）で示すと、ミルフィーユのように5層の組織から成り立っています（『がんとの賢い闘い方——「近藤誠理論」徹底批判』２０１５年 新潮新書 51頁より引用・改変）。通常、食べ物と接触する第①の層である粘膜層よりがんが発生し、増

図４７

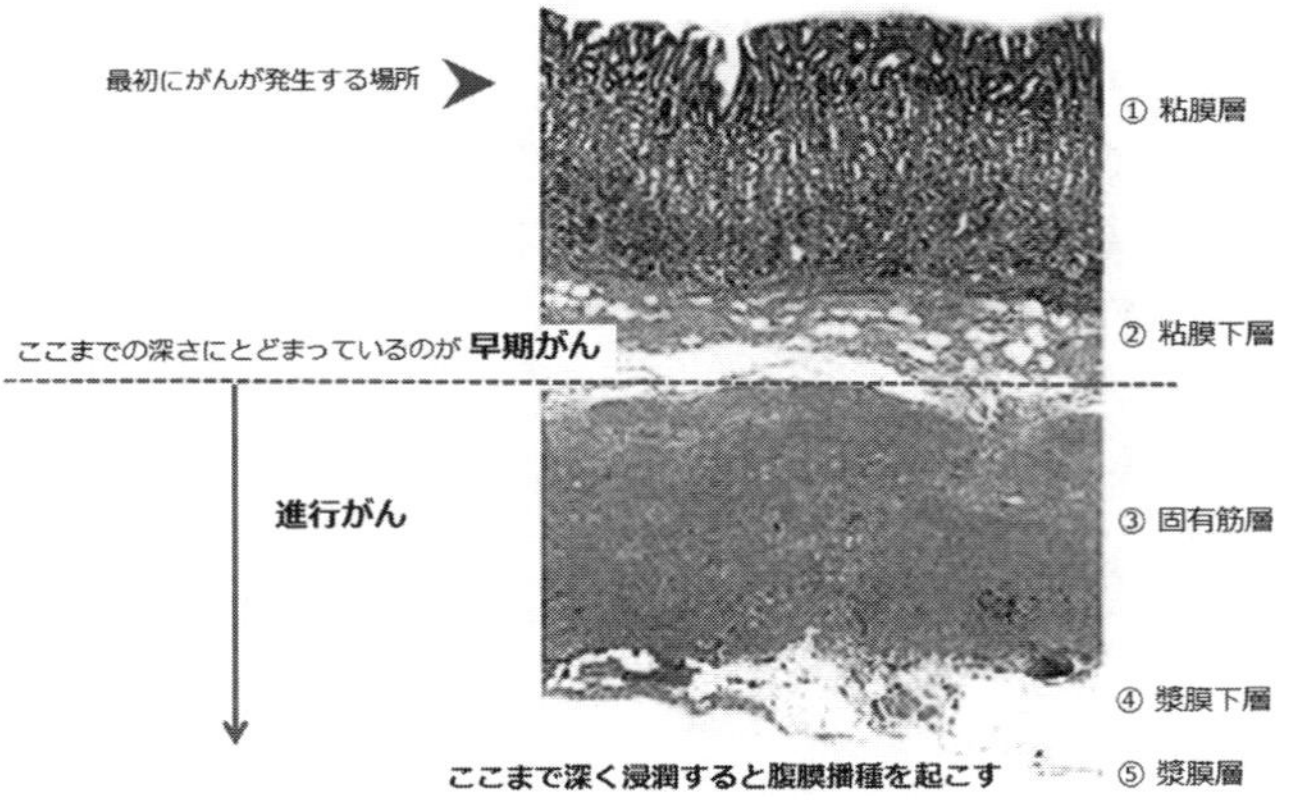

殖・浸潤とともに、第②の層である粘膜下層、第③の層である固有筋層、第④の層である漿膜《しょうまく》下層、第⑤の層である漿膜層に向かってより深く浸潤していきます。逸見氏のケースは、早期の浅いレベルで留まっていた状態が見逃された結果、第⑤の層を突き破るほど深く浸潤してしまったために、がん細胞の種がお腹中に播き散らされた腹膜転移（播種）を起こしてしまったわけです。決して、近藤氏の主張する①の層で発生した１ｍｍほどのがんが、瞬間移動して第⑤の層の外へ転移を起こしたわけではありません。

上部消化管内視鏡検査（胃カメラ）で観察できるのは、第①の層である粘膜層のみの変化であり、第②の層以深に存在するがんを直接見ることはできません。早期がんと定義されているのは、第②の層である粘膜下層までにとどまっているがんのことを指します。そして、第③の層以深に浸潤すると進行がんとみなされます。深い層では、前述したがん幹細胞にとって好都合なニッチを獲得することができます。したがって、進行がんはリンパ管や血管に浸潤する機会が増え、再発・転移リスクが高まります（図45）。一方で、第①－②の層レベルにとどまるような深さの浅い早期がんであれば、転移するリスクが環境的にも低いので、適切な胃切除や条件が合致したさらに浅い場合には内視鏡のみの切除で治癒しやすくなります。

さて、第①－②の層にとどまっている早期胃がんを放置し続けたとします。第③番目の層以深に浸潤するまでは、がんの性質によっては数か月と短いのもあれば、数年以上かかることもあるかもしれません。近藤氏は、この時間のことを「がんもどき」状態と言っているのです。しかし、ひとたび転移してしまった場合、それは「本物のがん」だったと後付で修正されてしまいます。これが、「後出しじゃんけん」と言われる所以です。

実は、近藤氏の著作の中に、ある胃がんのケースでこの過程の詳細が、まるで人体実験のごとく黙って観察されている記述があります（『がんの放置療法のすすめ』１５４－１５７頁）。要約すると、62歳男性の患者さんで、第②の層にとどまっている転移もない未分化型（組織学的に分化が未熟なタイプ）の早期胃がんと診断されたのが１９９９年10月。放置の結果、２００１年４月には第③の層にまで浸潤し、さらに放置し続けた結果、２００２年10月には第⑤の層までの浸潤が疑われています。２００６年９月には腹膜播種を起こし、２００９年10月に胃がんが原因で死亡されています。治すべき早期胃がんを、時間とともにどんどん深くなり腹膜播種が起きるまで何もせずに眺めていた……。このような行為は果たして看過されてよいものでしょうか。『がんより怖いがん治療』（69頁）でも、同じケースを取り上げ、この患者さんがまだ早期がんだった時点で「このタイプは腹膜に転移が潜んでいる可能性が高い」から「手術を受けると、逸見さんのようにすぐに局所転移が生じ、余命は1年か2年」だと説明を受けていたようです。近藤氏は、10年近く平穏に生きることができたと美談として終わらせていますが、これは、治癒のチャンスがあったにもかかわらず放置させた原因で10年しか生きることができなかった悲劇談として捉えるべきでしょう。

近藤氏は、細胞の形態として「未分化型」タイプであれば早期がんのようにみえても腹膜転移が潜んでいると決めつけて放置させています。早期がんの時点で腹膜転移を起こす運命だったとなぜ事前に言い切れるのでしょうか。

近藤氏の誤りを示す論文があります。主に国立がんセンター中央病院（現 国立がん研究センター中央病院）で手術を受けた早期胃がん患者１４００症例以上のレビュー（Sano T, et al. Cancer 1993; 72: 3174-3178）では、５４０例ほどの「未分化型」が記録され、そのうち腹膜転移で再発して亡くなられた早期胃がん患者はわずかに2例のみでした。割合でいうと、０・４％です。近藤氏の言うところの「腹膜転移を起こす運命」の患者はたったそれだけなのです。

私も「未分化型」の早期胃がんを数多く手術してきましたが、腹膜転移を起こしたケースを幸いにして1例も経験したことがありません。先のケースは、放置という行為によって人為的に腹膜播種を起こさせてしまった罪を、運命という表現に置き換えているだけでしょう。

次いで、他のがん疾患とは治療戦略の考え方が異なる乳がんについて、先述したがん幹細胞の話をふまえながらもう一度触れてみたいと思います。

乳がんの特性

ピンクリボン運動のような社会的啓蒙活動が広く認知されるようになっているものの、日本人女性の11人に1人が乳がんに罹患してしまう生涯リスクがあります（国立がん研究センターがん対策情報センターより）。そして、先に詳しく説明した「フィッシャー理論」に代表される「乳がん＝全身病」という、いわば慢性疾患のような性格を有しているのが乳がんならではの特徴です。なぜならば、乳がんが「しこり」として見つかった時点で、次頁の図（図48）で示すように、実はがん細胞は基底膜を破っていて、すでにニッチを獲得しているかもしれない浸潤状況で見つかるからです。早期がんとはいっても、転移するポテンシャルがあるので、手術をした後にその悪性度や性質を知り尽くしたうえで、それに応じた適切な薬物療法（全身治療）によるマネージメントが非常に重要になってくる疾患だと強調しておきます。

胃がんや大腸がんの手術のように、リンパの流れを意識した解剖学的な制御を追求するのではなく、乳がんの手術は、敵の性質を知るためのいわば「大きな検査」という見方もできます。あ

図４８

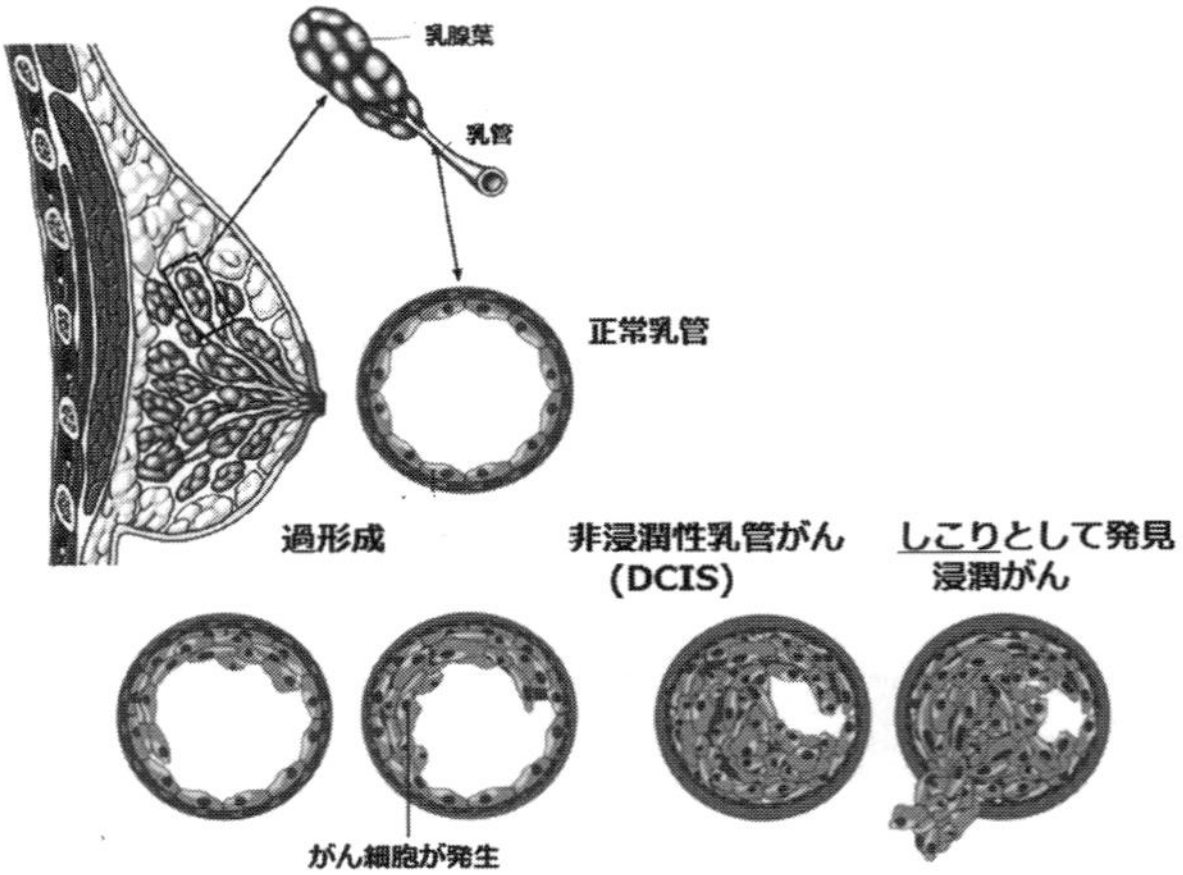

American Cancer Society 2016, Breast Cancer より引用・改変

る意味「治療」ではなく「大きな検査」として考えてみると、範囲を広げて徹底的に切除する必要はありません。ですから、乳房を少しでもキレイに残すことを目指した「乳房温存手術」は合理的なわけです。もちろん、温存することにこだわり過ぎて、がんを取り遺すような手術は受けるべきではありません。がんの大きさや広がりによっては、温存が難しくて乳房の全切除になってしまうこともあるかもしれません。その場合でも、乳房を新しく再建する形成手術の進歩によって、女性としての象徴を再び取り戻すことが可能となりました。

現在では、乳がん組織が詳細に調べられて、エストロゲン／プロゲステロンというホルモン受容体やＨＥＲ２（Human Epidermal Growth Factor Receptor Type2 ハーツー）というがん遺伝子の発現程度によって、個々の乳がんの性質（サブタイプ）が分かるようになりました。手術の後の再発リスクについても、胃がんや大腸がんのような2、3年という期間で判断されるのではなく、10年以上の長期間フォローが必要になってきます。手術後にできる限り再発リスクを減らすために、サブタイプによってホルモン療法や抗HER2薬ならびに術後の抗がん剤治療（補助化学療法）といった適切な薬物療法を駆使することで、再発リスクに対する個別化した治療戦略が求められます。

しかし近藤氏は、乳がん治療にとって重要な薬物療法の進歩に反旗を翻しながら、次のように述べています。

そもそも乳房とリンパ節の治療が終われば、どの患者さんも、体からすべてのがん細胞が除去されてしまったか、他の臓器に転移がひそんでいるかのどちらかになります。前者であれば、抗がん剤治療はがん細胞が除去されて「健康人」に戻った人に「農薬」を投与するのと一緒で、寿命を縮める効果しかありません。実際、元気だったのに抗がん剤治療を始めた途端に急死する患者も少なくないのです。他方後者の、どこかに臓器転移がひそんでいるケースにおいては、抗がん剤はがんを退治する力も、患者を延命させる力もなく、縮命効果しか得られません。こうしたことから、日本で広く行われている補助化学療法は、患者たちの寿命を縮める結果になっています。現在、治療中の方には、なるべく早くやめたほうがいい、

と心からアドバイスする次第です。(『がん治療の95%は間違い』34－35頁)

これもすべて、近藤氏の主観の話であり、科学的思考から逸脱しています。

大腸がん肝転移の本当の話

国立がん研究センターがん対策情報センターより最近リリースされた2016年のがん罹患数、死亡数予測では、新たな大腸がん罹患数が年間で14万7200人で1位となり、また死亡数では5万1600人で2位となっています。もはや最も身近ながん疾患ともいえる大腸がんは、なぜか不思議と、肝臓に転移することがとても多いがんであるともいえます。したがって、現場でも大腸がんの肝転移に遭遇する機会は多いので、この疾患群に対する適切な情報発信が求められます。それにもかかわらず、近藤氏はこの「大腸がん肝転移」にも着目し、明らかに間違った主張を繰り返しているので、ここでしっかり糺したいと思います。

「他臓器に転移したがんは本物のがんで、治らない」と主張していますが、大腸がんの肝転移はその例外です。(『がん治療で殺されない七つの秘訣』149頁)

昔の主張とは明らかに変わっているのですが、「大腸がん手術後に二つの肝転移が見つかったが、手術しない方がいい?」という患者さんからの質問ケースに対して、「手術で助かるのは

10％」だと答えています。その理由として根拠もなく次のように述べています。

肝転移が少数個に見えても、おなかを開けると小さな転移が多数見つかり手術不能とされる患者が多く、実際に転移切除が行われるのは約三割。そして術後、多くの患者に再度肝転移が生じてくるので、無再発を保つのは約三割。結局、手術したうちの一割程度しか治らないわけで、残りの九割にとって、手術は有害無益だったことになります。（同150頁）

大腸がん肝転移を治す手段として手術は「有害無益」だと強調されるのであれば、ほかにどのような治療手段があるのでしょうか。

内科医が行なうラジオ波焼灼術であれば、体への侵襲度も格段に低く、入院も短期で済みます。治療成績も切除手術と同等か、それ以上ですから、どちらを選ぶかについて議論の余地はありません。施術可能であれば、迷わずラジオ波焼灼術を選択すべきです。（『がん患者よ、近藤誠を疑え』日本文芸社101－102頁）

ラジオ波焼却術（Radiofrequency ablation; RFA　以下RFA）は、肝細胞がんに対する有効性が確かに認められています。肝癌診療ガイドライン2013年版（日本肝臓学会）でも、腫瘍径3cm以下、3個以下であれば、推奨治療のひとつとして挙げられています。しかし、大腸がんの肝転移に対しては、いくら肝臓にあるがんとはいえ、各論的に考えなくてはいけません。「体への侵襲度も格段に低く」という点については肯定できるものの、長期的な生存成績に目を向けると、5年生存率で総じて30％前後に落ち着いています。一方で、日本の肝臓手術専門の多施設で行われた大腸がん肝転移に対する平均的な手術治療成績は、5年生存率で48％(Beppu T, et al. J Hepatobiliary Pancreat Sci 2012; 19: 72-84)、症例数が国内トップクラスである東大病院では53％です(Oba M, et al. Ann Surg Oncol 2014; 21: 1817-1824)。したがって、RFAは手術よりも生存利益が上回るどころか、同等であるという根拠すら疑わしいのです。

さらに、RFAの問題点として治療後の局所再発が手術よりも頻度が高いという不利益が報告されています(de Jong MC, et al. Ann Surg 2009; 250: 440-448)。そして、その局所再発によって、最初から手術を選択していた方が体への侵襲度も低く済んだケースもまとめて報告されている論文もあります(Kawaguchi Y, et al. Scand J Gastroenterol 2014; 49: 569-5675)。

「低侵襲性」であるという特徴は患者さんにとってとても大切なことですが、治療の目標が「治癒」であるならば、何を優先順位にすべきでしょうか。半ば二元論的に「手術は議論の余地がなく、有害無益」だと断罪してしまうのは、単なる近藤氏の好き嫌いの話だといえます。大腸がん肝転移は、決して治癒を諦めてはいけない病態であり、転移個数や占拠場所、肝機能などが加味されながら、手術がよいのかRFAがよいのかを慎重に判断するのが適切です。

近藤氏の言う「7割が開腹して手術が不可能」という評価は実際とは異なります。私の東大病院時代の経験から考えても、そのような症例は今の画像診断の進歩を考慮すると、一割もないでしょう。そして、手術した3～4割が無再発なのは認めますが、再発した場合の6～7割のうち、また再手術が可能なケースが約半数ほどにみられます。東京都知事選挙にも出馬された鳥越俊太郎氏の患った大腸がんもそうであったように、再発を繰り返したとしても、その出来事は決して悲劇ではなく、その都度また手術を行うことが可能であれば、治癒や長期生存利益に繋がる患者さんは一定数存在します（Oba M, et al. Surgery 2016; 159: 632-640）。

鳥越氏は、自身の記述からいろいろな民間療法も試されていたらしく、がんが治ったのは「免疫力」の恩恵を訴えているようです。しかし、氏のようなケースをたくさん診てきた医師として明確に言えることは、病気を克服しえた最も重みのある要因とは、再発を繰り返しても毎回手術が可能な状態で見つかり、その都度何度も手術を頑張って受けてきたことに尽きるでしょう。中にはいくら頑張ってもやはり治すことが不可能な患者さんもいらっしゃいますが、近藤氏のように、主観のみで「9割が無意味」と、何ひとつ根拠も示さないで机上で評論しているだけでは、実際の患者さんのことを実は何も知らないのではないか、と言われても仕方がありません。

ちなみに2個の大腸がん肝転移のケースについて、「手術したうちの一割程度しか治らない」は、事実とは反します。東大病院とがん研有明病院の治療成績をまとめたデータでは、次頁の図（図49）で示すように、転移個数が1個～3個（493症例）だと、5年生存率は優に5割を超えています（Saiura A, et al. World J Surg 2012; 36: 2171-2178）。

さらに、いろいろな条件の大腸がん肝転移に手術を行った場合、東大病院での真の「治癒」成

図49

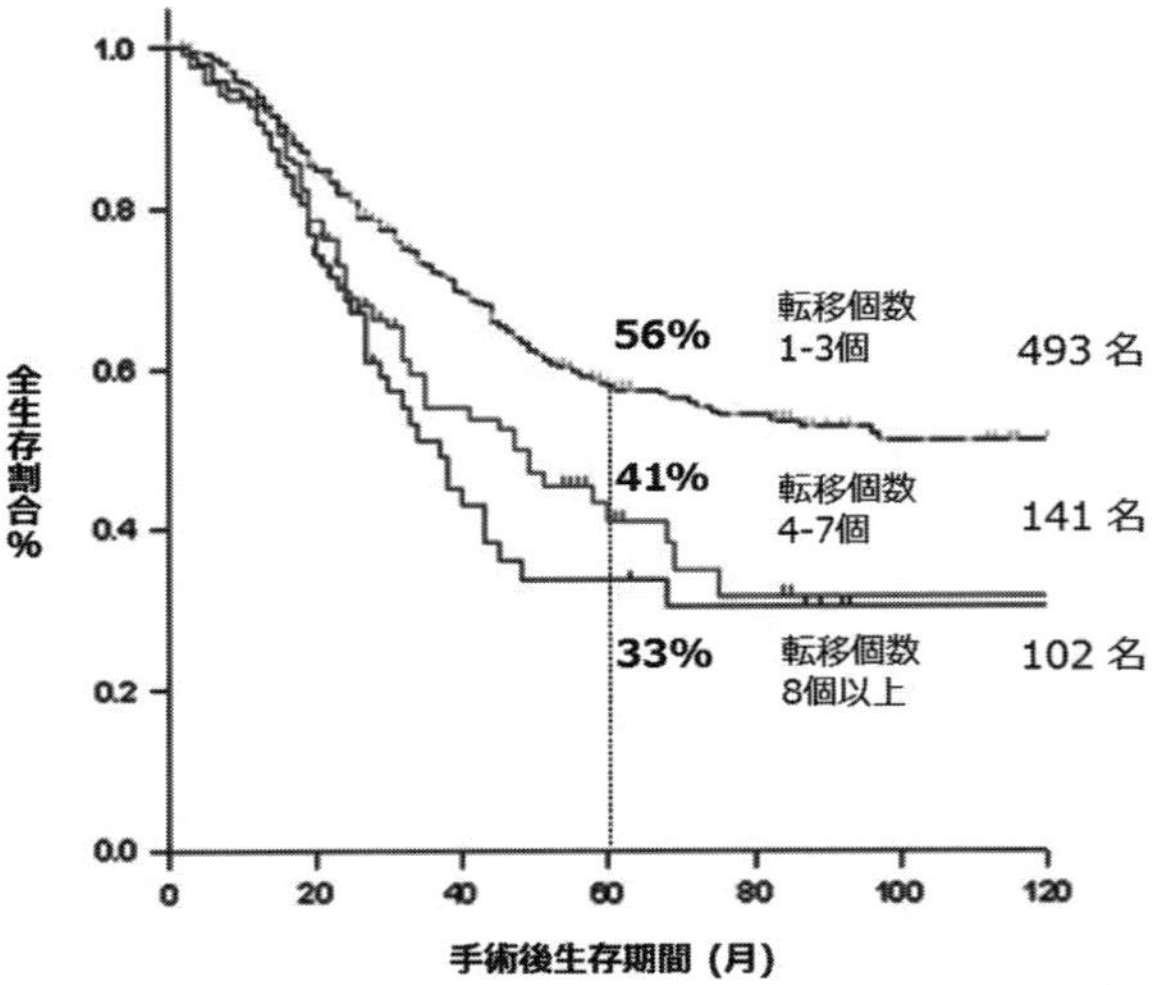

績を紹介します。転移個数が1個50人、2個26人、3個13人、4個以上41人、合計で130人に手術をした患者さんのうち、再発をしても諦めずに手術を頑張り、本当に治癒したと考えてもよい10年生存者数は35人にも及びます（Takahashi M, et al. Am J Surg 2015; 210: 904-910）。近藤氏は「術死」の危険があると、リスクを例のごとく煽りますが、手術関連死亡例は1人も報告されていません。

このように手術の利益を示す長期生存成績データがしっかり英語論文として報告され、これらのエビデンスが世界中の医師たちに認知されているにもかかわらず、主観のみで手術は「有害無益」と言い切ってしまうのは、医師としての理知的な姿勢を欠いた明らかなルール違反を冒しています。欧米の大腸がん治療ガイドラインでも、切除可能な大腸がん肝転移に対する推奨治療は手術であるとしっかり明記されているわけです。そして、詳細は後述しますが、川島なお美さんの治癒が目指せたかもしれなかった「肝内胆管がん」に対して、肝細胞がんでも大腸がん肝転移でもないのに、まったく根拠の裏付けのないＲＦＡを勝手に推奨するのは、信じがたい暴挙といえるでしょう。

Ⅳ　がん検診について賢く議論する

1　がん検診は百害あって一利なし？

近藤氏のがん検診否定にみられるバイアス

日本ではおおよそ、２人に１人が一生のうちにがんに罹るリスクがあり、男性では４人に１人、女性では６人に１人ががんで死亡するリスクを抱えています（国立がん研究センターがん対策情報センターより）。がん検診推奨のマクロ的な命題は、政策として国民のがんによる死亡率を減少させることです。一部にはやりすぎとも思える「検診ビジネス」も巷には目立ちます。過剰な検診は確かに問題ですが、症状が出てから慌てて検査をしても、すでに進行して発見されるケースも少なくありません。後手にまわるとそれだけ治癒するチャンスが狭くなってしまうわけです。一方で、個別に受ける実際のがん検診について考えるときは、言われるがままではなく、リスクとベネフィットのバランスが十分に考慮されたうえで、それの是非について賢く議論されるべきです。検診とはいえ軽微でも侵襲（ストレス）を伴うことから、当然ながら科学的根拠に基づいたがん検診の在り方が望まれます（科学的根拠に基づくがん検診推進のページ http://canscreen.ncc.go.jp/）。

しかし、近藤氏による「がん検診は、やればやるほど死者を増やす」（『医者に殺されない47の心得』102頁）にみられる「検診不要論」もしくは「検診有害論」をみると、二元論的で必要以上にがん早期発見の害を強調しています。これは、ほかでの論法とまったく同じやり方なのですが、自身にとって都合のいいデータのみを調達してきて、検診による誤診や不利益が日常茶飯事のように起きていると思わせたり、良性でも臓器が切り取られるという、いわれのない話で恐怖を煽るわけです。以下、「子宮頸がん検診」をケースメソッドとしながら、近藤氏の言説に対する批判的吟味をしてみます。

ビジネスの世界では、何かを主張したり、何らかの意思決定を下す場合、それらの根拠は数字で示すように、と教えられるのではないでしょうか。一方で、都合よく巧みに数字を操ることで、事実（ファクト）が歪められることも多々あります。数字自体は嘘をつきませんが、嘘つきが数字を利用するとどうなるでしょうか。

結論が先にあって、それに合った数字やデータを調達するクセがついてしまうと、いつしか自分に都合のいいものしかみえなくなるバイアスが出てきます（確証バイアス）。日本人は「統計リテラシー」が身についていないことが多いためか、数字を利用した論理展開に寄り切られてしまいやすいのかもしれません。少し前になりますが、週刊誌『ＦＬＡＳＨ』（２０１４年11月４日号 光文社）にセンセーショナルな記事が掲載されました。次のような口調で、子宮頸がん検診を否定する内容です。

「若い人で見つかっているのは、ほとんどがたいしたことのない上皮内がん」

「病院は、金儲けのためなら、平気で患者の子宮を奪いとる」

発言者は、近藤氏です。そして、彼は産婦人科医師のことを「子宮狩り族」とまで呼ぶ始末（文藝春秋 ２００３年１月号）。

世界中どこを見渡しても、医師としてこのような倫理的配慮を欠いた危険なメッセージを平気で公にできる者は他にいないでしょう。

2　子宮頸がん検診の意義について

子宮頸がん発生までの概要

子宮頸がんは、次頁の図（図50）に示すように、主に性交渉によってヒトパピローマウイルス（Human Papillomavirus：HPV）に感染した女性のうち、多くは自然に排除されるのですが、一部の女性では持続的な感染を引き金として、軽度異形成→中等度異形成→高度異形成→上皮内がん→

図50

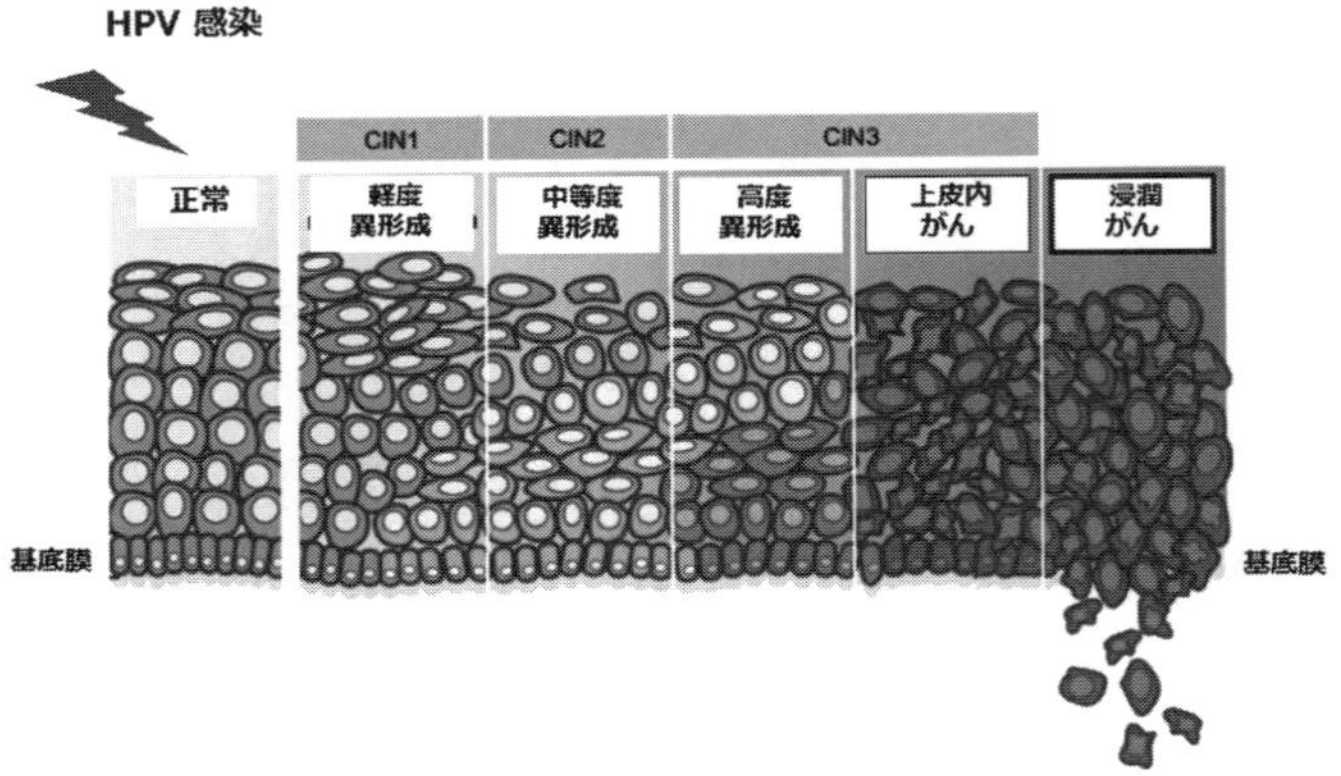

Center for Cancer Research in the Journals 2008,
Identifying Molecular Culprits of Cervical Cancer Progression より引用・改変

浸潤がんという経路（シークエンス）を辿ります。HPVには、100種類以上のタイプがあり、このうち15種類が子宮頸がんの原因となりうるハイリスクタイプに分類されています。これらの中でも特に16型、18型の二つのタイプによる感染が最も頻度が高いといわれています。1940年代にこの「異形成＋上皮内がん」が前がん病変（CIN; Cervical Intraepithelial Neoplasia）として認識され、50年代からすでに、前がん病変の段階で早期発見されることの重要性が唱えられてきました。

そして、子宮頸がんは若年女性にも発生するがん疾患でもあり、20～30歳代の女性に発生する悪性腫瘍のうちで第一位を占めています。日本では現在、年間1万人以上が新たに子宮頸がんに罹患し、約3000人もの女性が子宮頸がんで死亡していると推定されてい

図５１

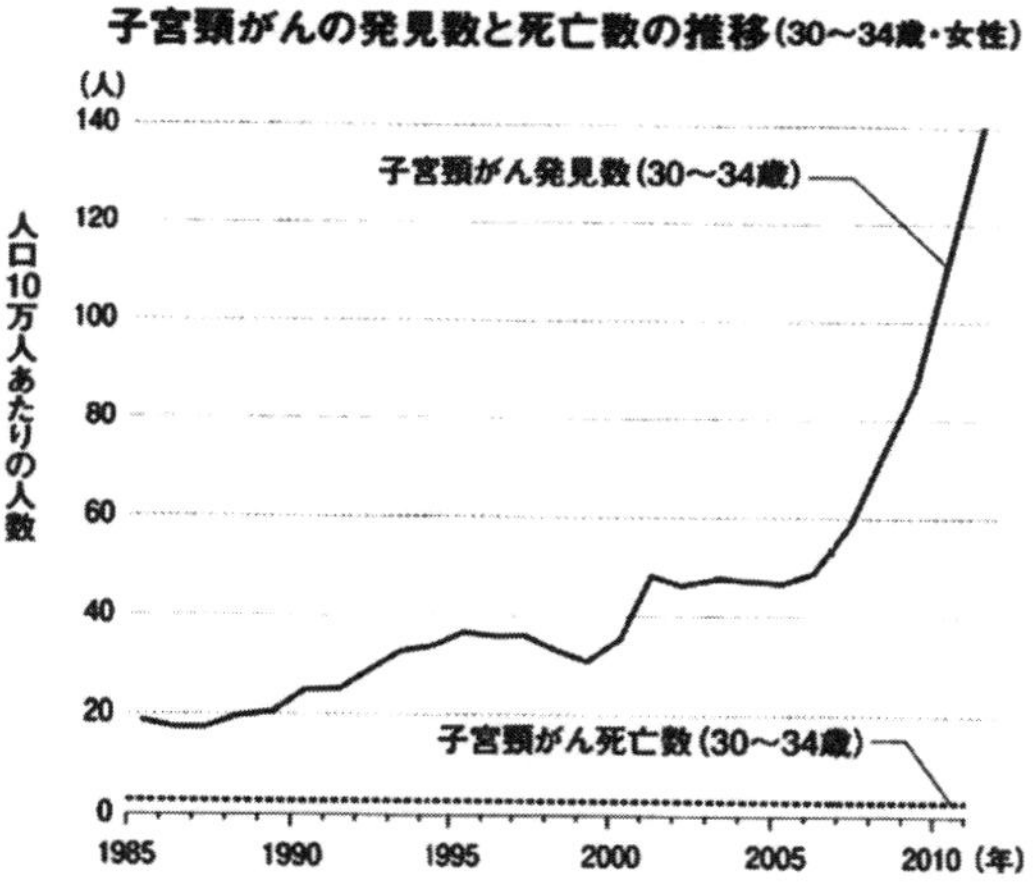

ます（国立がん研究センターがん対策情報センターより）。女性一人ひとりの生活や人生を奪うだけでなく、初婚年齢が高齢化する中で、少子化問題を抱えるわが国にとって大きな社会問題にもなっているのです。

しかし近藤氏は、前記のような乱暴な表現を持ち出し、またもやリスクを誇大に強調することで、子宮頸がん検診を全否定してしまいます。その言論活動には心底嘆かわしさすら覚えます。このような歪んだ手法は昨今の政治や社会問題を議論する場面においても同様にみられるのではないでしょうか。

これまでにも指摘してきた問題の多い漫画『医者を見たら死神と思え』（ビッグコミック　小学館　２０１５年11月10日号　連載第23回）には上のような図が登場してきます（図51）。

このグラフは、『がん治療の95％は間違い』

（幻冬舎新書 ２２０頁）でも繰り返し引用され、30－34歳の女性では、２０１１年の子宮頸がん罹患率が25年前と比べて7倍も増えているのに死亡率は変わっていない、だから子宮頸がん検診は無意味で放置がよいと結論づけられています。

しかし、このグラフ集団すべてが検診で発見されたがんのデータではありません。これまでの検診の受診率はわずか20～30％前後に過ぎず、このデータだけを見て検診の是非を問う議論はナンセンスでしょう。さらには、がんがひとたび見つかってしまった女性患者が放置された結果データではありません。産婦人科医たちが治療を施して得られた蓄積データなわけです。

子宮頸がん検診の有効性

左上図（図52）のグラフは、80％を越える検診受診率によって子宮頸がん検診の有効性が示された英国のデータです。

英国は、１９８８年に国策として子宮頸がん検診を広く国民全体に普及させたことで、死亡リスクと直接関係のある「浸潤がん」の罹患率を下げることに成功しています（Quinn M, et al. BMJ 1999; 318: 904-908）。ちなみに、もし検診推奨を怠り、国民を「放置」させた場合、左下図（図53）で示すように、子宮頸がんによる死亡者数（破線）が増加の一途をたどるだろう、という生命リスクについてもしっかり検討されています（Peto J, et al. Lancet 2004; 364: 249-256）。

近藤氏が漫画で示したグラフで過去と比較して7倍も増えた子宮頸がんとは、「上皮内がん＋

図５２

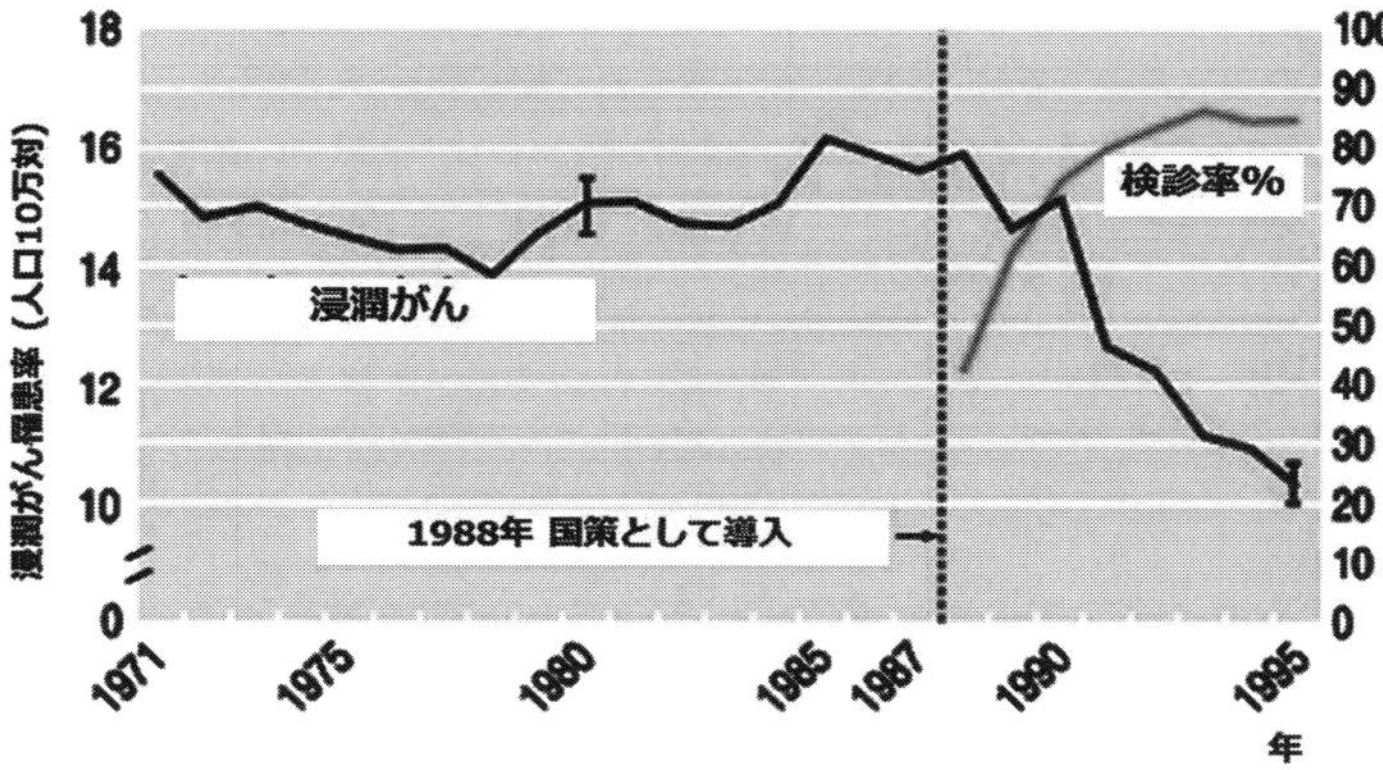
浸潤がん罹患率（人口10万対）
検診率%
浸潤がん
1988年 国策として導入
年

図５３

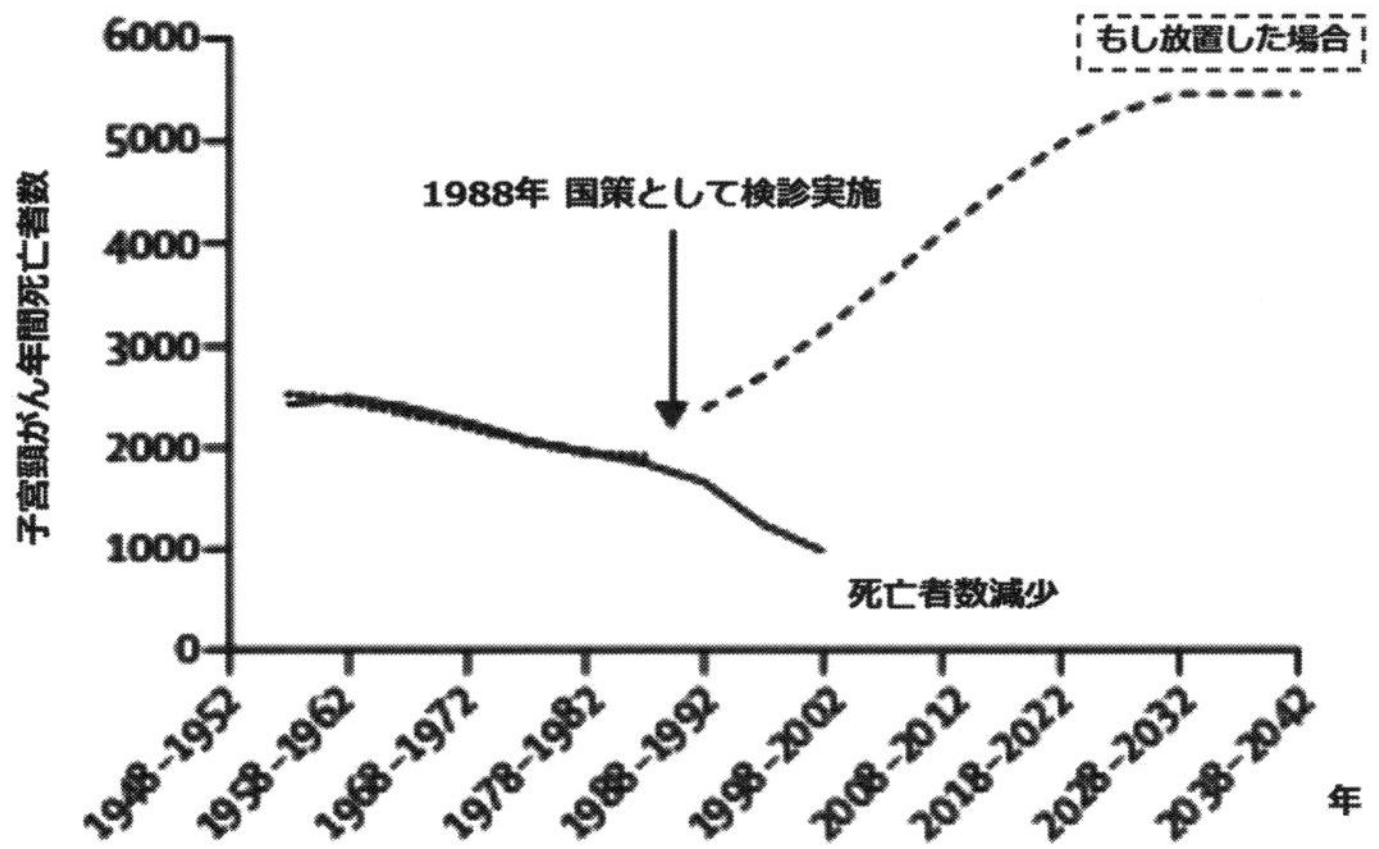
子宮頸がん年間死亡者数
もし放置した場合
1988年 国策として検診実施
死亡者数減少
年

浸潤がん」の足し算になります。

直接死亡リスクに繋がらない上皮内がんを多く含んだ罹患率と死亡率とを30～34歳のみを対象にして、同じ時点で比較することにどれほどの意味があるのでしょうか。30～34歳に相当する女性が上皮内がんと診断された場合、適切な治療を受けずに10～30年放置されることで浸潤がんに移行するリスクまでも加味された、「時系列」の議論が必要なはずです（詳細については後述）。

子宮頸がん撲滅のために、世界中の医療従事者がいかにして子宮頸がん検診学に情熱を注いでいるのか、以下にひとつのエビデンスを紹介します（Shastri SS, et al. J Natl Cancer Inst 2014; 106: Epub）。日本では当たり前の医療資源であっても、それらの少ない国はいくらでも存在します。インドのムンバイで15万人余りの女性を対象に、子宮頸がん検診を受けた集団と非検診の集団とを比較するランダム化比較試験が行われました。報告された結果は12年にもわたって経過を見たものです。この検診は日本のような緻密な細胞診断ではなく、希釈した酢酸を子宮頸部に塗布するという簡便な方法によるものでした。それによって発見された初期の病変に対して円錐切除（子宮の頸部を円錐状に切除する）をすることで、非検診集団と比較して子宮頸がんの死亡率を31％も下げることに成功しました。

上皮内がんの放置は生命リスクを負わされる

このエビデンスを『週刊新潮』で紹介したところ、『週刊文春』での対談の席で、近藤氏はこのデータの信頼性は低いと断じました。その理由を伺うと、研究設定が「クラスター・ランダム化」だからと。本当のランダム化とは、個人単位で「検診」対「非検診」に割付けされるべきであり、地域や施設などを単位とした、クラスター（集団）単位で行なわれたランダム化比較試験ではバイアスが生じるからダメだと言うのです。対象が15万人におよぶ大規模な研究を、ムンバイの貧困層の多い地域で行う場合、個人の特定も難しいだろうから、個人ではなく集団を単位としてランダム化するのは何も問題ないのでないかと申し上げました。この臨床研究でクラスター・ランダム化が採用されたことで、なぜ信頼が落ちるのか、今でも理由がわかりません。

代わりに近藤氏が持ち出してきたのはスウェーデンからの報告 (Bergström R, et al. J Natl Cancer Inst 1993; 85: 1050-1057) でした。それを披露したうえで、「上皮内がん１００人のうち、99人のがんは放置で消えてしまうから大した病気ではない」と言うのです。これは著作『近藤誠の「女性の医学」』（２０１５年 集英社 １８０頁）でも明記されています。インドのクラスター・ランダム化比較試験はバイアスがあって信頼できないといいながら、数ある観察研究レベルのひとつに過ぎないものは信頼できるようです。ここにもエビデンスの取り扱いにルール違反がみられます。

僕もこれまで何人もの上皮内がんの放置経過をみてきましたが、上皮を超えて浸潤がんに進行した人はおらず、最長では20年以上そのままです。がんが消えた人も２人います。仮に浸潤していても、１期の浸潤がんの大多数はがんもどきなので、検診で上皮内がんと診断され

たものの99％はがんもどきといえます。（『近藤誠の「女性の医学」』１８０頁）

と、わずかな体験談を披露しながら声をあげています。産婦人科医でもないのにいったいどのような診療で病気をどのように評価をしていたのか疑問が残りますが、次のようなエビデンスもあるので紹介します。

子宮頸がんの自然史について、上皮内がん（高度異形成も含む）が適切な治療を受けないで30年以上も放置されると、実に「30〜40％」が死亡リスクのある浸潤がんに移行したという観察研究データです（Peto J, et al. Lancet 2004; 364: 249-256 / McCredie MR, et al. Lancet Oncol 2008; 9: 425-434）。もし近藤氏が探し当てた前のスウェーデンの論文が重要なエビデンスとして認知されているのであれば、そのデータを根拠としてスウェーデンでは放置を推奨しているのかと言いますと、そんなことはありません。それどころか日本よりも政策として子宮頸がん検診に力を注いでいる国のひとつでもあります。

これまでも繰り返し指摘してきましたが、ここでもやはり、ある「立場」を長年とり続けているうちに、自分に都合のよい情報だけが見えるようになり、都合の悪い情報は排除してしまうクセがみてとれます。

上皮内がんが見つかった時に、通常推奨されている円錐切除（子宮頸部を円錐状に切除すること）について、「〝円錐切除〟という手術で子宮を温存するのが主流になってきてはいます。しかし温存といえども、円錐切除で不妊症になる可能性は、極めて高い――。」（『近藤誠の「女性の医学」』181頁）と、数字を示さないで危険を煽ります。果たしてそれは本当なのでしょうか。

英国の医学雑誌『British Medical Journal』で15本の医学研究論文をレビューした報告があります。それによると、総合的に円錐切除による不妊リスクは1・29倍、妊娠後の総流産リスクは1・04倍と確かに若干リスクは高まるものの、統計学的には未治療と比べて差がないという結果でした(Kyrgiou M, et al. BMJ 2014; 349: g6192)。

ほかのがん検診同様、子宮がん検診も百害あって一利なしです。将来、妊娠・出産を考えている人であればなおさら、受けないことをおすすめします。検診で初期のがんが発見された場合、僕は経過観察していましたが、それを引き受けてくれる医者は少ないでしょう。自主的に放置して、不正出血という症状が出たら婦人科に行く。これがもっとも合理的ですが、実行できる人は少ないかもしれませんね。（『近藤誠の「女性の医学」』184-185頁）

女性の健康を理屈一辺倒で語る、医師として信じがたいメッセージだといえます。短期的な「不妊リスク」を煽る一方で、「自主的に放置して、不正出血という症状が出たら婦人科に行く」という発言にみられるように、長期的にみると放置することのほうがきわめて高い「生命リスク」を背負わされることにはまるで配慮されていません。良識ある産婦人科医ならば、近年増えている若い女性の子宮頸がんを背景とした不妊や流産といった妊孕《にんよう》性リスクの問題についてはしっか

図５４

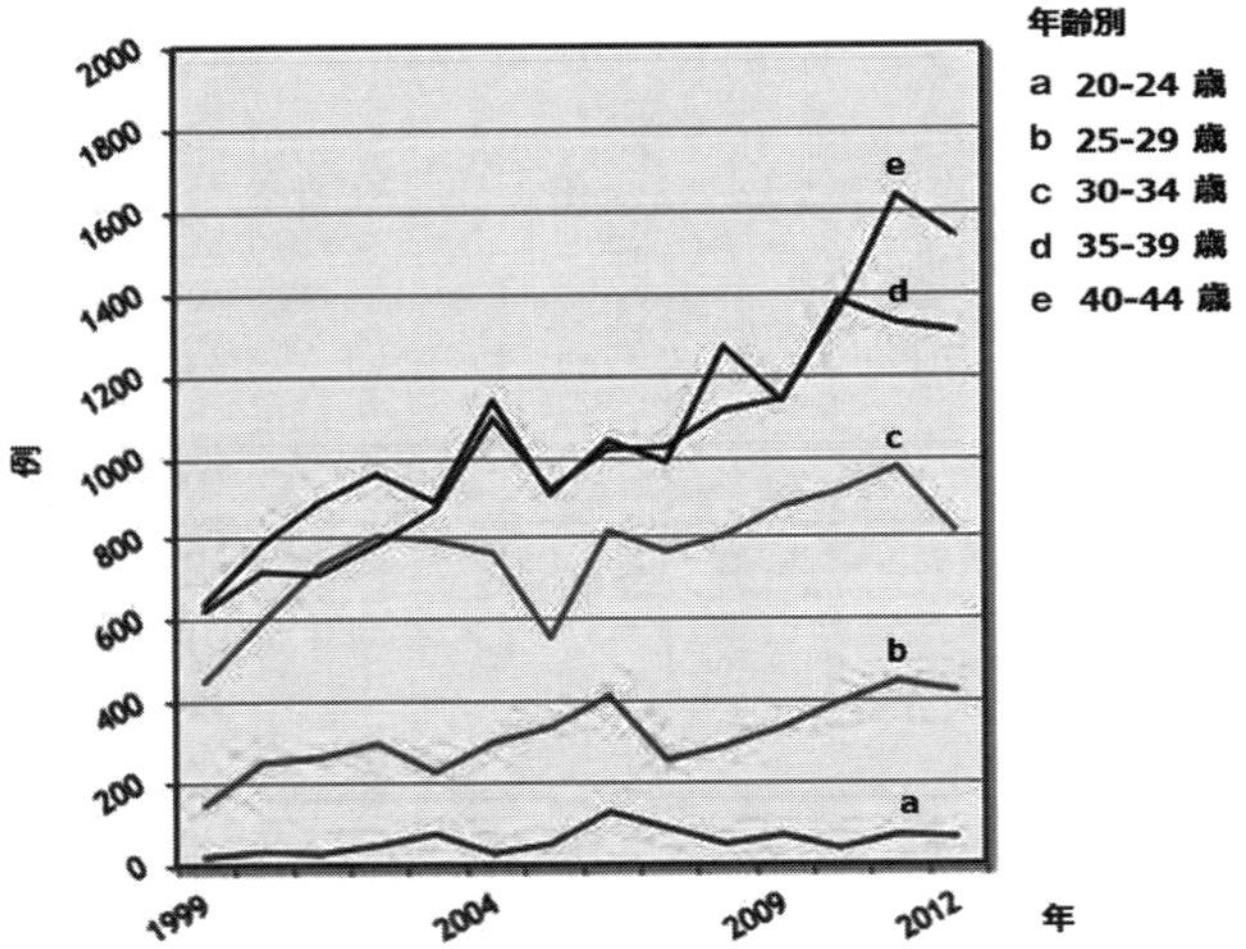

り考えられているはずです。治療の際には十分なインフォームド・コンセントもしっかり行き届いていることでしょう。

冒頭に戻ります。30～34歳という年齢層データをのみを切り取ってきて、子宮頸がん検診は無意味、と一般化する論調には無理があります。妊孕性リスクという観点から若年女性を対象にして議論されたいのであれば、偏らずにもう少し年齢幅を広げてフェアに議論するべきでしょう。ここで、20～44歳までのデータを抽出してみると、最近10年間でも、明らかに若い女性の浸潤がん罹患数が総じて右肩上がりに増え続けています（図54）。

時系列でリスクを考える

次頁の図（図55）は、生命リスクのある「浸潤がん」発生リスクが高まることで、若年女

図55

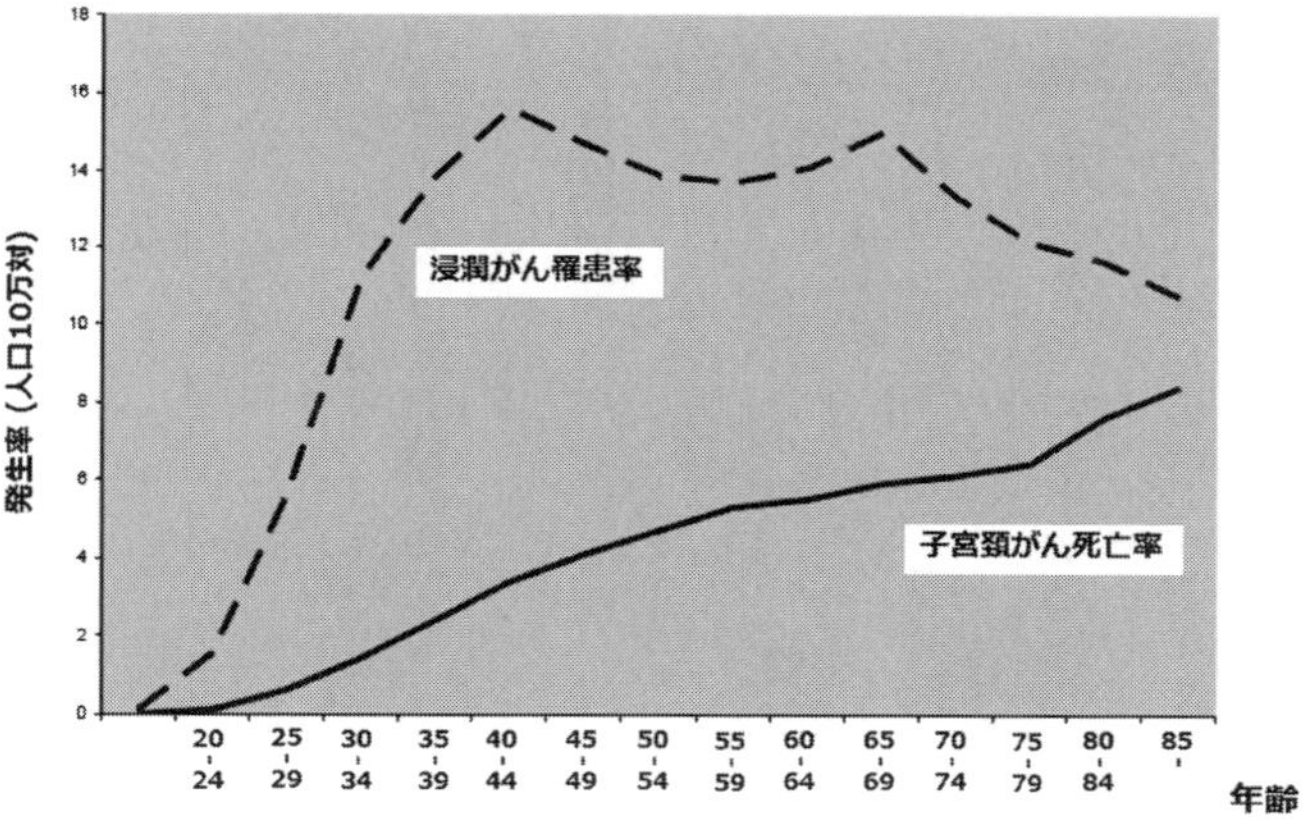

性にとっては、時系列とともに「死亡」リスクが増えていくことを示した米国のデータです(Screening for Cervical Cancer: A Systemic Evidence Review for the U.S. Preventive Services Task Force)。近藤氏のように、30－34歳の限定された「点」だけを切り取って、死亡率が低いことを議論しても何の意味もありません。生命リスクを議論する時には、時系列を念頭に置いた「線」で考えなくてはいけないからです。

さて、〝マザーキラー〟と称される女性特有のがんの死亡率を減らすためには一体どうしたらいいのか？という問いに対しては、

①科学的根拠に基づく子宮頸がん検診の受診率をアップさせること。

②さらに上流レベルでがん発生予防を目指すために、ＨＰＶ感染を予防する子宮頸がんワ

クチン（ＨＰＶワクチン）接種の推奨、
という解決策が検討されるのは当然のことです。

リスクのみを煽るＨＰＶワクチン問題

後者について、ＨＰＶ感染が引き金となって発生するがんだからこそ、ＨＰＶワクチン接種を行ってウィルス感染を防ぐことで、前がん病変を減らし、結果的に子宮頸がんの発生リスクまでも阻止できると考えるのはごく自然な理知的ふるまいだといえます。しかし、近藤氏は次のように唱えます。

僕は何人もの母親たちから、このワクチンを娘に打たせるべきか相談されましたが、きっぱり「ＮＯ」と返答。がん予防には無意味なうえ、副作用のリスクが大きいからです。（『近藤誠の「女性の医学」』85頁）

がんを予防しない、一生を台無しにするような重い後遺症を背負うかもしれない、そんな有害ワクチンを受ける必要は毛頭ありません。（同93頁）

２００６年に米国においてＨＰＶワクチンの使用が承認されて以降、２０１６年1月までにＷＨＯ加盟国のうち65カ国で、国策プログラムとしてワクチン接種が推奨されています。しかしながら、日本では２０１３年４月にようやく定期接種が開始されたものの、ワクチン接種を契機として国内で「身体の広範な痛み」「倦怠感」「しびれなどの神経症状」に代表される重篤な副反応が報告されたことから、わずか2か月後の同年6月14日付けで、厚生労働省健康局から安全性が確認されるまでの間、「ＨＰＶワクチン接種の積極的な勧奨を一時中止する」という勧告がなされました。

その後、厚生労働省の副反応検討部会で、平成21年12月から平成26年3月までに約３３８万人を対象にＨＰＶワクチン接種後の様々な副反応症状２４７５例について、徹底したデータ収集と解析、追跡調査、専門家による議論が行われました。結果、問題視されていた慢性疼痛・運動障害等の症状とＨＰＶワクチン成分との間に因果関係を示す科学的根拠は認められませんでした。また思春期の少女を対象とした初めてのワクチンであるという性格上、重篤な副反応として報告された１７６例のうち、１６２例について神経学的疾患、中毒、免疫反応といった器質的な問題の可能性が否定され、ワクチン接種による痛みや不安、恐怖などをきっかけとして起きてしまった身体症状（心身反応）の可能性があるという判断がされました。このような症状の発生リスクはＨＰＶワクチン10万人接種あたり１・５件という頻度割合です。

しかしその間、一部マスメディアは、ワクチン接種後の副反応で苦しむ少女の映像や記事を盛んに報道することで、ＨＰＶワクチンのリスクを誇大に煽る表現が繰り返し行われました。したがって、ＨＰＶワクチン接種が推奨されない状況がいまだに継続し、現在は接種率がほとんどゼロに近いという状況となっています。このような事態は、先進国ではこの日本だけだということを自覚するべきです。

おそらく、これらの副作用の多くは、ワクチンに添加されている〝アジュバント（免疫増強剤）〟が原因です。その成分は〝水酸化アルミニウム〟などの化学物質で、これらのアジュバントによって、本来なら体に侵入してきた異物を攻撃するはずの免疫システムが、自分の体を攻撃してしまう〝自己免疫疾患〟を引き起こしてしまうことがある。（『近藤誠の「女性の医学」』88－89頁）

「免疫システムを破壊する恐ろしい副作用」と題し、近藤氏はワクチンに添加されているアジュバント（免疫増強剤）の中毒が重篤な副反応の原因だと主張しています。しかし、この問題はすでに解決しています。アルミニウムが添加アジュバントとして含まれているワクチンは、何もＨＰＶワクチンだけではないからです。安全に長年実施されているＢ型肝炎ウィルスをはじめ、肺炎球菌、破傷風、ジフテリアなどといった多くのワクチンにもアルミニウムが含まれているわけで、すでに安全性が証明されています。近藤氏の主張は、フランスの研究者グループがワクチン接種部位の局所にアルミニウムが蓄積し、マクロファージという炎症細胞の浸潤が原因で、筋炎をはじめとする様々な全身症状を引き起こすという症例報告を調達してきて取り入れているだけです。しかし、世界中の多くの専門家によって、前記理由やそのフランスからの報告には信憑性が乏しいことも完全に否定されているのが本当の話となります。

ＨＰＶワクチンの有効性は証明済み

世界の情勢を見返すと、世界保健機構（ＷＨＯ）や国際産科婦人科連合（ＦＩＧＯ）は最新の世界中のデータ解析結果に基づいてＨＰＶワクチンの安全性と有効性を繰り返し確認し、国家プログラムによるＨＰＶワクチン接種を強く推奨しています。実際の有効性を示す多くのエビデンスがある中で、ここでは２本のランダム化比較試験の結果を紹介します。

ＨＰＶハイリスクタイプとされる6型／11型／16型／18型をカバーする「ガーダシル」というワクチンを接種した集団５３０５人とプラセボを接種した集団５２６０人を比較追跡した結果、ハイリスクタイプ16型／18型の前がん病変である中等度異形成（ＣＩＮ２）の発生数に関して、ワクチン vsプラセボで0例 vs 28例、高度異形成（ＣＩＮ３）の発生数では、ワクチン vs プラセボで１例 vs 29例、上皮内がんでは、ワクチン vsプラセボで ０例 vs１例という結果となり、前がん病変を97％～１００％阻止していることがわかりました(FUTURE II Study Group. N Engl J Med 2007; 356: 1915-1927)。

次いで、ＨＰＶハイリスクタイプとされる16型／18型をカバーする「サーバリックス」というワクチンを接種した集団７３４４人とプラセボを接種した集団７３１２人を比較追跡した結果、前がん病変であるＣＩＮ２の発生数では、ワクチン vsプラセボで１例 vs 53例、ＣＩＮ３の発生数では、ワクチンvsプラセボで0例vs8例という結果となり、前がん病変を98%～100%阻止していました (Paavonen J, et al. Lancet 2009; 374: 301-314)。

すなわち前がん病変のCINが阻止できれば、円錐切除を受ける必要がなくなり、その先にある子宮頸がんにもならずに済むわけです。したがって、HPVワクチンは、女性の子宮を守り、女性の生命も守ると言い切れます。

日本人のゼロリスク過敏症

一方で、世界中で唯一、因果関係も不明な副反応に過敏になっている日本の状況を危惧する声明が、2015年12月17日付けでWHOの諮問機関であるGACVS（ワクチンの安全性に関する諮問委員会）から発信されました。その中で、近藤氏のいう自己免疫疾患の発症リスクについてフランス当局で行われた約200万人のワクチン接種者を対象に行われた大規模調査で、ワクチン接種集団と非接種集団の間において、難治性の神経疾患であるギラン・バレー症候群に関しては10万例に1例程度のわずかな発生リスクがみられたものの、そのほかの自己免疫疾患の発症リスクに関しては差を認めなかったと結論づけられています。そして、日本のとった政策判断に対して以下のように辛辣な内容のメッセージを残しています。(GACVS statement on safety of HPV vaccines 17 December 2015)

厚生労働省の副反応検討部会で、専門家たちによる詳細な検討によってＨＰＶワクチンと重篤な副反応との間に因果関係を認めなかったという結論が出されたにもかかわらず、ＨＰＶワクチン接種の再開に対していまだコンセンサスが得られていないようです。その結果として、日本の若い女性たちは本来予防されるべきＨＰＶ感染に起因した子宮頸がん発生リスクに晒されたままです。以前からＧＡＣＶＳが指摘してきたように、不十分なエビデンスに基づく政治判断によって安全かつ有効性が示されているワクチンの接種利用が妨げられることで、今後真の被害がもたらされることになるでしょう

一方、ＨＰＶワクチン接種の後に、因果関係がいくら証明されなくても思春期の少女たちに何らかの原因不明な症状が出現し、今もなお苦しんでいる事実は重く受け止め、行政としても十分な救済対策が取られなければなりません。しかし、蓋然性の低いリスクばかりに気を取られ、ＨＰＶワクチン接種の推奨中止が現状のまま継続されることになれば、若い女性にとってワクチンによるがん予防の利益を受けられず、世界の中で日本だけが孤立し、将来も子宮頸がん罹患率の高い国のままである可能性が懸念されます。

最近では、日本医師会・日本医学会の呼びかけにより、産婦人科医・小児科医・痛みや神経の専門家が一同に会して、ＨＰＶワクチン接種後にひとたび起きてしまった副反応への診療の手引きも作成されています（『ＨＰＶワクチン接種後に生じた症状に対する診療の手引き』http://www.jsog.

or.jp/statement/pdf/20150819_hpv.pdf〔日本医師会／日本医学会〕）。したがって、これまで以上に、十分なインフォームド・コンセントのもとで安全かつ安心してワクチンを接種できる環境整備が望まれます。２０１６年４月18日付けで日本産婦人科学会や日本小児科学会を含めた15学術団体の見解を取りまとめたうえで、予防接種推進専門協議会より「専門的な見地から、ＨＰＶワクチンの積極的な接種を推奨する」という声明が出されましたが、日本政府は依然としてワクチン接種に慎重な姿勢を示したままとなっています。

以上、ゼロリスクでないと過剰な反応を起こしてしまう特有の病理の問題は、先のイレッサ訴訟問題でも取り上げました。そして、ついに２０１６年７月27日付けで、ＨＰＶワクチン薬害訴訟が動き始めたようです。原告側弁護団の声明の中には、次のように記されています。

ＨＰＶワクチンは、子宮頸がんそのものを予防する効果は証明されていません。一方で、その接種による重篤な副反応（免疫等の異常による神経障害等）が多数報告されています。

ＨＰＶワクチン接種によって多くの女性の子宮と生命を救えるはずの利益をないがしろにしてでも、因果関係も定かではない蓋然性の低い不利益をことさら強調して、感情論のみで全体を悪と裁く、まさに思考停止の病理が、近藤氏をはじめとしていたるところに蔓延していることを危惧します。

医者たちは女性の乳房や子宮を一体何だと思っているのだろう、猟師にとっての猪や鹿のように、狩りとる対象としか考えていないのではないか、と思えてきます。（『近藤誠の「女性の医学」』３０９頁）

頑なに子宮頸がん検診の有効性を歪めようとする近藤氏は、日本の産婦人科医たちを「子宮狩り族」呼ばわりする一方で、婦人科医たちが現場で適切な治療を施すことで得られた蓄積データを都合よく利用しています。欧米のがん医療レベルと比較して、日本のそれは劣っていると強調するのに、検診受診率70～80％以上の先進諸国が根拠としているエビデンスには見向きもしようともしません。自分にとって都合のよい数字やデータさえ調達できれば、結局はなんでもよいということなのでしょう。そして、何よりも問題だと思うのは、すべて机上でグラフをみて数字を操作するという作業に徹しているということです。グラフの中には、患者さん一人ひとりの様々な苦悩や無念な人生が数多く含まれているということを決して忘れてはなりません。

3　胃がん検診の有効性と今後の課題

胃がん検診　数字のトリック

次頁に示す図（図56）は、胃がん検診を否定する根拠として、近藤氏がいつも取り上げているデータの最新版です（国立がん研究センターがん対策情報センターより）。この図が示しているのは、

図56

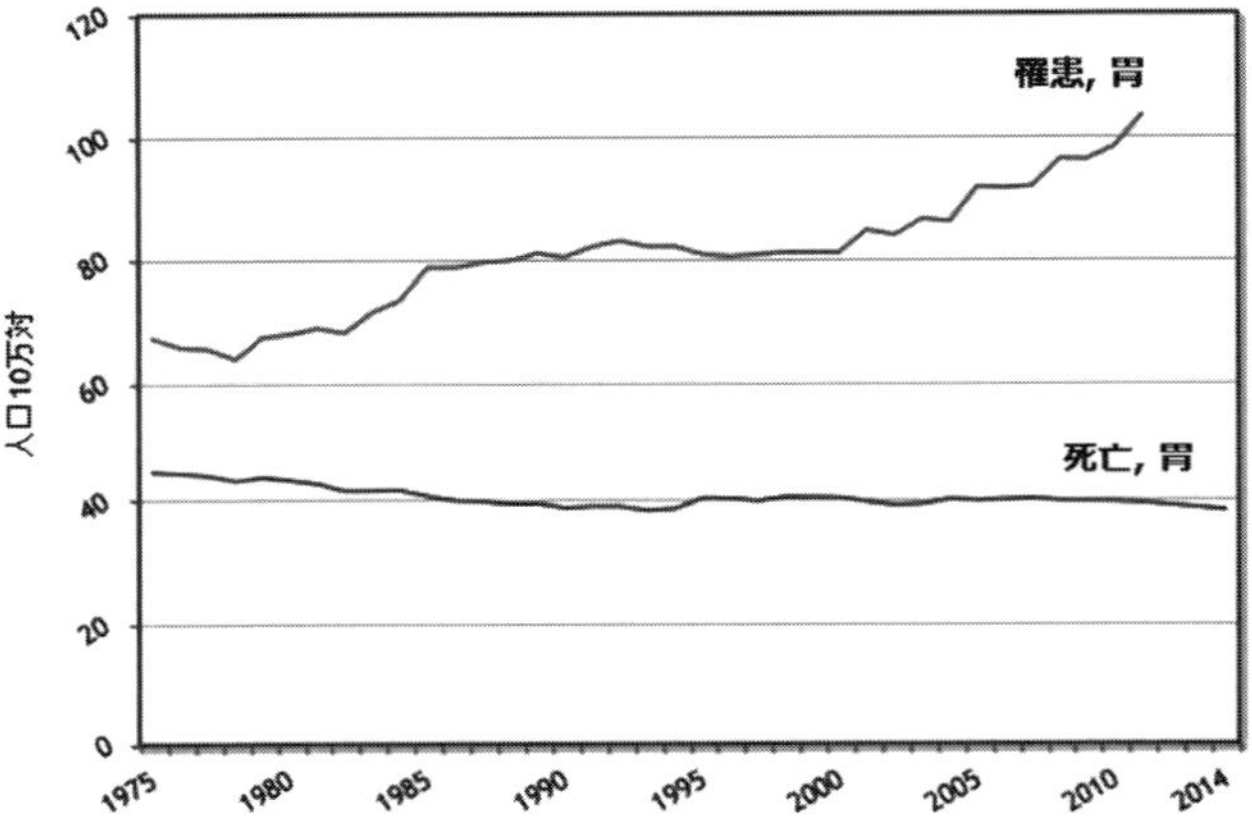

実際ナマの数で計算した「粗率」グラフといわれるものです。

「がんもどき仮説」の根拠としても頻用されているグラフですが、近藤氏の解釈は以下のようになります。胃がんが早期発見で治る病気ならば、死亡率は年々減ってくるはずが、まったく減っていないのは検診による早期発見が何も役に立っていないからだ。増えている胃がんは「がんもどき」で、「本物のがん」は結局のところ治せていないことになる。だから、早期発見、早期治療は無意味であると。

しかし、先の子宮頸がんの検診のところでも述べたように、このグラフ集団すべてが検診で発見されたデータではないために、このグラフだけを見て検診の是非を問う議論はやはりナンセンスです。外科医や内科医たちによる治療の介入によって得られた蓄積データであり、胃がんがひとたび見つかってしまった患者さんが放置された集団データではありません。そうは言っても、この二つのグラフを単純に比較すると、確かに「胃がんが見つかる人は増えているのに、胃がんで死ぬ人の数は減っていない。つまり早期発見に意味はない」と思う人もいるかもしれません。

しかし、ここで読者に考えていただきたいのは、年代によって人口に占める年齢構成が違うということです。現在は昔よりも高齢者の占める割合が圧倒的に高くなっています。がん一般に言えることですが、胃がんも高齢者になればなるほど多く発生する病気です。ということは、高齢化のペースに応じて本当ならば死亡数も増えるはずです。ところが、グラフにあるように胃がんの死亡（粗）率が横ばい傾向を維持しています。これは適切な治療によって治った胃がん患者が確実に増えていることを意味しています。もしそれに相当する患者が放置されたならば、データ上は胃がん死亡率も年々上昇するに違いありません。治療の介入によって、死亡率が抑えられている結果としてグラフが横ばいになっていると解釈した方がよさそうです。

予想を超えるハイペースな人口高齢化のためにがん罹患数という「数」は年々確実に増えています。それを絶対数ではなく、昔のデータと条件をそろえて比較できるようにするために「年齢調整死亡率」といって、昭和60年の年齢構成を基準とした死亡率を用いる評価があります。それを示したのが、次頁のグラフになります（図57）。

高齢化社会を考慮して年齢で調整をしたうえで過去と比較されたデータを見ると、最近の胃が

図５７

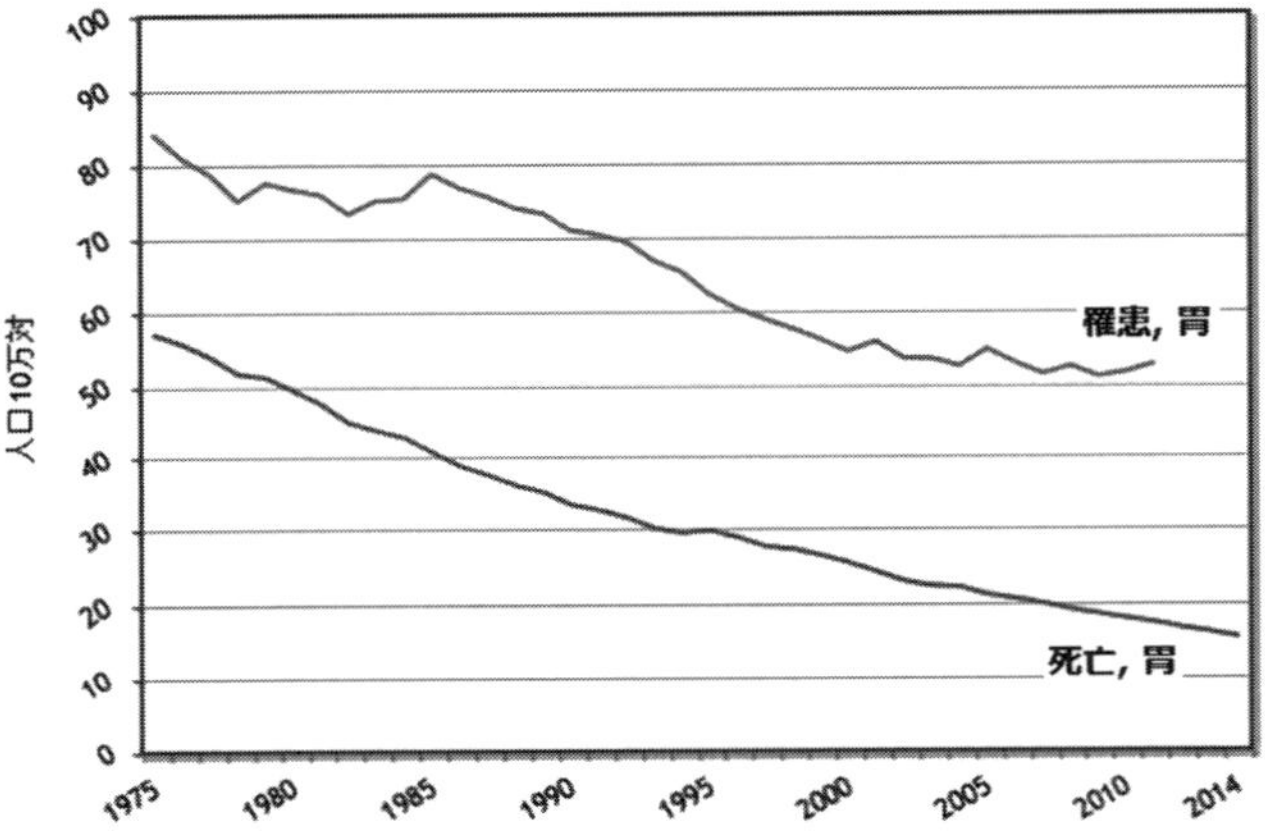

んの罹患率は横バイで死亡率が減少しているのがよくわかります。しかし、近藤氏は次のように言い放ちます。

反対論者たちはなぜこのようなわかりにくい指標を持ち出してくるのか、という点が肝心です。僕の目には、人びとを混乱させるためのトリックとしか映りません。（『がん患者よ、近藤誠を疑え』39頁）

「検診をやめた村」の本当の話

もうひとつ近藤氏の著作に度々登場してくるのが、１９８９年にがん検診を廃止した長野県泰阜《やすおか》村の話です。

胃がんなどの集団検診をやめたら、その前の６年間は、胃がんの死亡率が村民死亡者数の６％、89年からの６年間は２・２％と

半分以下に激減しています。（『医者に殺されない47の心得』53頁）

このエピソードについて言及してみます。まず、この村が検診を廃止した主たる理由は、集団検診を定期的に受けていたにもかかわらず、3年続けて胃がんによる死亡例が相次いだことで、当時診療所に赴任していた医師の方針によるものだったそうです。どうやら、胃がん検診の精度管理に問題があり、不幸にしてがんがあったのにバリウムX線検査で見落としがあったようです。

この泰阜村での出来事について、胃がん死亡率は、検診を続けていた昭和58年〜63年の6・0％に対し、検診を廃止した平成元年〜5年では2・2％に減じたと確かに正式に報告されています（「公衆衛生」Vol.61 No.4　1997　246－250頁）。しかし、この数字の比較減少は、統計学的に意味のある変化ではありません。そして、検診廃止に対しては当初、村民からだけではなく長野県内外からも強い反対があったようです（「老人保健健康福祉ジャーナル」1998年7月号12－13頁）。

健康に気遣う人は、集団検診が廃止されたとしても自身でお金を支払って任意に検査を受けていたかもしれません。そうした人たちがどれだけ混じっていたのかはまったく調べられていません。したがって、後で振り返ってみたら数字がたまたまそうであったというだけの話で、「胃がん検診を受けていた集団」と「検診を受けなかった集団」を完全に分けて比較した話にはなりえません。高齢化率が著しく高い過疎村でたまたま起きた、一つのエピソードをことさら強調して、胃がん検診全般を否定する根拠としては非常に薄すぎるのではないでしょうか。

そして、もしこの前後関係の話を正当なものとして評価するのであれば、先述した子宮頸がん検診のエビデンスについて、英国が国策として80％近い検診受診率を達成できたことで、それを境にした前後で浸潤がんの発生率が減り、死亡率までも減少したという結果（Quinn M, et al. BMJ 1999; 318: 904-908）も重要なエビデンスとして認めるべきです。

今後の胃がん検診推奨については、これまでのバリウムを用いたX線検診への推奨から、内視鏡検査への推奨へと移行していくことになるようです。しかし、検診を受けたから「大丈夫」というものでもありません。一方で、がんがあるのに、がんが見逃されてしまう「偽陰性」や、逆に、がんではないのに、がんが疑われてしまう「疑陽性」などの不利益もゼロにすることも不可能です。稀とはいえ、検査中の重篤な合併症もあるかもしれません。だからといって、都合のよいデータやリスクのみを取り上げて検診を頭ごなしに否定してしまうのは思考停止以外のなにものでもありません。必要なのは、「がん検診を受けるべきか否か」という二元論的な問いではなくて、何のがん疾患に対する、どのような対象に対して、どういった検診が、どれくらいの利益と不利益があるのかを各論的に吟味をしながら、自身の健康管理のために賢くがん検診について議論することではないでしょうか。

V　著名人のケースで考える

1　中村勘三郎さんの食道がん

近藤氏の都合のよい後付け解釈

最近、多くの著名人、芸能人のがんによる訃報ニュースが絶え間なく流れてきます。これらへの注目度が高いのをよいことに、亡くなられてから後付けで声を上げるのが近藤氏の常套手段です。先述したアナウンサーの逸見政孝氏をはじめ、歌舞伎役者の中村勘三郎氏の食道がんケースも幾度となく取り上げます。しかし、明らかに近藤仮説の補強のための格好の話題として利用されているようにしかみえません。その理由については、以下で説明していきます。

私見では、食事が喉につまる等の症状がないのに健診や人間ドックで発見された食道がんの場合、長生きし、生活の質を保とうと思ったら、手術も放射線も抗がん剤も受けず、がんと診断された事実を忘れるのが一番です。（中略）

がんは症状がなければ、発見しても放っておいた方がベターなので、健診や人間ドックを受けて食道がんを発見するのは逆効果です。世間には、勘三郎さんが人間ドックを一年さぼったので、がんが手におえなくなったのだろうという見方がありますが、誤解です。もし一年早くに見つけても、すでに転移があるため同じ治療をされて、やっぱり亡くなられたことでしょう。（『がん治療で殺されない七つの秘訣』31－32頁）

がんと診断された患者さんの一体どれくらいの方が、「がんと診断された事実を忘れる」ことができるでしょうか。その時点で前向きにがんと闘い、治療を一生懸命頑張ったはずのご当人や、サポートされたご家族は、死後になってから、まったく関係のない第三者から治療はムダであったと言われては無念ではないでしょうか。著名人の話ということであれば、最近では、渡辺謙さんや、妻の南果歩さんが、がんを早期で発見し、治療を前向きに頑張ったことについても果たして「無駄」だと仰るのでしょうか。

中村勘三郎さんのケース

中村勘三郎氏のケースについて、近藤氏は以下に示す一見すると「手術 vs 放射線治療」を比較したランダム化比較試験の図を示しながら「手術を選ばず、放射線治療にしておけばよかった」と、後付けで声を上げます（『がん治療で殺されない七つの秘訣』21－22頁、『がんより怖いがん

図58

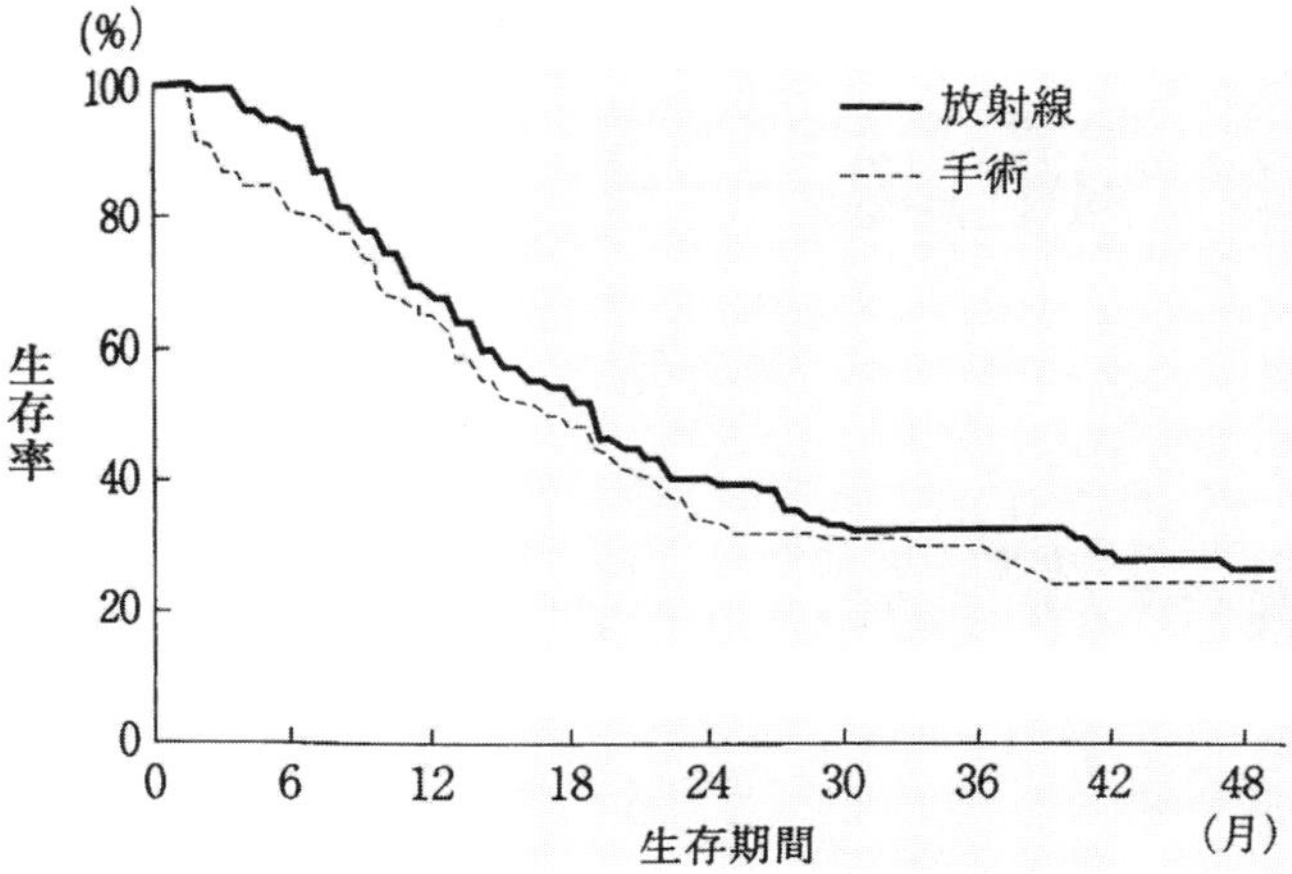

治療』20－22頁）。しかしそれの解釈は大きく間違っているのでここで糺さなければなりません。

上の図（図58）は、確かに２５９人の局所進行食道がん患者を対象としてフランスで行われたランダム化比較試験の結果ですが、実際には「手術vs放射線治療」の比較ではありません。どのような比較であったのか、次頁の図（図59）に詳細を示します。まずは方法AおよびBのやり方で、放射線治療に抗がん剤治療を併用した、「化学放射線療法」が全員に行われました。その後、治療が奏効した患者集団がランダム化され、「手術vs放射線治療」ではなく、「手術vs化学放射線療法（の継続）」が比較された試験です。それを「手術vs放射線治療」と単純に記述している時点で、多大な恣意が働いています。結

図59

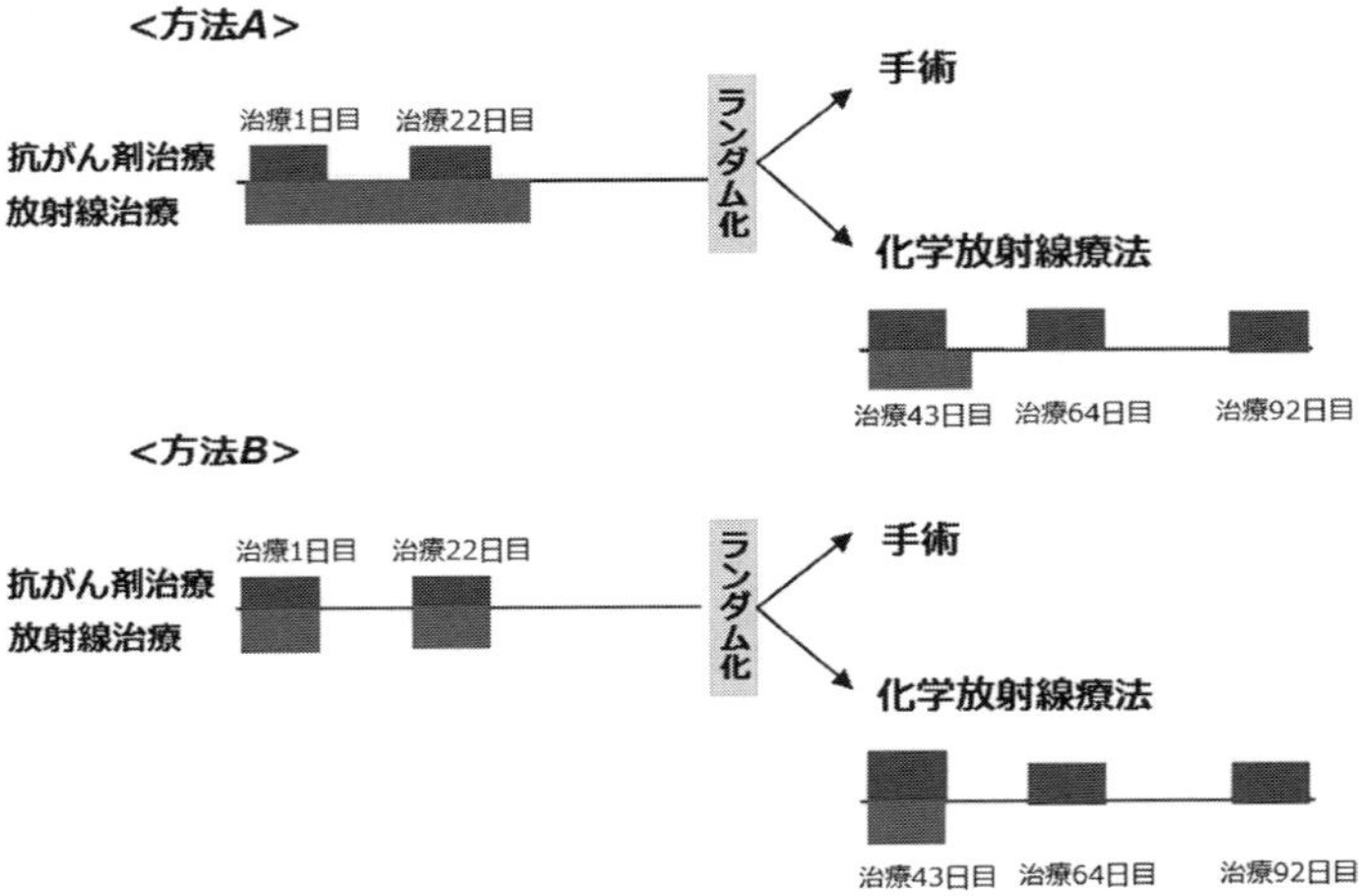

果は、生存期間中央値で、17・7ヵ月vs19・3ヵ月、2年生存率で、34％vs40％で、数字上は化学放射線療法のほうが手術を上回っているのですが、統計学的には両群間に差はありませんでした（Bedenne L, et al. J Clin Oncol 2007; 25: 1160-1168）。しかし、胃がん手術のところでも説明したように、海外で報告された研究結果を日本でも鵜呑みにして受け入れなくてはいけないという話にはなりません。なぜならば、フランスの医療環境や患者背景が日本と異なるのみならず、食道がんの手術レベルもフランスとでは大きく異なるからです。

一方で、近藤氏は放射線治療のみの利益を強調しますが、局所進行食道がんを対象としたランダム化比較試験で、すでに放射線治療のみよりも抗がん剤を併用した「化

図60

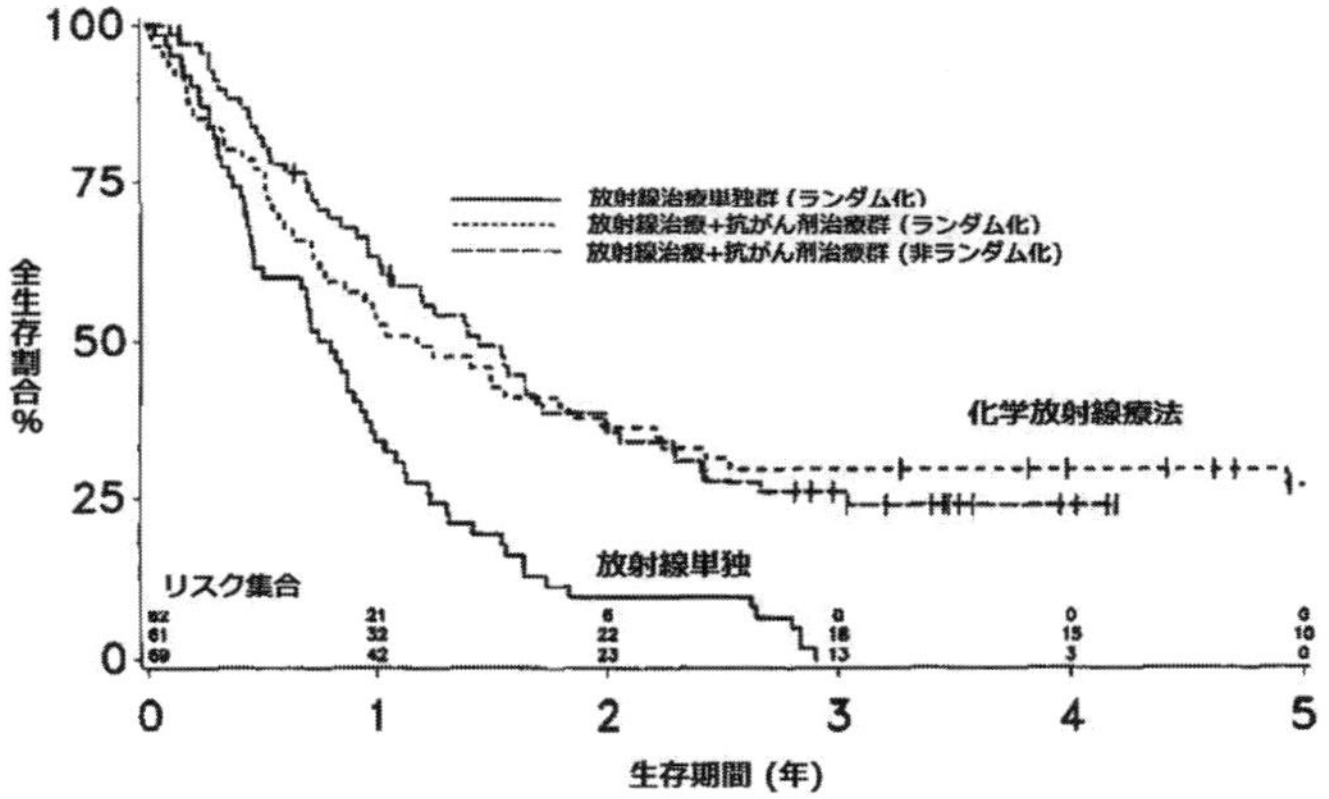

学放射線療法」の方が生存利益で優っていることが証明され、そのエビデンスは世界中で認知されています (al-Sarraf M, et al. J Clin Oncol 1997; 15: 277-284)。米国の Radiation Therapy Oncology Group（ＲＴＯＧ）による臨床試験で、ステージⅠ～Ⅲの食道がん患者を対象に、「放射線治療単独群」と抗がん剤５－ＦＵ＋シスプラチン療法を併用する「化学放射線療法群」とを比較すると、上図（図60）で示されるように、５年生存率はそれぞれ０％と27％で、生存利益は明らかに「化学放射線療法」のほうが「放射線治療単独」よりも良好でした。しかし、近藤氏は抗がん剤治療を否定する立場にあるため、このエビデンスを取り上げようとはしません。

さて、食道がんは、数あるがん疾患の中でも、施設によって治療成績が大きく異なるがんなので、できる限り経験の豊富な専門病院で治療を受けるべきです。以下では、日本の食道がん治療専門施設を中心として行われた手術と化学放射線療法、両者の治療成績がどのようなものかそれぞれ紹介します。

日本における食道がん治療の成績

まず、局所で進行したステージⅡ～Ⅲ食道がん患者２４２人を対象とし、手術単独よりも術後に抗がん剤治療５－ＦＵ＋シスプラチン療法を行った方が生存利益で上回ることがランダム化比較試験で示されました(Ando N, et al. J Clin Oncol 2003; 21: 4592-4596)。

このエビデンスを前提として、局所で進行したステージⅡ～Ⅲ食道がん患者３３０人を対象に、手術前に抗がん剤５－ＦＵ＋シスプラチン療法を行ってから手術をする患者集団（術前化学療法群）と、手術の後に抗がん剤５－ＦＵ＋シスプラチン療法を行う患者集団（術後化学療法群）を比較したランダム化比較試験が行われ、「術前化学療法 vs 術後化学療法」の結果は、３年生存率で63％ vs 48％、５年生存率で55％ vs 43％と、術前化学療法のほうが上回りました(Ando N, et al. Ann Surg Oncol 2012; 19: 68-74)。したがって、手術前に抗がん剤５－ＦＵ＋シスプラチン療法を行ってから手術を行うのが現在の標準治療となっています。中村勘三郎氏も最終的にこの治療方針を選択されています。

一方で、ＱＯＬをできるだけ落とさないで治癒を目指す化学放射線療法に関しては、日本での第Ⅱ相試験として治療成績がしっかり示されています。局所で進行したステージⅡ～Ⅲ食道がん患者76人を対象とし、放射線治療（60Gy／30回）に抗がん剤5－FU＋シスプラチン療法を併用した化学放射線療法の成績を示すと、62％に食道がんが見かけ上消失し、生存期間の中央値は29ヵ月、3年生存率は45％、5年生存率は37％という結果でした(Kato K, et al. Int J Radiat Oncol Biol Phys 2011; 81: 684-690)。これらの結果は、近藤氏が先に取り上げたフランスのランダム化比較試験での治療成績を凌駕しています。そして、化学放射線療法は臓器を温存したまま、QOLを落とさずに社会復帰ができる重要な治療オプションであることは確かなのですが、抗がん剤（術前化学療法）→手術の長期的な生存成績よりも間接比較では劣るという解釈もできます。

したがって、中村勘三郎氏は、おそらく想像するに、担当医師との信頼関係と「手術ありき」ではない十分なインフォームド・コンセントのもとで、一時的な社会復帰よりも可能な限り「治癒」チャンスを目指した前向きな意思決定であったことが伺えます。それを、化学放射線療法の推奨ならまだしも、「手術を選ばず、放射線治療にしておけばよかった」、挙げ句の果てには「もし一年早くに見つけても、すでに転移があるため同じ治療をされて、やっぱり亡くなられたことでしょう」と断言しています。

追記ですが、併用する抗がん剤の用量を増やし、放射線照射の線量を落とすことで、前の放射線療法をさらに改良して行われた日本の第Ⅱ相試験の治療成績も紹介します。局所で進行したステージⅡ～Ⅲ食道がん患者51人を対象とし、放射線治療（50・4Gy／28回）に増量した抗がん剤5－FU＋シスプラチン療法を組み合わせた化学放射線療法を行った結果、約71％に食道がんが見かけ上消失し、3年生存率は64%という結果でした。これは、抗がん剤（術前化学療法）→手術に匹敵する治療成績だといえます（Kato K, et al. Jpn J Clin Oncol 2013; 43: 608-615）。現在では、手術前により適切な抗がん剤治療を組み合わせたり、化学放射線療法の後の再発に対して、作詞家 なかにし礼さんがそうされたように、何らかの救済治療を追加することで、より長期生存を目指す治療開発が進められている状況です。

放射線治療だけは肯定

近藤氏が元放射線科医であることから、三大治療である手術、抗がん剤治療、放射線治療の中でも唯一、放射線治療だけは肯定しています。手術や抗がん剤には多大なリスクがあるため近づいてはいけないという主張を繰り返すのですが、当然ながら放射線治療にも副作用リスクは存在します。これまでに見てきたように、リスクを強調することで手術や抗がん剤を否定するというロジックを受け入れるとするならば、放射線治療にもそれを当てはめるフェアな議論が必要でしょう。X線が照射される場所（臓器）、範囲、照射線量が副作用症状の強さに影響し、また時期によっても急性期（照射開始～6ヶ月以内）副作用と晩期（6ヶ月以降）副作用があります。晩期でひとたび症状が出現すると重篤な状況に陥るリスクが高まります。代表的な副作用を以下に列挙してみると

・急性期では、頭痛、耳痛、脱毛、嘔気、嘔吐、腹痛、下痢、倦怠感にみられる放射線宿酔、造血器障害（白血球減少、血小板減少）、放射線皮膚炎、放射線粘膜炎（口内炎、咽頭炎、食道炎、腸粘膜炎）、急性浮腫（脳浮腫、声門浮腫）、放射線肺臓炎、膀胱炎、生殖能の変化など

・晩期では、難聴、顔面神経麻痺、脳機能障害、下垂体機能低下、白内障、網膜症などの視力障害（失明含む）、唾液腺障害、難治性皮膚潰瘍、消化管潰瘍、気管狭窄、食道狭窄、心筋障害（心不全）、肺線維症、末梢神経障害、関節炎、骨壊死、直腸炎、尿路障害、脊髄症、不妊、二次発がんなど

しかしながら、右記のような副作用リストを誇大に強調して、放射線治療を頭ごなしに否定する医師は私の周りにはいません。適切な放射線治療によって、多くの患者さんが利益を得ているのを実際に現場で診て知っているからです。しかし中には、放射線治療の効果がみられないケース、重篤な合併症が起きてしまうケースも少なくありません。中には不運にも死亡するケースもあるでしょう。先の、日本で行われた食道がんに対する化学放射線療法第Ⅱ相試験でも、76人中4名の患者さんが、放射線治療の晩期副作用でお亡くなりになられています。ということは、放射線治療も手術や抗がん剤治療と同様に、利益と不利益のバランスを考慮されながら行われなければいけません。そしていくら副作用があるとはいえ、主作用のおかげで恩恵を得ている多くの患者さんがいる事実も無視してはなりません。

2　川島なお美さんのケース

近藤氏のセカンドオピニオン

『文藝春秋』（2015年11月号）に、またもや亡くなられてから声をあげる常套手段で、女優川島なお美さんについて語られた近藤氏の記事が突如掲載されました。生前、早期の肝内胆管がんと診断された川島さんは近藤氏のもとを訪れ、セカンドオピニオンを求められたようです。

「法律上、亡くなった方は医師の守秘義務の対象ではなくなりますが……」という前提を置くことで、たった一度、わずか20分程度話しただけの医師が、亡くなられた川島さんの個人情報を公にするのは倫理的にいかがなものでしょうか。法に抵触しないから許されてよいという話で済まされてよいものでしょうか。古くは、『ヒポクラテスの誓い』において、「治療の機会に見聞きしたことや、治療と関係なくても他人の私生活について洩らすべきでないことは、他言してはならないとの信念をもって、沈黙を守ります」と述べられています。それを引き継ぎ、1948年に採択されたジュネーブ宣言の中でも、医師の守秘義務について、「私は、私への信頼のゆえに知り得た患者の秘密を、たとえその死後においても尊重する」と述べられています（日本医師会ホームページ「医師の守秘義務について」より）。

川島さんが患った肝内胆管がんは、診断された当初はおそらく治癒率が高かった早期がんの状態でした。それにもかかわらず、近藤氏はセカンドオピニオンを求めた川島さんの病気について本来あるべき医師としての公正な説明責任を怠り、次のように意見したようです。

（近藤氏）「胆管がんだとしたらとてもやっかいだね。2、3年は元気でいられるけど、ほうっておいたらいずれ黄疸症状が出て肝機能不全になる。手術しても生存率は悪く、死んじゃうよ」

——言葉が出ませんでした。

きっと、この先生の前で泣き崩れる患者さんは多々いたはず。（『カーテンコール』川島なお美・鎧塚俊彦著　２０１５年 新潮社 61頁）

発見当初の川島さんの肝内胆管がんの大きさは径「１・７ｃｍ」だったという記載があります。２ｃｍに満たない肝内胆管がんは、予後良好なのです。このことは、２００９年時の『原発性肝癌取扱い規約』（第五版補訂版 金原出版）によって、すでに認知されています。適切な手術をこのタイミングで受けていれば、十分に「治癒」が期待できた状況であったにもかかわらず、近藤氏は肝内胆管がんの手術について、「合併症も含めてバタバタと亡くなっていく」「メスを入れたところにがん細胞が集まり、急激に暴れ出すことが多々ある」（『文藝春秋』２０１５年11月号より）と言い、さらに後付けで、肝内胆管がんはほとんどの場合、肺や肝臓などにすでに転移がひそんでいます。したがって手術をしても、肝臓や腹膜にがんが再発するし、かつ、がんの増大に勢いがついてしまうのです。（『がん治療の95％は間違い』23頁）

肝内胆管がんに対する各論としての話ではなく、近藤仮説にあるこれまで通りの常套句を繰り返すばかりです。近藤氏は、おそらくは慶應義塾大学病院時代も含めてこれまでに肝内胆管がん患者をまともに診たことがないのではないでしょうか。それにもかかわらず、こう続けます。

ぼくは「ラジオ波なら手術をしないで済むし、1ショットで100％焼ける。体への負担も小さい。そのあと様子を見たらどうですか?」と提案しました。「手術しても十中八九、転移しますよ」ともお伝えしました。むしろ手術することで転移を早めてしまう可能性もあるからです。（ＮＥＷＳポストセブン）

大腸がん肝転移のところで説明したラジオ波焼却術（ＲＦＡ）が、低侵襲だからという理由のみで、手術で治癒が目指せる肝内胆管がんに薦められたようです。肝内胆管がんは、リンパ節転移のリスクが非常に高いために専門性の高いリンパ節郭清手術を受けることで「治癒」できるかどうかが議論されるべきがん疾患なのに、根拠がまったくないＲＦＡという選択肢が近藤氏の嗜好のみで勝手に提示されてしまうのでは、川島氏も正しく意思決定できるはずがありません。それを端的に表現した川島氏の声があります。

「私（注：近藤氏）の患者で、胆管がんの人を何人もラジオ波専門医に送り込んだよ」とおっしゃっていましたが、あれって一体なんだったんでしょうか？（『カーテンコール』新潮社 65頁）

27例中転移ゼロ

東大病院を中心とした肝臓疾患治療を専門とする多施設のオールジャパン・データ(Sakamoto, Y. et al. Cancer 2016; 122: 61-70) によると、発見当初の川島さんのケースに相当する、大きさ「2cm以下」の肝内胆管がんをしっかり手術した後に、転移した割合は、「27例中0例（0%）」でした。どこが「十中八九」なのでしょうか。とんでもない説明を川島さんにしていたようです。

川島氏の闘病手記『カーテンコール』の序章には、以下のようなメッセージが綴られています。

それからもうひとつ。様々な著書で有名なM先生（著者注：近藤氏）の存在です。（中略）即手術しなかったのも、抗がん剤や放射線治療に見向きもしなかったのも先生の影響かもしれません。でも、がんは放置さえすれば本当にいいのでしょうか？　何もしないことが最良の選択なのでしょうか？　検診にも行かない。がんを発見することも無駄。知らぬが花だ……。私はそうは思いません。がんかもしれないと診断されることで、人生真っ暗になってしまったとしても、それは一瞬のこと。（中略）ただただ放置し、あきらめて天命をまつのが一番賢く穏やかな生き方という理論。経験者としてはそれがすべて正しいとは思えません。がんと診断されたら放置するのではなく、その対処いかんでより健全で、充実した生き方が待っている。それは、私ががんになってみて初めてわかったことなのです。がんと診断された皆さん、決して「放置」などしないでください。まだやるべきことは残っています。(15－16頁)

年に一回受けていた人間ドックで、運よく早期に発見された肝内胆管がんであったにもかかわらず、適切な病状説明、適切な治療をタイミングよく受けることが叶わなかったことへの悔恨の気持ちが感じ取れます。

川島氏の命を賭した切実な心の叫びを聞いて、当の近藤氏は一体何を思うのでしょうか。『文藝春秋』記事のタイトルには、「川島なお美さんはもっと生きられた」と付されていますが、事の真相は、近藤氏の影響を強く受けてしまったことで、「治るチャンスを逸してしまった」ということではないでしょうか。あらためて、川島なお美さんのご冥福をお祈り申し上げます。

終章　「放置」ではなく、「無治療」を肯定的に考える場合とは

抗がん剤治療の目的とは

「もう治らない病気なのに、なぜ抗がん剤が必要なのか？」

「副作用がいろいろある抗がん剤を使う目的は何なのか？」

このような質問にしっかり答えるためにも、抗がん剤の意味について、いま一度考えてみることにします。抗がん剤の副作用リスクを誇大に煽ることで、抗がん剤治療自体を否定するロジックは、なにも近藤氏だけではなく、何らかのがんビジネスに関わっている者たちの常套的ふるまいです。手術の場合には、まだ「治癒」というベネフィットを見いだせるわけですが、抗がん剤治療の場合には、ベネフィットに対する利得性を薄く感じてしまったり、ベネフィットとリスク（副作用）の間にある差をすごく狭く感じてしまうのかもしれません。

がんに対する不確かさや不安、心配の中で、近藤氏から発せられるセンセーショナルな言説を見聞してしまうと、情報に不慣れな大方の人たちは、抗がん剤に対する「性悪説」までも植え付けられてしまいやすくなるのでしょう。では、一体なぜ抗がん剤治療が推奨されるのかを、もう

図６１

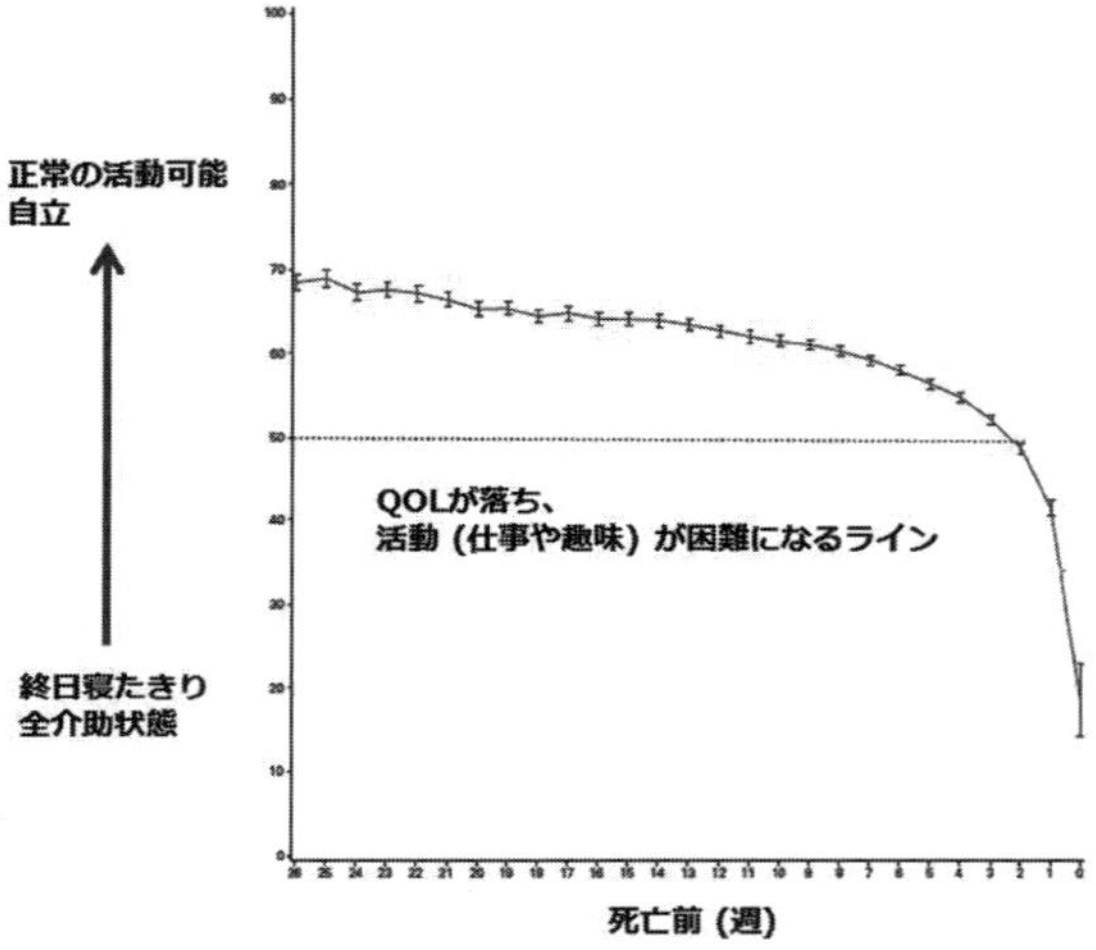

少し俯瞰して考えてみます。

抗がん剤治療を行う目的とは何でしょうか。治癒が困難な、言いかえると、がんによって人生に期限がついてしまった患者さんにとって、いま現在できている生活・人生の質（ＱＯＬ）をできる限り落とさないで、一日でも長く維持させることにあります。

上図（図61）は、適切な緩和ケアを受けている治癒困難ながん患者さん７８８２人のＱＯＬの変化について、死亡する６か月以上前から時系列で追った研究結果をグラフで示しています（Seow H, et al. J Clin Oncol 2011; 29: 1151-1158）。簡単に要約すると、がん患者さんは、緩和ケアによって、そのＱＯＬを死の間際までずっとパラレル（平行）に保つことができるというものです。

そして、がんの進行によってＱＯＬが妨げられ、自立や正常活動がほぼ困難になって寝たきりになるのは、死亡2～3週間前に急に訪れることも意味しています。翻ると、適切な緩和ケアによって死亡する直前までＱＯＬの急変がないことが多く、時には介助も必要になるかもしれませんが、6か月くらい前までは趣味や旅行も十分可能な時期だといえるでしょう。この時期は、患者さんにとって、家族にとっても非常に大切な時間であり、無理をして抗がん剤治療が行われるべきではないというのが個人的見解です。また、巷にあるクリニク免疫療法のような、効果が何一つ確かめられていないモノに、時間も高額なコストも奪われてしまうのも決して賢明な選択だとはいえません。ちなみに、近藤氏の提唱するがん放置療法では、現実的には図のようなパラレルにＱＯＬを維持することは不可能だといえます。その理由については後述します。

抗がん剤治療は緩和ケアのひとつ

抗がん剤治療の目的は、いくら治癒が困難ながんを抱えていたとしても、年単位で自立しながら日常を送り、仕事や趣味も続けられるＱＯＬをパラレルに維持するため、だと言えます。単にエビデンスがあるからといって抗がん剤治療を受けること自体が目的化されてはなりません。全身状態が思わしくない場合には、無治療は賢明な選択肢だといえます。もともとリスクの高い疾患や合併症を有している場合も同様です。また、いったん抗がん剤治療が始まったとしても、副作用のせいで逆にこれまでのＱＯＬが脅かされてしまうのであれば、副作用を軽減するための支持療法が強化されたり、用量の工夫がなされたり、場合によっては、お休み（ケモ・ホリデイ）や中止なども積極的に考慮してよいと思います。抗がん剤治療は、副作用でＱＯＬを落とさないように管理されながら、期待される利益が副作用リスクを上回ることを前提として行われなければいけません。そうすることで、がんと上手く付き合える確度が高まる治療だといえるでしょう。要するに、抗がん剤治療とは、広い意味での緩和ケアのひとつだという見方もできます。

それではなぜ近藤氏の「がん放置療法」が問題なのかを、別な切り口で論じてみます。その前に、ひとつのエビデンスを紹介します。米国のマサチューセッツ総合病院で１５１人の転移性非小細胞肺がん患者を対象として、通常の標準（主に抗がん剤）治療のみを受ける患者群と早期からの緩和ケアも同時に介入される患者群とを比較したランダム化比較試験が行われました。結果は、抗がん剤治療と一緒に早期から緩和ケアが介入されることで、ＱＯＬの改善がみられたばかりでなく、抑うつ症状を減らし、エンド・オブ・ライフ・ケア、すなわち身体的な症状のみならず、精神・心理的な苦悩や苦痛に対するケアまでも積極的に受けることができたというものです。そして、驚くべきことは、次頁の図（図62）に示すように、40％以上の死亡リスクを減らして、生存期間の改善までも示されました（Temel JS, et al. N Engl J Med 2010; 363: 733-742）。

ここで少し、緩和ケアについて説明してみます。緩和ケアとは、治療の中止＝絶望のように、負のイメージを彷彿させるようなものではありません。もちろん、モルヒネ漬けのような暗い医療を意味するものでもありません。がん患者さんが、がんと診断された時点から、何らかのつら

図６２

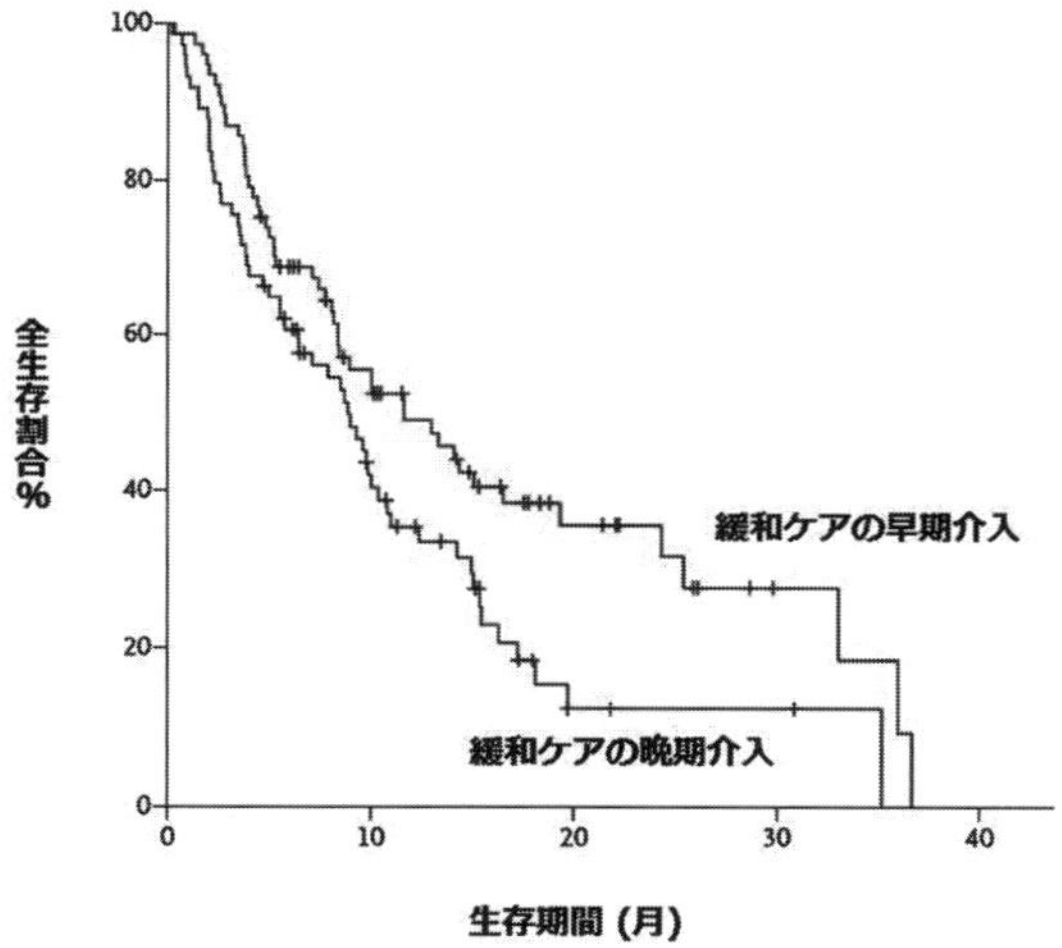

い症状や苦痛が現れたときに、それらに適切に対応する医療の総称のことです。

したがって、「治癒が困難ながん」と告げられた時点から、広い意味での緩和ケアは始まります。ケアの対象は、身体の苦痛だけではなく、精神・心理的な苦痛も含まれます。これら「全人的苦痛（トータル・ペイン）」に対するケアが支援されることで、患者さんは一日でも長く、自分らしく、これまで通りの生活・人生を送れるようになるわけです。このトータル・ペインという概念は、１９８４年に発行された『The Management of Terminal Malignant Disease』(Saunders DC (ed). London: Edward Arnold, 1984) の中で最初に提唱され、ペインとは、身体的苦痛のみを一元的に考えるのではなく、精神的苦痛、社会的苦痛、さらにはスピリチュアルな苦痛も合わせた全人的な概念だとされています。次いで１９９０年にはＷＨＯからも、緩和ケアの定義とは、これらトータル・ペインに対するケアのことを指し、患者さんのがん治療人生の中で、早期から介入されることの重要性が指摘されています(Cancer Pain Relief and Palliative Care. Geneva: World Health Organization, 1990)。前に紹介したエビデンスは、このことがランダム化試験によって検証されたものです。

このトータル・ペインに対する考え方が普及している現在、質の高い緩和ケアを１人の医師だけで行うことは難しく、さまざまな専門性をもった多職種間での連携と協議が必要になってきます。例えば、がん患者さんは、病状の受け容れが出来ずに５人に１人の割合で適応障害やうつ病になるといわれています。そのような状態が見逃されないで、精神腫瘍科医による診療を受けたり、心理的不安があれば臨床心理士や専門看護師によるカウンセリングを受けたりすることも必要です。当然のことながら、患者さんにとってはいちばんの恐怖であるがん性疼痛に対して、緩和ケア専門医や専門薬剤師などとの連携によって、患者さんの主観として満足のいくレベルまで取り除くことが可能になるでしょう。

ここで話は逸れますが、がん性疼痛を和らげるうえで重要な鍵を握る「モルヒネ」について取り上げます。なぜならば、不思議と日本の医療現場では、モルヒネについての誤った認識や誤解が根強く残っているからです。なぜそこまでモルヒネに対する性悪説のようなものが植え付けられ、今でも払拭されないままなのでしょうか。総称的にオピオイドと呼ばれ、モルヒネのほかにも、オキシコドン、フェンタニルなどがあります。別名「医療用麻薬」とも呼ばれるのですが、この「麻薬」という言葉の持つ負のイメージが、まずよくないのかもしれません。昨今の芸能人による覚せい剤使用の度重なる報道から連想されるように、「中毒になる」「廃人になる」「死を早める」のような悪いイメージを連想させるのでしょうか。もしそうであれば、ここで誤解を解いておく必要があります。

医療用麻薬の場合は、痛みを満足のいくレベルまで取り除くことができない場合、上限なく量を増やしても中毒にならないことがわかっています。また、がんの進行とともに必要なモルヒネの量も随時変化していくので、量が使い始めよりどんどん増えたとしても心配は要りません。しかし、痛みに必要な量を越えて不適当に処方されてしまうと、オーバードーズ（過剰投与）となってしまい、意識障害やせん妄を起こすことがあります。このような状態をみると、付き添っているご家族の目には廃人になったように映ってしまうわけです。この場合、モルヒネ自体には罪はありません。患者さんの状態や痛みの評価もせずに、また丁寧に説明もせずに、下手くそなモルヒネの使い方をした医師の力量が問題なのです。

専門的な緩和ケアがまだ普及していなかった過去の現場では、モルヒネの使用基準も方法も主治医の主観に委ねられ、最後の最後まで取っておく「切り札」的な扱いがされていた慣習がありました。私自身も研修医時代にはそのように上級医から教わったこともあります。しかし、それでは患者さんにずっと苦痛を我慢させていたということです。日本人は我慢強い気質があるせいか、患者さんは主治医に痛みを訴えることなく我慢に我慢を重ねていたのでしょう。苦痛に耐え続けることで、エネルギーの消耗が進んでしまいます。そうした状況になって初めてモルヒネが処方されるとどうなるでしょうか。苦痛から一気に解放された途端、痛みを我慢していたせいですでに気力も体力も消耗し尽くし、前向きに生きる力はもはや残っていません。そして、ほどなく命の灯は尽きてしまいます。

この一連の流れを傍でずっと見守っていたご家族からすれば、モルヒネを投与したことがきっかけで生命力が奪われ、死期が早まったかのように見えてしまいます。この場合も、モルヒネ自体に罪はありません。このように、モルヒネに対する誤った認識のせいで、患者さんの家族が、その使用を躊躇したり拒むことはよくあります。しかし、それは患者さんに不利益をもたらすだけです。痛みは生きるエネルギーを奪い取る存在でしかありません。痛みが原因による不眠や恐怖から、二次的に抑うつ症状を引き起こしてしまえば、生活・人生の質は大きく損なわれ、自分らしさを保てないまま最期を迎えてしまうことになるでしょう。

ここまでの話をふまえたうえで、本題に戻ってもう一度「がん放置療法」について考えてみます。著作「がん放置療法のすすめ」（文春新書）で放置ケースとして紹介されている肺がん患者さんが、近藤氏を信用して放置療法を実践したことで、次のように述べています。

悔いはありません。長く生きていればよいというものではありませんが、がんセンターで治

療を受けていたらもう死んでいたのではないか。（121頁）

一方で、次のようにも綴られています。

ときに気持ちが悪くなって目を覚まし、眠ろうとしても眠れないという苦しさの中で、みんな、こんな状況で死んでいくのかぁとも思いました。（同120頁）。

近藤氏はがんを放置することを薦めるだけで、精神・心理的な苦痛についての配慮がまったくされていないようです。

理想的な人生のしまいかたとして、よく「ピンピンコロリ」という言葉が使われます。死のまぎわまで元気に生きて、コロッと逝く。意外に思われるかもしれませんが、僕が確立した「がん放置療法」は、このピンピンコロリをかなえられる可能性が、かなり高い方法です。（『医者に殺されない47の心得』アスコム 93頁）

がん患者さんの抱える苦痛とは、患者さん自身の主観に基づくものであり、近藤氏の主観で決められるものであってはいけません。「がん放置療法」に従うとすれば、病院にはできるだけ近づかずに、つらい症状が顕著になってからはじめて、病院に駆け込むようにと説いています。実際に、救急車で運ばれてくる「がん放置療法」実践患者も少なくありません。

しかし、そのようなやり方では、これまで説明してきた早期からの緩和ケアどころか、主治医との良好なコミュニケーションや信頼関係を築くのも困難であることは、賢い読者であればすぐにおわかりいただけるでしょう。前記エビデンスの論文著者は、早期からの緩和ケア介入も重要だが、主治医との「信頼関係」や「心のつながり」も独立した大切な事項であることを強調しています。

近藤氏に最期まで看取ってもらえるのであれば話は別ですが、緩和ケアの重要性の観点からも、患者さんひとりひとりのトータル・ペインへの配慮もなく、理屈のみで患者さんを裁いてしまう冷たい「がん放置療法」には近づかないほうが賢明だと言い切れます。

利他ではなく利己

手術の合併症で死亡退院する人がいますし、術後の抗がん剤治療で亡くなる人もいる。そして臓器転移が明らかになれば、徹底的な抗がん剤治療が行われるので、さらに死亡数が増えます。術後5年以内に亡くなる人のほとんどは、実際にはがん死ではなく、治療死なのです。

(『がん治療の95%は間違い』92頁)

近藤仮説の常套句「手術や抗がん剤は命を縮める」を結論付ける客観的根拠がすべて失われていることを本書で説明してきました。そのような言説を妄信してしまったがゆえに、川島なお美さんのケースに限らず、本来救えたはずの患者さんが救えなくなった事例、苦しまずにもっと長く生きることが出来た事例は現在も続いています。その元凶である近藤仮説がこの先、社会でも虚偽として認知された場合、近藤誠氏自身、そして彼の言論活動をビジネスという動機で手厚く支援してきた大手出版メディアはどのような倫理的・人道的責任を負えるのでしょうか。

残念ながら、医者が清廉潔白で正直だというのは、がん治療の世界では夢物語です。若手の医者から有名医まで、患者にウソをついて脅かした上で治療に持ちこむ「恫喝医療」の実践者とみて、まず間違いありません。（『がん治療の95％は間違い』5－6頁）

僕はがんに関するケースのほぼすべてで、新たに下調べすることなく、相談に応えることができます。これはおそらく世界でも唯1人でしょう。（同252－253頁）

ここで申し上げておきたいことは、医師としてがん患者さんと向き合うことは、机上で評論したり都合のよい数字やデータを操ることではないはずです。近藤氏自身は安全地帯に居座り、治療によるリスクが怖いぞ、危険だぞ、と誇大に恐怖を煽るのみでそもそも医師として何一つ責任を負っていません。

近藤氏の言説にみてとれるのは、中心は患者さんではなく、いつも自己だということです。もしかすると、ヒエラルキーの頂点にいるかのような幻想を抱いているのかもしれません。

近藤仮説の本質

医療を考えるうえで絶対に無視をしてはいけない、何にも妨げられない礎が「医の倫理」です。

なぜならば、医療の対象はモノではなく、病んだ「人（ヒト）」であり、尊い「命」だからです。テクニカルにいくら理屈のようなもので成り立っていても「医の倫理」は絶対にないがしろにされてはなりません。

しかるに、「がん」を単なる関心事や興味ととらえるメディアにとっては、それの重要性がいまひとつ理解されていないようです。「近藤誠医師との対決」のように、ディベートでの勝ち負けに焦点を当てるような、結局は近藤仮説を中心に据えた取り上げ方がなくなりません。しかし、そのような事をいくら繰り返したところで、一体どれほど一般の「がんリテラシー」の向上に役立っているのでしょうか。

僕の主張もがん医者らの主張も、本質的には「仮説」にすぎないのです。（中略）僕の意見と標準治療の考え方とを比較・分析する際も、それぞれの仮説を等価値に置いてから始めるのがベターです。対立仮説を等価値に置くということは、僕の主張を絶対視しないこと、すなわち僕を疑うということなのです。（『がん患者よ、近藤誠を疑え』26－27頁）

もし万が一、近藤仮説を医学の対立仮説として位置させたいのであれば、公に耐えうるだけのエビデンスレベルに引き上げる努力をみせなくてはなりません。とは言っても、本書で示してきたように客観的な根拠はすべて失われています。したがって、等価値な対立仮説という話には到底なりえず、このままでは「医学（科学）vs 思想（宗教）」の構造を永遠に越えることはできないでしょう。

実際に放置する決心をした方も一五〇人以上いるのですが、全員が受診を続けるわけではなく、初診時に「何かあるまで、もう来ない」と宣言して帰られる方もおられます。全員を追跡調査することも考えましたが、家族に（がんであることを）内緒にしている方も少なくないので、手紙や電話は差し上げられない。とすれば、把握している患者だけについて「何人中何人にこういうことが生じた」と提示するのは不正確です。そこで私の外来患者に関しては、「こういう事例が多かった」とか「数人診ているが、その限りでは一人もいない」というように、抽象化して提示することにします。（『あなたの癌は、がんもどき』97頁）

意図的な「打ち切り」によって生存曲線の形が奇妙だからと、多くのエビデンスをインチキ呼ばわりするのに、自身の放置させた患者に対しては、まともな追跡調査もしておらず、それでは「がん放置」というよりは「患者放置」だといえます。然るに、情報の乏しい一般大衆向けに、都合のよい話や数字を調達してきて、わずかな体験談のみでセンセーショナルに論を張るのでは、巷のエセ医学と構造はまったく同様です。

18世紀の有名な国学者であり医師でもあった本居宣長は、「世の物知り」を嫌っていたそうです。なぜならば、「考える」とは物事に対する単に知的な働きかけではなく、対象と親身に交わることである、と解釈していたからだそうです（中西輝政 著『本質を見抜く「考え方」』２００７年サンマーク出版）。これを医師に当てはめてみると、知やスキルを携えながら、患者さんと誠実に向き合うことに相当するのではないでしょうか。

冒頭で述べた「医の倫理」とはどのようにして築かれるのでしょうか。決して論文などで学べる認知的なものではありません。臨床現場で患者さん一人ひとりに直接、手を差し伸べながら真摯に向き合う実践の中で育まれるものだと思います。そう考えると、近藤仮説になぜ「医の倫理」が宿りにくいのかは、賢明な読者にはすぐにおわかりでしょう。

僕が、がん研究に費やした時間は約10万時間。それだけの勉強量で、何万本という論文を読んでも、抗がん剤で人を救えたという報告はない。これは効かないと断定してもいいでしょう。（「週刊朝日」２０１３年６月21日号）

がんと明るく向き合うために、がんと上手く共存するために、抗がん剤治療をいま現在、実際に受けている患者さんたちは、これを聞いてどう思われるでしょうか。中心と考えられるべきは、近藤氏の主観や勉強量のようなものではありません。いちばん大切なのは、がんを抱えている患者さんの主観です。救われていると実感する主役は、近藤氏ではなく患者さんのはずです。

かの二宮尊徳も以下のように諭しています。

大道は文字の上にある物と思ひ、文字のみを研究して、學問と思へるは違り、文字は道を伝ふる器械にして、道にはあらず、然るを書物を読みて道と思ふは過ちならずや、道は書物にあらずして、行ひにあるなり。（二宮尊徳『二宮翁夜話』一七四より）

近藤氏によくみられる言説の特徴は、「がんとは、こういうものだ」と理屈のみで言い切ってしまうことです。すべてのがん患者さんを、「がんもどき」と「本物のがん」の二元論で片づけてしまうように。理屈のうえに理屈を重ね、なぜか論理だけはものすごく発達し、いつも相手を論破するということに囚われているようにもみえます。しかし、情報に不慣れな患者さん心理は弱いもので、「慶應義塾大学」というブランド肩書きをもつ医師から、有名大手出版社を介しながら数字や論理を畳みかけられると、すっかり相手のペースに巻き込まれてしまいます。自身の頭で、「それって本当なの？」と懐疑的に考える前に、「そうかもしれない」と変に納得させられてしまう罠です。そればかりか「きっとそうに違いない」という盲信にまで発展してしまいかねません。

ファウストは、悪魔メフィストフェレスに向かって言います。

「悪魔は利己主義で、悪魔のただほど高いものはないはずだ」（ゲーテ『ファウスト』より）と。

近藤氏が医師としてこれまでに多くの犠牲者を生み出していることを認知しながらも、非を認めようとせず、同様な「悪質な一貫性」をとり続けるとしたならば、それはもはや本来の医師の姿を失っています。倫理を欠いた見事な「やらせ理論」に対して、そろそろその胡散臭さを嗅ぎ分けなくてはいけない時期がきています。

20.『がんとともに、自分らしく生きる』（高野利実 著　2016 年 きずな出版）
21. 高等裁判所判例 平成 23 年 (ネ) 第 1674 号 損害賠償請求控訴事件
22. 最高裁判所判例 平成 24 年 (受) 第 293 号 損害賠償請求事件
23.『「リスク」の食べ方』（岩田健太郎 著　2015 年 ちくま新書）
24.「週刊文春」（近藤誠　1994 年 5 月 26 日号 文藝春秋）
25.「癌の臨床」（草間悟　1981 年 第 27 巻 第 8 号 793-799 頁）
26.『がんとの賢い闘い方――「近藤誠理論」徹底批判』（大場大 著　2015 年 新潮新書）
27.「肝癌診療ガイドライン 2013 年版」（日本肝臓学会）
28.「FLASH」（近藤誠　2014 年 11 月 4 日号 光文社）
29.「文藝春秋」（近藤誠　2003 年 1 月号）
30.「ビッグコミック」収録「医者を見たら死神と思え」（原作＝よこみぞ邦彦、画＝はしもとみつお、監修＝近藤誠　2015 年 11 月 10 日号 小学館）
31.「HPV ワクチン接種後に生じた症状に対する診療の手引き」（平成 27 年 8 月 公益社団法人 日本医師会／日本医学会）
32.「公衆衛生」（1997 年 第 61 巻 第 4 号 246-250 頁）
33.「老人保健健康福祉ジャーナル」（1998 年 第 7 号 12-13 頁）
34.「文藝春秋」（近藤誠　2015 年 11 月号）
35.『カーテンコール』（川島なお美・鎧塚俊彦 著　2015 年 新潮社）
36.『本質を見抜く「考え方」』（中西輝政 著　2007 年 サンマーク出版）
37.「週刊朝日」（2013 年 6 月 21 日号）
38.『二宮翁夜話』（二宮尊徳　1943 年 岩波文庫）
39.『ファウスト』（ゲーテ 作、高橋義孝 訳　1968 年 新潮文庫）
40.『お気に召すまま』（シェイクスピア 作、阿部知二 訳　1939 年 岩波書店）

72. Paavonen J, et al. Lancet 2009; 374: 301-314
73. Bedenne L, et al. J Clin Oncol 2007; 25:1160-1168
74. al-Sarraf M, et al. J Clin Oncol 1997; 15: 277-284
75. Ando N, et al. J Clin Oncol 2003; 21: 4592-4596
76. Ando N, et al. Ann Surg Oncol 2012; 19: 68-74
77. Kato K, et al. Int J Radiat Oncol Biol Phys 2011; 81: 684-690
78. Kato K, et al. Jpn J Clin Oncol 2013; 43: 608-615
79. Sakamoto Y, et al. Cancer 2016;122: 61-70
80. Seow H, et al. J Clin Oncol 2011; 29:1151-1158
81. Temel JS, et al. N Engl J Med 2010; 363: 733-742

日本語文献

1.『あなたの癌は、がんもどき』（近藤誠 著　2010 年 梧桐書院）
2.『抗がん剤は効かない』（近藤誠 著　2011 年 文藝春秋）
3.『医者に殺されない 47 の心得』（近藤誠 著　2012 年 アスコム）
4.『がん放置療法のすすめ——患者 150 人の証言』（近藤誠 著　2012 年 文春新書）
5.『がん治療で殺されない七つの秘訣』（近藤誠 著　2013 年 文春新書）
6.『がんより怖いがん治療』（近藤誠 著　2014 年 小学館）
7.『近藤誠の「女性の医学」』（近藤誠 著　2015 年 集英社）
8.『がん治療の 95%は間違い』（近藤誠 著　2015 年 幻冬舎新書）
9.『がん患者よ、近藤誠を疑え——ベストオピニオンを得るための 45 のアンサー』（近藤誠 著　2016 年 日本文芸社）
10.『がんが自然に治る生き方』（ケリー・ターナー 著、長田美穂 訳　2014 年 プレジデント社）
11. Iwanaga T. Jpn J Cancer Chemother 2013; 40: 1475-1487
12.『東大病院を辞めたから言える「がん」の話』（大場大 著　2015 年 PHP 新書）
13.『食べたものだけで余命３か月のガンが消えた』（高遠智子 著　2014 年 幻冬舎）
14.『食べ物のことはからだに訊け！』（岩田健太郎 著　2015 年 ちくま新書）
15.「週刊新潮」（大場大　2015 年 7 月 9 日号 新潮社）
16.「週刊文春」（近藤誠×大場大　2015 年 8 月 13・20 日 夏の特大号 文藝春秋）
17.「胃と腸」（笹子三津留 ほか　1993 年 第 28 巻 第 3 号 139-146 頁）
18.「ビッグコミック」収録「医者を見たら死神と思え」（原作＝よこみぞ邦彦、画＝はしもとみつお、監修＝近藤誠　2015 年 10 月 25 日号　小学館）
19.『医療否定本の嘘』（勝俣範之 著　2015 年 扶桑社）

33. Maemondo M, et al. N Engl J Med 2010; 362: 2380-2388
34. Kim ES, et al. Lancet 2008; 372: 1809-1818
35. Van Cutsem E, et al. J Clin Oncol 2007; 25: 1658-1664
36. Jonker DJ, et al. N Engl J Med 2007; 357: 2040-2048
37. Eisenhauer EA, et al. Eur J Cancer 2009; 45: 228-247
38. Amado RG, et al. J Clin Oncol 2008; 26: 1626-1634
39. Karapetis CS, et al. N Engl J Med 2008;359:1757-1765
40. Harris JR, et al. Cancer 1986; 57: 925-928
41. Hess KR & Levin VA. Clin Cancer Res 2014; 20: 1404-1409
42. Sakuramoto S, et al. N Engl J Med 2007; 357: 1810-1820
43. Sasako M, et al. J Clin Oncol 2011; 29: 4387-4393
44. Waddell T, et al. Lancet Oncol 2013; 14: 481-489
45. Lordick F, et al. Lancet Oncol 2013; 14: 490-499
46. Douillard JY, et al. Lancet 2000; 355: 1041-1047
47. Hurwitz H, et al. N Engl J Med 2004; 350: 2335-2342
48. Stathopoulos GP, et al. Oncology 2010; 78: 376-381
49. Sasako M, et al. J Clin Oncol 2011; 29: 4387-4393
50. Birkmeyer JD, et al. N Engl J Med 2002; 346: 1128-1137
51. Bonenkamp JJ, et al. N Engl J Med 1999; 340: 908-914
52. Songun I, et al. Lancet Oncol 2010; 11: 439-449
53. Cuschieri A, et al. Br J Cancer 1999; 79: 1522-1530
54. Sasako M, et al. N Engl J Med 2008 31; 359: 453-462
55. Sano T, et al. Cancer 1993; 72: 3174-317853.
56. Beppu T, et al. J Hepatobiliary Pancreat Sci 2012; 19: 72-84
57. Oba M, et al. Ann Surg Oncol 2014; 21: 1817-1824
58. de Jong MC, et al. Ann Surg 2009; 250: 440-448
59. Kawaguchi Y, et al. Scand J Gastroenterol 2014; 49: 569-5675
60. Oba M, et al. Surgery 2016; 159: 632-640
61. Saiura A, et al. World J Surg 2012; 36: 2171-2178
62. Takahashi M, et al. Am J Surg 2015; 210: 904-910
63. Quinn M, et al. BMJ 1999; 318: 904-908
64. Peto J, et al. Lancet 2004; 364: 249-256
65. Shastri SS, et al. J Natl Cancer Inst 2014; 106: Epub
66. Bergström R, et al. J Natl Cancer Inst 1993; 85: 1050-1057
67. Peto J, et al. Lancet 2004; 364: 249-256
68. McCredie MR, et al. Lancet Oncol 2008; 9: 425–434
69. Andrae B, et al. J Natl Cancer Inst. 2008; 100: 622-629
70. Kyrgiou M, et al. BMJ 2014; 349: g6192
71. FUTURE II Study Group. N Engl J Med 2007; 356: 1915-1927

引用文献

英語文献

1. Cameron E. & Pauling L. Proc Natl Acad Sci USA 1976; 73: 3685-3689
2. Cameron E. & Pauling L. Proc Natl Acad Sci USA 1978; 75: 4538-4542
3. Creagan ET, et al. N Engl J Med 1979; 301: 687-690
4. Moertel CG, et al. N Engl J Med 1985; 312: 137-141
5. Goto Y, et al. J Thorac Oncol 2009; 4: 829-833
6. Kahneman D. & and Tversky A. Econometrica 1979; 47: 263-291
7. Sackett DL, et al. BMJ 1996; 312: 71-72
8. Bodner E, et al. Lancet 1988; 2: 631
9. Tsukuma H, et al. Gut 2000; 47: 618-621
10. Smith GC & Pell JP BMJ 2003; 327:1459-1461
11. Halsted WS. Ann Surg 1907; 46: 1-19
12. Fisher B, et al. Cancer 1977; 39: 2827-2839
13. Fisher B, et al. N Engl J Med 2002 ;347: 567-575
14. Fisher B, et al.N Engl J Med 1985 ; 312: 665-673
15. Nordic Gastrointestinal Tumor Adjuvant Therapy Group. J Clin Oncol 1992; 10: 904-911
16. Scheithauer W, et al. BMJ 1993; 306:752-755
17. Cunningham D, et al. Lancet 1998; 352: 1413-1418
18. Simmonds PC. BMJ 2000; 321: 531-535
19. Bloom HJ, et al. Br Med J 1962; 2: 213-221
20. O'Shaughnessy J, et al. J Clin Oncol 2002; 20: 2812-2823
21. Ross MB, et al. Cancer 1985; 55: 341-346
22. Wagner AD, et al. J Clin Oncol 2006; 24: 2903-2909
23. Kim HS, et al. Ann Oncol 2013; 24: 2850-2854
24. Ohtsu A, et al. J Clin Oncol 2011; 29: 3968-3976
25. Shitara K, et al. Gastric Cancer 2011; 14: 155-160
26. Shitara K, et al. Oncology 2011; 81: 167-174
27. Simmonds PC. BMJ 2000; 321: 531-535
28. Harris JR, et al. Cancer 1986; 57: 925-928
29. Ohe Y, et al. Ann Oncol 2007; 18: 317-323
30. NSCLC Meta-Analyses Collaborative Group. J Clin Oncol 2008; 26: 4617-4625
31. Baggstrom MQ, et al. J Thorac Oncol 2007; 2: 845-853
32. Shepherd FA, et al. J Clin Oncol 2000; 18: 2095-2103

あとがき

正直なところ、観念の強い個人のいち仮説と向き合うのに多大な時間とエネルギーを費やしたことで空しさが残る反面、がん医療の前提にある正しい論理思考を一般向けに説明させていただく機会が得られたことに安堵もしています。「近藤理論」と称された仮説が社会で大きな影響力をもち、いまだになお、文藝春秋や小学館をはじめとする大手有名出版社から、近藤氏の異質な言説が弛まず放たれ続けている現状。

過去において、手術至上主義のうえに君臨していた外科医の傲慢さにモノ申されたり、いち早く海外の動向をとらえて乳房温存療法の標準化を先導されたこと、そしてインフォームド・コンセントの普及にも寄与された業績は、先輩医師として賞賛に値する素晴らしいものだと評価します。

しかし、現在の近藤氏のふるまいは、がん患者さんの立場に立った利他的な営為とは言えません。自らの著作を「教養本」と称し読書が薦められていますが、そこには次世代に向けて託していかなくてはいけない学問や教育など見当たりません。なぜならば、仮説に仮説を重ねているために、客観性を大きく欠いているからです。

本書では、近藤氏にみられる思考の破綻や偏り（バイアス）の主なものをすべて明らかにしたつもりです。それでも彼の言説が生き続けるのであれば、それらの本質はルサンチマンを源泉とした利己（エゴ）であり、医学（科学）とは完全に区別される必要があります。しかし今後も変わらずに、彼の言論活動は続いていくでしょう。なぜならば、「近藤理論」はもはや大きなビジネス商品であり、お金儲けを動機とした支援体制も背後にあるからです。読者によっては、最初から近藤仮説にまったく関心のない方もいらっしゃるでしょう。その場合には、求められる「がんリテラシー」にとって良き反例題材（ケースメソッド）としてお考えてください。がん医療を取り巻く複雑な環境において、彼の言説が多くの問題提起の契機となっているのもまた事実だからです。

一方、医学の進歩は未来に向けて着々と進んでいます。しかし、患者さんの幸福度がそれらの進歩に比例して高まっているようにはみえません。主治医の説明が理解できない、納得がいかない、信頼関係が築けないという鬱憤に端を発し、不幸な医療事故ニュースの見聞も目立つようになってきました。それらに歩調を合わすかのように、数多くの医療を否定するような出版物やイデオロギッシュなメッセージが平然と世に放たれ、がん医療不信がことさら深まっているようにもみえます。

繰り返すようですが、がんという病気は不確かなことが多く、最善を尽くしても必ずしも期待通りの結果に至らないことが少なくありません。もちろん、「近藤理論」にみられる二元論的な判断で解釈できるシンプルな病気でもありません。それはいくら医学が進歩しても、変わらない普遍的なふるまいでしょう。だからこそ、世にある様々な情報と向き合った時に、面倒くさがらずに、自身の病気のこと、治療のこと、生きることや死ぬことに至るまで、具体的な「問い」を持ち続けて欲しいと思います。「問う」ことを避けることは、思考を停滞させることになります。「がん」はある意味「自己」であり、がんと向き合うことは自身の人生と向き合うことでもあります。そうなると、賢い「がんリテラシー」を身につけることは、自身の「人生」について賢く考えることと等しいのではないでしょうか。医学や医療をしっかり理解できないメディアや、思考停止から脱却できない病理を背景として、倫理が欠如した「白衣を着た詐欺師」が増え続けています。そして、健全ながん医療をイタズラに妨げる厄介な思考破綻がこの国にはいたるところに見え隠れしています。だからこそ、患者さん一人ひとりが賢くなり、「近藤理論」に代表されるような巷にはびこる〝エセ医学〟に対して健全な批判的吟味ができる思考が必要だ、と提言をさせていただきながら、本書を閉じたいと思います。

愚者は己を賢いと思う。賢者は己が愚かであることを知っている。(ウィリアム・シェイクスピア『お気に召すまま』より)

［著者］大場 大（おおば・まさる） １９７２年、石川県生まれ。外科医、腫瘍内科医。医学博士。金沢大学医学部卒業。がん研有明病院等を経て、東京大学医学部附属病院肝胆膵外科助教。２０１５年退職し、セカンド・オピニオン外来を主とした「東京オンコロジークリニック」を開設。
著書『がんとの賢い闘い方―「近藤誠理論」徹底批判』（新潮新書）『東大病院を辞めたから言える「がん」の話』（ＰＨＰ新書）

脱・近藤誠理論のがん思考力

2016年10月30日　第1刷発行

著　者　大場　大

発行者　辻　一三

発行所　株式会社青灯社

東京都新宿区新宿 1－4－13

郵便番号 160－0022

電話 03－5368－6923（編集）

03－5368－6550（販売）

URL http://www.seitosha-p.co.jp

振替　00120－8－260856

印刷・製本　モリモト印刷株式会社

Printed in Japan

ISBN978－4－86228－090－9 C0047

小社ロゴは、田中恭吉「ろうそく」（和歌山県立近代美術館所蔵）をもとに、菊地信義氏が作成